骨质疏松性骨折
护理与综合管理

中华护理学会骨科护理专业委员会　组织编写

主　编　高　远　丁俊琴

副主编　胡三莲　王　洁　彭贵凌　彭伶丽

人民卫生出版社
·北京·

图书在版编目（CIP）数据

骨质疏松性骨折护理与综合管理/高远，丁俊琴主编.—北京：人民卫生出版社，2021.9
ISBN 978-7-117-31960-7

Ⅰ.①骨… Ⅱ.①高… ②丁… Ⅲ.①骨质疏松－骨折－护理 Ⅳ.①R473.6

中国版本图书馆 CIP 数据核字（2021）第 167921 号

| 人卫智网 | www.ipmph.com | 医学教育、学术、考试、健康，购书智慧智能综合服务平台 |
| 人卫官网 | www.pmph.com | 人卫官方资讯发布平台 |

骨质疏松性骨折护理与综合管理
Guzhi Shusongxing Guzhe Huli yu Zonghe Guanli

主　　编：高　远　丁俊琴
出版发行：人民卫生出版社（中继线 010-59780011）
地　　址：北京市朝阳区潘家园南里 19 号
邮　　编：100021
E - mail：pmph @ pmph.com
购书热线：010-59787592　010-59787584　010-65264830
印　　刷：三河市尚艺印装有限公司
经　　销：新华书店
开　　本：710×1000　1/16　印张：20
字　　数：348 千字
版　　次：2021 年 9 月第 1 版
印　　次：2021 年 11 月第 1 次印刷
标准书号：ISBN 978-7-117-31960-7
定　　价：58.00 元

打击盗版举报电话：010-59787491　E-mail：WQ @ pmph.com
质量问题联系电话：010-59787234　E-mail：zhiliang @ pmph.com

编 委（按姓氏笔画排序）

丁冰杰（首都医科大学附属北京友谊医院）

丁俊琴（河北医科大学第三医院）

于静静（河北医科大学第三医院）

王　利（天津市天津医院）

王　洁（苏州大学附属第一医院）

王　薇（中国医学科学院北京协和医院）

孔　丹（中国人民解放军总医院第一医学中心）

付小洁（中国人民解放军总医院第一医学中心）

宁　宁（四川大学华西医院）

朱　莹（西安市红会医院）

朱红霞（苏州大学附属第一医院）

朱唯一（上海交通大学医学院附属瑞金医院）

刘　颖（中国医学科学院北京协和医院）

刘明丽（中国人民解放军总医院第一医学中心）

刘树霞（南方医科大学南方医院）

许蕊凤（北京大学第三医院）

李玉佳（河北医科大学第三医院）

李佩芳（四川大学华西医院）

李春柳（河北医科大学第三医院）

杨静华（南方医科大学南方医院）

佘　盼（中南大学湘雅医院）

宋国敏（天津市天津医院）

张　萍（南方医科大学南方医院）

张　慧（天津市天津医院）

张秀果（河北医科大学第三医院）

陈玉娥（中国人民解放军总医院第一医学中心）

陈亚萍（中国医学科学院北京协和医院）

陈佳丽（四川大学华西医院）

陈雪梅（中国人民解放军总医院第一医学中心）

陈彩真（河北医科大学第三医院）

欧阳芸（上海交通大学医学院附属瑞金医院）

郝德慧（中国人民解放军总医院第一医学中心）

胡　靖（西安市红会医院）

胡三莲（上海市第六人民医院）

贾云洋（北京积水潭医院）

钱会娟（上海市第六人民医院）

高　远（中国人民解放军总医院第一医学中心）

高朝娜（山西医科大学第二医院）

郭秀娟（山西医科大学第二医院）

郭锦丽（山西医科大学第二医院）

郭馨卉（北京大学第三医院）

涂宗勋（上海交通大学医学院附属瑞金医院）

职　红（西安市红会医院）

黄天雯（中山大学附属第一医院）

梅雅男（北京大学第三医院）

曹　虹（天津市天津医院）

崔　怡（河北医科大学第三医院）

梁小芹（北京积水潭医院）

彭伶丽（中南大学湘雅医院）

彭贵凌（北京积水潭医院）

董芳辉（上海市第六人民医院东院）

童亚慧（苏州大学附属第一医院）

熊　杨（中南大学湘雅医院）

戴薇薇（中南大学湘雅医院）

序 一

....

随着社会老龄化加剧，骨质疏松性骨折已成为备受全球关注的公共健康问题，严重影响了患者的身体健康和生活质量，并给社会带来了日益加重的负担。

近年来，中华护理学会骨科护理专业委员会一直致力于推动骨质疏松性骨折患者的规范化管理，并开展了提升骨质疏松性骨折护理能力的专项教育工作。2019年，中华护理学会骨科专业委员会与中国脆性骨折联盟共同组织翻译了国际权威书籍 *Fragility Fracture Nursing*。在临床实践中，专家们充分考虑了我国地域与人群的差异性，并立足于骨质疏松性骨折预防、管理、康复的全过程，组织编写了《骨质疏松性骨折护理与综合管理》，本书系统、全面地介绍了疾病相关基础理论知识、护理流程及专科技能，同时，突出了护理人员在跌倒预防、综合评估、营养管理、容量管理、骨折麻醉管理、并发症管理等方面的角色与作用，以期为我国骨质疏松性骨折护理提供专业性指引。全书内容新颖丰富、语言流畅精炼，具有较强的先进性、实用性和可读性，便于临床护理人员学习和实践。

相信本书一定会深受广大骨科护理工作者的喜爱，成为大家学习、工作中的良师益友。同时，也希望通过本书的出版发行，使更多护理人员关注到骨质疏松性骨折这一慢性疾病，共同护航全民健康！最后，衷心感谢为本书付出心血和汗水的所有专家和工作人员！

中华护理学会第 27 届理事长

吴欣娟

2021 年 5 月

序 二

....

骨质疏松是骨衰老、退化引起的骨质量下降和骨微观结构破坏。由于骨的脆性增加，一旦发生骨折，对老年患者将造成致命性的打击，甚至带来死亡。仅以老年髋部骨折为例，一年内的死亡率高达 30% 左右。活下来的人中，约有一半变成了失能老人，终生需轮椅、拐杖陪伴。据官方统计，我国老年髋部骨折每年发生 160 多万例，治疗费用高达 850 亿元。因此，老年髋部骨折被称为"人生的最后一次骨折"，引起社会极大关注。骨质疏松性骨折不仅是一项严峻的医疗问题，更是一个复杂的社会问题，已被列入我国防治慢性病中长期规划（2017—2025 年）。

基于病因和人群的特殊性，骨质疏松性骨折与其他类型骨折的管理不同。除了关注手术技术，还要兼顾骨质疏松症的治疗、多学科协同诊疗、跌倒预防等多方面的照护。护理人员作为照护者、教育者和协调者，发挥着不可替代的纽带作用。因此做好护士的继续教育非常重要，有助于减少再次骨折的发生和提高患者的生存质量。

作为创伤骨科医生，我欣喜地看到，在中华护理学会的策划、指导下，由骨科护理专业委员会主任委员牵头，组织骨科护理专业委员会的业内护理专家，聚焦老年骨骼疾病，总结了临床实践中的宝贵经验，齐心协力编撰该书。本书围绕骨质疏松性骨折介绍了相关知识与护理技术，囊括了很多国际前沿的理论，实用性强，指导性高，相信读者通过对该书的学习，一定能够提升综合能力，并最终使患者受益。

骨质疏松性骨折的防治是一项长期工程，骨骼的健康关系着老年人的全生命周期健康。希望更多的骨科护理人员能够关注这个问题并探索更好的解决方案，共同为减少骨质疏松性骨折的危害而努力！

中华医学会创伤学分会第九届委员会主任委员

解放军总医院骨科医学部主任

唐佩福

2021 年 5 月

前言

....

随着老龄化时代的到来，骨质疏松症跃居到世界上常见疾病的第 7 位，目前全世界可统计的骨质疏松症患者已超过 2 亿人，我国骨质疏松症的发病率也呈现出逐年上升的趋势。骨质疏松症最直接的危害是易发骨折。老年人发生骨折后，护理难度增大、死亡率增加，医疗费用也随之增加，严重危害老年人的身心健康和生活质量，因此，防治骨质疏松症及改善骨质疏松性骨折的护理效果意义重大。

国外的骨科医疗护理人员同样关注到了这类疾病患者群，他们率先提出了综合管理的理念，并且强调了多学科联合诊疗与联络服务模式的重要意义。中华护理学会骨科护理专业委员会在接触到国际专家的理念分享后，组织了 10 余家医院的骨科护理专家共同梳理我国骨科护理人员在护理骨质疏松性骨折患者过程中的经验做法，同时参阅国内外最新的书籍和循证研究，将符合我国国情的护理策略与措施呈于纸上，凝练成这本适用于从事骨质疏松性骨折患者护理及管理人员参考学习、提升个人专项疾病护理能力的教材。

为全面地诠释骨质疏松症及骨折护理的知识，本书从骨质疏松症的基础理论讲起，不仅介绍了骨质疏松性骨折的围手术期护理的内容，还从老年人的综合评估、容量管理、营养管理、手术麻醉管理、并发症预防等方面进行了详细的叙述，更涉及了老年人跌倒防范、家庭支持及临终关怀等前沿话题。此外，书中结合骨质疏松性骨折患者的护理需求，提供了相关护理技术的操作方法，使本书不仅具备理论指导意义，还兼顾了实践指导需求。

在本书编写过程中，得到了 10 余家医院多位医疗及护理专家的大力支持和帮助，我们还荣幸地邀请到中华护理学会吴欣娟理事长及解放军总医院骨科医学部主任、著名创伤骨科专家唐佩福教授为该书作序，在此表示最诚挚的感谢！

本书虽几经修正，但仍难免疏漏及不足之处，热诚欢迎读者给予批评指正！

高 远 丁俊琴

2021 年 5 月

目 录

....

第一章　骨质疏松症

第二章　老年综合评估

第三章　骨质疏松性骨折及护理

第四章　老年患者围手术期营养及容量管理

第五章　老年骨折患者的麻醉

第六章　常见老年合并症的管理

第七章 常见并发症和症状的预防及护理

第八章 居家康复

第九章 家庭支持、姑息治疗及临终关怀

第十章 跌倒与二次骨折的预防

第十一章　相关护理技术

参考文献

第一章
骨质疏松症

骨质疏松症是一种与增龄相关的骨骼疾病,已经成为影响中老年人生活质量的重要原因。2020 年第七次全国人口普查结果公布,我国 60 岁及以上人口约 2.64 亿(占总人口的 18.7%),65 岁以上人口近 1.67 亿(约占总人口的 11.9%),是世界上老年人口绝对数最大的国家。随着人口老龄化日趋严重,骨质疏松症已成为我国面临的重要公共健康问题。

第一节 骨代谢

一、骨的构造

骨主要由骨质、骨膜和骨髓构成(图 1-1-1),具有运动、保护和支持作用。

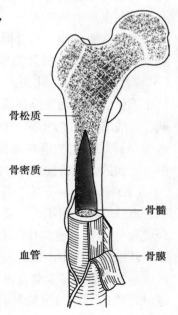

骨松质

骨密质

骨髓

血管

骨膜

图 1-1-1 骨的构造

1

（一）骨质

骨质由骨组织构成，分为骨密质和骨松质。骨密质，质地致密，耐压性较大，分布于骨的表层。骨松质，呈海绵状，由大量骨小梁交织排列而成，分布于骨的内部，骨小梁的排列方向与骨所承受的压力以及相应的张力方向一致，能承受较大的重量。

骨组织是一种坚硬的结缔组织，由骨基质和多种细胞组成。

1. 骨基质　骨基质即钙化的细胞间质，包括有机质和无机质。有机质赋予骨的形态，使骨具有弹性和韧性；无机质赋予骨硬度和脆性。

（1）有机质：由大量胶原纤维和少量无定形有机物组成，这种未钙化的细胞间质又称类骨质。其中胶原纤维称骨胶纤维，主要成分为Ⅰ型胶原蛋白，为成骨细胞所分泌，占有机质的90%。有机物呈凝胶状，主要成分为中性和弱酸性糖胺多糖，还含有多种糖蛋白，这些物质均由成骨细胞合成、分泌，参与细胞的黏附、运动、生长、分化和凋亡等活动。

（2）无机质：又称骨盐，主要成分为羟磷灰石结晶，分子式为$Ca_{10}(PO_4)_6(OH)_2 \cdot 5H_2O$，呈细针状，沿胶原纤维长轴排列。骨基质中的胶原纤维成层排列，并与骨盐紧密结合，构成板层状的骨板。

2. 骨组织的细胞　骨组织的细胞类型主要包括成骨细胞、骨细胞、破骨细胞和骨衬细胞，它们共同完成骨骼的两大功能：①骨重建，使骨骼满足机体负重和体力活动所产生的机械应力的需要；②调节钙、磷等无机物的分布及其在血液中的浓度。

（1）成骨细胞：是骨形成的主要功能细胞，位于骨组织表面，成年前较多，成年后较少。成骨细胞是由骨髓中的间充质干细胞分化成的骨祖细胞（又称骨原细胞）分化而来，其功能是合成和分泌骨胶纤维和基质，并促进基质钙化。成骨细胞以顶浆分泌方式向类骨质中释放基质小泡，小泡膜上有碱性磷酸酶、ATP酶等，小泡内含有钙结合蛋白及细小的骨盐结晶。基质小泡是类骨质钙化的重要结构。当类骨质钙化后，部分成骨细胞被包埋在其中，细胞的合成活动减少，胞质减少，成为骨细胞。

（2）骨细胞：分散于骨板内或骨板间，是唯一包埋在骨基质陷窝内的细胞，也是成熟骨组织的主要细胞，由静止状态的成骨细胞转化而来，不具备合成和分泌骨基质的作用。骨细胞不进行分裂，每一陷窝内只有一个骨细胞，其胞体伸出很多细长突起，位于骨小管内，相邻骨细胞的突起形成缝隙连接。骨细胞可感受骨骼的微损伤和力学刺激，进而传递信息。此外，骨细胞对骨质的更新与维持具有重要作用，骨陷窝周围的薄层骨质钙化程度较低，当机体需要时，骨细胞可溶解此层骨质使钙释放，进入骨陷窝的组织液中，从而参与调节血钙的平衡。

（3）破骨细胞：位于骨组织表面的小凹陷内，是具有骨吸收功能的多核巨细胞。功能活跃的破骨细胞在其骨质侧有皱褶缘，被一道环形的胞质区包围，称为封闭带，其中可表达许多酶类，包括碳酸酐酶、组织蛋白酶、抗酒石酸酸性磷酸酶等水解酶，溶解骨质，溶解产物经皱褶缘吸收。破骨细胞发挥溶解和吸收骨质的作用，参与骨组织的代谢和重建。

（4）骨衬细胞：成骨细胞完成成骨功能后，其形状由立方体变成扁平状，并覆盖在静止的骨表面上，此即骨衬细胞。骨衬细胞可转化为活性成骨细胞甚至骨祖细胞，在骨形成因子刺激下具有一定的成骨功能；骨衬细胞协同骨细胞和成骨细胞参与类骨质矿化过程。但骨衬细胞最重要的功能是形成骨膜屏障，维持骨表面的静止状态。

（二）骨膜和骨髓

骨膜由纤维结缔组织构成，被覆于关节面以外的骨表面，含有丰富的血管、神经和淋巴管，对骨的营养、生长和感觉有重要作用。骨髓填充于长骨的骨髓腔和骨松质的间隙内，有造血、免疫和防御功能，根据其结构不同分为红骨髓和黄骨髓两种。

二、骨重建

正常成熟骨的代谢主要以骨重建（bone remodeling）的形式进行，以维护自身结构与功能的完整性，适应机体的需要，主要包括骨机械性能对机械刺激连续不断改变的适应、骨骼的更新以阻止骨组织劳累性损伤、微骨折的修复以及血液矿物质的交换，以使骨骼具有足够的强度从而维持适当的活动，并免遭自发性骨折或骨痛。骨重建存在于任何年龄，在激素、细胞因子和其他调节因子的调节作用下，通过成骨细胞和破骨细胞间的耦合协调来实现。

（一）骨重建单位

骨重建单位（bone remodeling unit，BRU）指发生于骨重建过程中，局部的、一系列的、有组织的、多细胞参与的细胞事件，又称为基本多细胞单元（basic multicellular unit，BMU）。一个 BRU 的激活就意味着一个新的骨单位形成的开始。在组织学切片上根据 BRU 的进程不同，骨表面可分为静止骨表面、骨形成表面和骨吸收表面。骨重建过程仅发生在少数骨表面，而大部分骨表面处于静止状态。在生理状态下，新的骨形成与矿化约需 3 个月，而破骨细胞的骨吸收仅需 0.5 ~ 1 个月，这表明骨形成表面要比骨吸收表面大得多。

（二）骨重建过程

骨重建发生于骨表面，包括以破骨细胞激活、骨吸收开始和与之偶联的成骨细胞激活、骨形成而终结的两个过程。具体分为以下六个阶段：

1. **激活** 骨表面从静止状态转变为骨吸收状态的过程，即破骨细胞被吸引到潜在骨重建部位。

2. **骨吸收** 破骨细胞侵蚀骨组织，形成吸收腔，即 Howship 陷窝。在环形胞质区包围的密闭环境中，破骨细胞从皱褶缘释放含 H^+ 小泡，使其高度酸化，骨表面的钙、磷等无机盐因此而游离释出，经细胞外液进入血液循环；同时，含多种溶酶体的小泡亦从皱褶缘释放，其中主要有组织蛋白酶 K、组织蛋白酶 L、组织蛋白酶 B 和组织蛋白酶 N。组织蛋白酶 K 是降解胶原的主要成分。骨 I 型胶原降解产物被皱褶缘吞噬，形成小泡进入破骨细胞，运送至基膜区，最后通过转胞作用排出细胞外，完成整个骨吸收过程。

3. **偶联** 指骨吸收时成骨细胞被吸引到已吸收的骨组织部位。

4. **骨形成** 骨形成取决于成骨细胞的数量及其活性。骨形成初始阶段，基质合成很快。类骨质在分泌后需经过 10 天的成熟过程才能进行矿化。在此期间，类骨质中的 I 型胶原纤维蛋白分子的氨基端（或羧基端）与另一胶原分子的螺旋处通过交联增加了胶原纤维的稳定性，也在分子间形成了孔状结构，便于羟磷灰石的沉淀与结晶。

5. **矿化** 骨基质的矿化是无定形的磷酸钙发展为羟磷灰石结晶埋于骨有机质间隙内的过程。吸收腔被填充修复，成骨细胞最终被矿化的骨基质所包埋而成为骨细胞，存留于骨陷窝内。

6. **休止** 骨组织保持静止状态，成骨细胞和骨衬细胞衬被于骨表面，直到下一个骨重建的开始。

骨重建的正常进行是保持骨骼几何形态、结构特征和骨的组成成分稳定性的重要生理机制。成年前骨骼不断构建、塑形和重建，骨形成和骨吸收呈正平衡，使骨量增加并达到骨峰值；成年期骨重建维持平衡状态，骨量无改变；此后随年龄增长，骨重建呈负平衡，造成骨量减少和骨微结构的变化（图 1-1-2）。

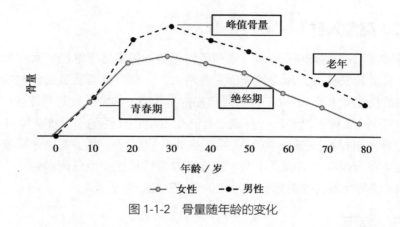

图 1-1-2　骨量随年龄的变化

（三）骨转换

骨转换（bone turnover）是在时间和空间上紧密偶联的、成骨细胞形成新生骨和破骨细胞吸收陈旧骨两个相反的活性状态，是骨组织中陈旧骨被新生骨所取代的意思。骨转换量的表达形式是骨转换率（turnover rate），指单位时间（年）内总骨量被新骨取代的百分率（%／年）。

（宋国敏　曹虹　张慧　王利）

第二节　骨质疏松症的概述

一、定义

世界卫生组织（World Health Organization，WHO）将骨质疏松症（osteoporosis，OP）定义为一种以骨量低下、骨组织微结构损坏，导致骨脆性增加、易发生骨折为特征的全身性骨病（图 1-2-1）。《原发性骨质疏松症诊疗指南（2017）》中仍然沿用了该定义。2001 年美国国立卫生研究院（National Institutes of Health，NIH）将骨质疏松症定义为以骨强度下降和骨折风险增加为特征的骨骼疾病，提示骨量降低是骨质疏松性骨折的主要危险因素，但还存在其他危险因素。

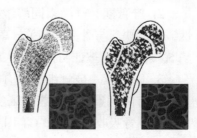

图 1-2-1　正常骨质与骨质疏松症骨质对比

二、高危人群

骨质疏松症可发生于不同性别和任何年龄，但多见于绝经后女性和老年男性。骨质疏松症分为原发性和继发性两大类。原发性骨质疏松症包括绝经后骨质疏松症（Ⅰ型）、老年性骨质疏松症（Ⅱ型）和特发性骨质疏松症（包括青少年型）3 种。绝经后骨质疏松症一般发生在女性绝经后 5～10 年内；老年性骨质疏松症一般指 70 岁以后发生的骨质疏松；而特发性骨质疏松症主要发生在青少年，病因尚不明。继发性骨质疏松症指由任何影响骨代谢的疾病和 / 或药物及其他明确病因导致的骨质疏松。

三、病因

骨质疏松症的"骨量减少"指骨矿物质和骨有机质呈等比例的减少。骨量在临床上常用骨密度（bone mineral density，BMD）来表示。骨密度指骨单位面积所含的骨矿物量，任何个体的骨密度是峰值骨量和骨丢失量二者的综合。"骨组织微结构破坏"是因骨吸收和骨形成失衡所致的自发的、进行性的过程：在骨松质表现为骨小梁吸收变细、断裂，以致数量减少；在骨密质表现为骨板变薄、多孔。骨质疏松症的发病机制仍未阐明，其主要的共同发病因素可分为 4 个方面：内分泌因素、局部因子、免疫因素、遗传因素。

（一）内分泌因素

1. **雌激素**　有证据表明，雌激素对骨量的维持至关重要。雌激素可直接作用于肾脏，提高 1_α- 羟化酶活性，促进维生素 $D_3[1,25\text{-}(OH)_2D_3]$ 产生；雌激素亦可促进降钙素的分泌、增加其血清基础值；此外，雌激素可抑制甲状旁腺激素（parathyroid hormone，PTH）的骨吸收作用。雌激素缺乏，可刺激骨转换，使骨松质迅速丢失；雌激素低下的妇女伴有肠钙吸收减少。绝经后妇女骨质疏松症发病率高，可能与雌激素不足密切相关。

2. **雄激素**　雄激素同雌激素一样，对保持骨量有很重要的作用。在男性，睾酮缺乏与骨丢失相关。睾酮通过转化成二氢睾酮而发挥作用。其转化酶 5_α- 还原酶已被证明存在于人体骨骼中。

3. **降钙素**　破骨细胞上有降钙素（calcitonin，CT）受体，而成骨细胞上是否有降钙素受体尚未被证实。CT 通过抑制破骨细胞的形成及其功能来发挥抑制骨吸收的作用。CT 因增龄而分泌减少。

4. **PTH**　PTH 对骨转换的作用较为复杂。PTH 既促进骨吸收，又促进骨形成。在过高浓度的 PTH 作用下，破骨细胞活性超过成骨细胞，导致骨吸收量大于骨形成量。而在适当浓度的 PTH 作用下，成骨细胞活性超过破骨细胞，骨形成量大于骨吸收量。此外，随着年龄增长，肠钙吸收减少，$1,25\text{-}(OH)_2D_3$ 生成量下降，血 PTH 逐年升高，这种作用也会导致骨吸收增多和骨质疏松症。

5. **甲状腺素** 骨吸收及骨形成的正常进行均需甲状腺素（thyroid hormone，HT）的参与。HT 可促进骨吸收，而对骨形成无明显刺激作用，因此导致骨转换增高。HT 促进蛋白质分解，增加尿钙排泄，并与骨形成和骨吸收有关。HT 与生长激素协同作用可促进骨的发育和成熟。HT 过多时，可引起负钙和负氮平衡，长期骨骼脱钙可致骨质疏松，同时由于骨转换加快，骨吸收增强，使骨质疏松进一步加重。

6. **维生素 D_3** $1,25\text{-}(OH)_2D_3$ 的主要生理作用是升高血钙和血磷，有利于类骨质矿化和骨形成。$1,25\text{-}(OH)_2D_3$ 对骨骼具有双向调节作用。小剂量维生素 D_3 主要对成骨细胞系有诱导分化和促进增殖的作用，刺激骨胶原和骨基质蛋白的合成，有利于血钙在骨骼中沉积，从而促进骨矿化；大剂量维生素 D_3 则表现出更强的促进破骨细胞前体细胞分化和破骨细胞增殖的作用，促进骨转换、骨吸收作用更明显，使骨钙释放入血。

7. **皮质类固醇** 皮质类固醇（corticosteroid，CS）亦属于类固醇激素，对骨和矿盐代谢有重要影响。在体内，CS 可刺激骨吸收，而对骨形成的作用较复杂。短期应用生理剂量 CS 可促进骨胶原合成加速，可能通过胰岛素样生长因子 -1（Insulin-like growth factor-1，IGF-1）介导所致；长期应用则表现为抑制作用，可能与前成骨细胞分化增殖减少、IGF-1 分泌不足有关。

8. **生长激素与胰岛素生长激素** 生长激素（growth hormone，GH）与胰岛素生长激素促进骨骼生长发育，有利于骨矿化和骨形成，但对骨吸收无直接作用。老年人或慢性疾病者常存在 GH 缺乏或抵抗。胰岛素亦不调节骨吸收，但能明显促进骨基质的合成和胶原的形成，因此是一种促进骨形成的激素。此外，胰岛素对正常的骨矿化也必不可少。GH 与胰岛素可直接作用于骨骼，亦可通过 IGF-1 发挥作用。

（二）局部因子

1. **OPG/RANKL/RAN 系统** 该细胞因子系统在骨重建过程中的调控和偶联中起重要作用。破骨细胞生成的关键调节步骤包括成骨细胞产生的核因子 ——κB 受体活化体配体 [receptor activator of nuclear factor-κB(NF-κB) ligand，RANKL] 与破骨细胞前体细胞上的 RANK 结合，从而激活 NF-κB，促进破骨细胞分化。成骨细胞分泌的护骨素（osteoprotegerin，OPG），也作为可溶性 RANKL 的受体，与 RANK 竞争性结合 RANKL，阻止破骨细胞从前体细胞的分化，从而抑制骨的吸收。RANKL/OPG 的比值决定了骨吸收的程度，该比值受 PTH、1,25-(OH)$_2$D$_3$、前列腺素和细胞因子等的影响。

2. 细胞因子　肿瘤坏死因子 α（tumor necrosis factor-α，TNF-α）、白介素（interleukin，IL）-1、IL-6 等均可诱导巨噬细胞集落刺激因子（macrophage colony-stimulating factor，M-CSF）和 RANKL 的表达，刺激破骨细胞，并抑制成骨细胞，造成骨量减少。

3. 生长因子　胰岛素样生长因子（IGF）、成纤维细胞生长因子（fibroblast growth factor，FGF）、骨形态发生蛋白（bone morphogenetic protein，BMP）对骨代谢有重要影响，但它们在骨质疏松症中的病理生理意义仍未被阐明。

4. 前列腺素　前列腺素是调节骨代谢的重要因子，具有调节骨重建的多重功能。其中，前列腺素 E（prostaglandin E，PGE）的作用最强。在体外条件下，PGE 可暂时性地抑制破骨细胞的功能；而在体内，PGE 是骨形成的强力促进因子。前列腺素在骨质疏松症的发病过程中可作为许多因子的扩增子或调节子，促进疾病的发生与发展。

（三）免疫因素

"骨免疫学"的概念于 2000 年首次被提出，之后关于调节骨重建细微平衡的细胞因子的研究将骨质疏松症和慢性炎症反应联系起来。此后，有学者提出"炎性老化"的理念，认为衰老实质上是一种低度、慢性、系统性的炎性进程，而骨质疏松症作为一种与衰老相关的疾病，也与炎性进程相关。有研究发现，骨髓中 B 细胞可调节 OPG/RANKL/RANK 系统的功能。另外，氧化应激和糖基化终末产物的生成也将骨破坏和炎症联系起来。

（四）遗传因素

峰值骨量的 60%~80% 由遗传因素决定，多种基因的遗传变异被证实与骨量调节相关。另外，骨质量下降也主要与遗传因素有关，包括骨的几何形态、矿化程度、微损伤累积、骨矿物质与骨基质的理化与生物学特性等。

（五）其他因素

骨质疏松症及骨质疏松性骨折的发生还与一些危险因素的作用相关，如年龄、种族、营养状况、不健康生活方式、疾病和药物等。

（宋国敏　曹虹　张慧　王利）

第三节　骨质疏松症的临床表现

一、疼痛

初期通常没有明显的临床表现，因而被称为"寂静之病"。但随着病情进展，患者会出现腰背疼痛或全身骨痛，脊柱变形，甚至发生骨质疏松性骨折等后果。部分患者可没有临床症状，仅在发生骨质疏松性骨折等严重并发症后才被诊断为骨质疏松症。疼痛通常为弥漫性，无固定部位，在翻身、起坐时及长时间行走后出现，夜间或负重活动时加重，并可能伴有肌痉挛甚至活动受限。

二、脊柱变形

严重骨质疏松症患者，因椎体压缩性骨折，可出现身高变矮或驼背等脊柱畸形（图 1-3-1、图 1-3-2）。多发性胸椎压缩性骨折可导致胸廓畸形，甚至影响心肺功能，出现胸闷、气短、呼吸困难等。严重的腰椎压缩性骨折可能会导致腹部脏器功能异常，引起便秘、腹痛、腹胀、食欲缺乏等不适。

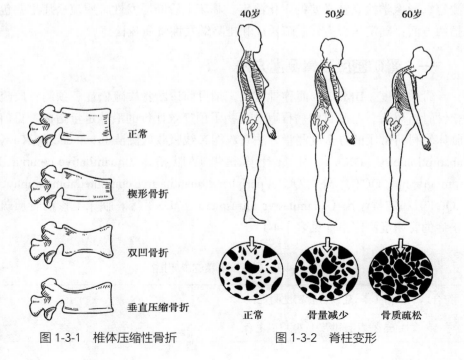

图 1-3-1　椎体压缩性骨折　　　　　图 1-3-2　脊柱变形

9

三、骨折

患者常因轻微活动、创伤、弯腰、负重、挤压或摔倒发生骨折。椎体压缩性骨折多见于绝经后骨质疏松症，多在突发性腰背疼痛后出现。髋部骨折以老年性骨质疏松症多见。骨质疏松性骨折发生后，再骨折的风险显著增加。

除以上表现外，骨质疏松症及其相关骨折对患者心理状态的危害常被忽略，主要的心理异常包括恐惧、焦虑、抑郁、自信心丧失等。老年患者自主生活能力下降，以及骨折后缺少与外界接触和交流，均会给患者造成巨大的心理负担。

（宋国敏　曹虹　张慧　王利）

第四节　骨质疏松症的诊断

骨质疏松症是一种"静悄悄的"全身性代谢性骨病，早期无明显的特异性症状，因此骨质疏松症的诊断应基于全面的病史采集、体格检查、骨密度测定、影像学检查及必要的生化测定。临床上诊断原发性骨质疏松症主要包括两方面：确定是否为骨质疏松症和排除继发性骨质疏松症。

一、骨矿密度及骨测量方法

骨矿密度（BMD），简称骨密度，是目前诊断骨质疏松症、预测骨质疏松性骨折风险、监测自然病程以及药物干预疗效评价的最佳定量指标。目前临床和科研常用的骨密度测量方法有双能 X 线吸收检测法（dual energy X-ray absorptiometry，DXA）、定量计算机断层照相术（quantitative computed tomography，QCT）、外周 QCT（peripheral quantita-tive computed tomography，pQCT）和定量超声（quantitative ultrasound，QUS）等。临床上诊治骨质疏松症的骨密度测定指征见表 1-4-1。

表 1-4-1　骨密度测量的临床指征

符合以下任何 1 条,建议行骨密度测定:

· 女性 65 岁以上和男性 70 岁以上者

- 女性 65 岁以下和男性 70 岁以下，有 1 个或多个骨质疏松危险因素者
- 有脆性骨折史的成年人
- 各种原因引起的性激素水平低下的成年人
- X 线影像已有骨质疏松改变者
- 接受骨质疏松治疗、进行疗效监测者
- 患有影响骨代谢疾病或使用影响骨代谢药物史者
- 国际骨质疏松基金会（IOF）骨质疏松症 1 分钟测试题回答结果阳性者
- 亚洲人骨质疏松自我筛查工具（OSTA）结果 ≤ -1 者

（一）DXA 检测骨密度

DXA 骨密度测量自 1987 年问世以来，已成为应用最广泛的骨测量技术，是目前诊断骨质疏松症的标准测量方法，也是临床和科研最常用的骨密度测量方法，可用于骨质疏松症的诊断、骨折风险性预测和药物疗效评估，同时还是流行病学研究常用的骨骼评估方法。目前它的生产厂家较多，但各厂家仪器的双能产生方式、感兴趣的测量区、分析软件版本及所用参考数据库等存在差异，因此，在测量分析时，操作者应严格按照生产厂家的仪器操作手册，并考虑不同厂家仪器的差异或特点进行测量分析。不同 DXA 机器的测量结果如未进行横向质控，不能相互比较。临床上，其主要测量部位是中轴骨，包括腰椎和股骨近端。如腰椎和股骨近端测量受限时，则可选择非优势侧桡骨远端 1/3（33%）。DXA 正位腰椎测量感兴趣区包括椎体及其后方的附件结构，故其测量结果受腰椎的退行性改变（如椎体和椎小关节的骨质增生硬化等）和腹主动脉钙化影响。DXA 股骨近端测量感兴趣区分别为股骨颈、大粗隆、全髋 Wards 三角区的骨密度，其中用于骨质疏松症诊断的感兴趣区是股骨颈和全髋。此外，新型 DXA 测量仪所采集的胸腰椎椎体侧位影像，可用于椎体形态评估及其骨折的判定（vertebral fracture assessment, VFA）。

（二）其他常用骨密度测量技术

QCT 通常测量的是腰椎和 / 或股骨近端的松质骨骨密度，其腰椎测量结果预测绝经后妇女椎体骨折风险的能力类似于 DXA 腰椎测量的评估。pQCT 测量部位多为桡骨远端和胫骨。该部位测量结果主要反映皮质骨骨密度，可用于评估绝经后妇女髋部骨折风险。QUS 定量超声测量的主要是感兴趣区

（包括软组织、骨组织、骨髓组织）结构对声波的反射和吸收所造成超声信号的衰减结果，通常测量部位为跟骨。pQCT 和 QUS 尚无诊断标准，不能用于骨质疏松症的诊断及临床药物疗效判断。

二、胸腰椎 X 线侧位影像及其骨折判定

脊椎椎体骨折是骨质疏松症最常见的并发症。椎体骨折常因无明显临床症状被漏诊，因此，需要在骨质疏松性骨折的危险人群中开展椎体骨折的筛查。胸腰椎 X 线侧位影像可作为判定骨质疏松性椎体压缩性骨折首选的检查方法。常规胸腰椎 X 线侧位摄片的范围应分别包括 $T_4 \sim L_1$ 和 $T_{12} \sim L_5$ 椎体。基于胸腰椎侧位 X 线影像并采用 Genant 目视半定量判定方法（图 1-4-1），椎体压缩性骨折的程度可以分为Ⅰ、Ⅱ、Ⅲ度或称轻、中、重度。该判定方法分度是依据压缩椎体最明显处的上下高度与同一椎体后高之比。若全椎体压缩，则为压缩最明显处的上下高度与其邻近上一椎体后高之比。椎体压缩性骨折的轻、中、重度判定标准分别为椎体压缩 20% ~ 25%、25% ~ 40% 及 40% 以上。

椎体骨折压缩程度

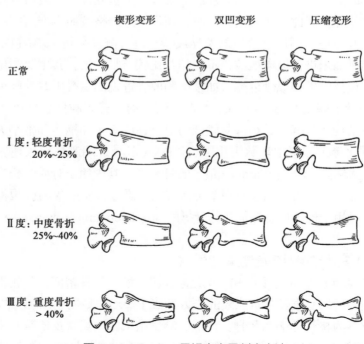

图 1-4-1　Genant 目视半定量判定方法

另外，DXA 胸腰椎的侧位椎体成像和脊椎 CT 侧位重建影像的椎体压缩骨折的判定也可参照上述标准。如在胸腰椎 X 线侧位影像评估椎体压缩性骨折时见到其他异常 X 线征象时，应进一步选择适宜的影像学检查，进行影像诊断和鉴别诊断。建议存在以下情况时，行胸腰椎侧位 X 线片或 DXA 侧位椎体骨折评估，以了解是否存在椎体骨折（表 1-4-2）。

表 1-4-2　进行椎体骨折评估的指征

符合以下任何 1 条,建议行胸腰椎 X 线侧位影像及其骨折判定：

- 女性 70 岁以上和男性 80 岁以上,椎体、全髋或股骨颈骨密度 T- 值≤ -1.0

- 女性 65 ～ 69 岁和男性 70 ～ 79 岁,椎体、全髋或股骨颈骨密度 T- 值≤ -1.5

- 绝经后女性及 50 岁以上男性,具有以下任一特殊危险因素：
  (1)成年期（≥ 50 岁）非暴力性骨折
  (2)较年轻时最高身高缩短≥ 4 cm
  (3)1 年内身高进行性缩短≥ 2 cm
  (4)近期或正在使用长程（> 3 个月）糖皮质激素治疗

三、骨质疏松症的诊断

目前骨质疏松症的诊断标准主要依据脆性骨折和 / 或骨密度测量结果。

（一）基于脆性骨折的诊断

脆性骨折是指受到轻微创伤或日常活动中即发生的骨折。脆性骨折的发生表明骨强度的下降，预示未来发生骨折风险明显增加，提示抗骨质疏松治疗应该启动。如髋部或椎体发生脆性骨折，不依赖于骨密度测定，临床上即可诊断骨质疏松症。而在肱骨近端、骨盆或前臂远端发生的脆性骨折，即使骨密度测定显示低骨量（-2.5 < T- 值 < -1.0），也可诊断骨质疏松症。

（二）基于骨密度测定的诊断

DXA 法测量的骨密度是目前公认的诊断骨质疏松症的指标。对于绝经后女性、50 岁及以上男性，建议参照 WHO 推荐的诊断标准，基于 DXA 测量结果（表 1-4-3）：骨密度值低于同性别、同种族健康成人的骨峰值 1 个标准差及以内属正常；降低 1.0～2.5 个标准差为骨量低下（或低骨量）；降低≥ 2.5 个标准差为骨质疏松；骨密度降低程度符合骨质疏松诊断标准，同时伴有 1 处或多处脆性骨折为严重骨质疏松。骨密度通常用 T- 值（T-Score）表示，T- 值 =（实测值 - 同种族同性别正常青年人峰值骨密度）/ 同种族同性别正常青年人峰值骨密度的标准差。基于 DXA 测量的中轴骨（腰椎

1～4、股骨颈或全髋）骨密度或桡骨远端 1/3 骨密度对骨质疏松症的诊断标准 T- 值≤ -2.5。骨质疏松症的诊断标准见表 1-4-4。骨质疏松症诊疗流程见图 1-4-2。

对于儿童、绝经前女性及 50 岁以下男性，其骨密度水平的判断建议用同种族 Z- 值表示，Z- 值 =（骨密度测定值 - 同种族同性别同龄人骨密度均值）/同种族同性别同龄人骨密度标准差。将 Z- 值≤ -2.0 视为"低于同年龄段预期范围"或低骨量。

表 1-4-3　基于双能 X 线吸收检测法测定骨密度分类标准

分类	T- 值
正常	≥ -1.0
低骨量	> -2.5 ～ < -1.0
骨质疏松	≤ -2.5
严重骨质疏松	≤ -2.5+ 脆性骨折

注：T- 值 =（实测值 - 同种族同性别正常青年人峰值骨密度）/同种族同性别正常青年人峰值骨密度的标准差。

表 1-4-4　骨质疏松症诊断标准

骨质疏松症的诊断标准(符合以下 3 条中之一者)：

· 髋部或椎体脆性骨折

· 双能 X 线吸收检测法测量的中轴骨骨密度或桡骨远端 1/3 骨密度的 T- 值≤ -2.5

· 骨密度测量符合低骨量(-2.5 < T- 值 < -1.0)+ 肱骨近端、骨盆或前臂远端脆性骨折

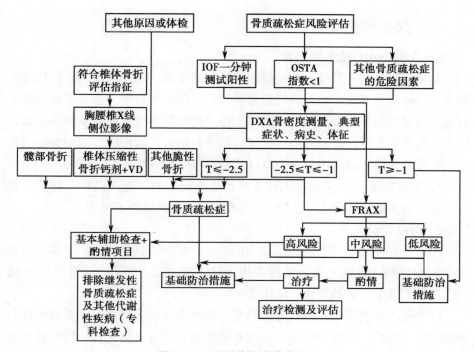

图 1-4-2　骨质疏松症诊疗流程

（宋国敏　曹虹　张慧　王利）

第五节　骨质疏松症的预防

在骨质疏松症的防控中，预防比治疗更为现实和重要，早期预防是延缓骨质疏松症最好的方法。骨质疏松症的主要防治目标包括改善骨骼生长发育，促进成年期达到理想的峰值骨量；维持骨量和骨质量，预防增龄性骨丢失；避免跌倒和骨折。骨质疏松症一级预防（初级预防）：指尚无骨质疏松但具有骨质疏松症危险因素者，应防止或延缓其发展为骨质疏松症并避免发生第一次骨折；骨质疏松症二级预防：指已有骨质疏松症或已经发生过脆性骨折，防治目的是避免发生骨折或再次骨折。

预防措施重点包括风险评估、调整生活方式、维护骨健康。

一、风险评估

（一）骨质疏松症危险因素

骨质疏松症是一种受多重危险因素影响的复杂疾病，危险因素包括遗传因素和环境因素等多方面。骨折是骨质疏松症的严重后果，也有多种骨骼外的危险因素与骨折相关。因此，临床上需注意识别骨质疏松症及其并发症骨折的危险因素，筛查高危人群，尽早诊断和防治骨质疏松症，减少骨折的发生。骨质疏松症的危险因素分为不可控因素与可控因素。

1. 不可控因素　主要有人种（患骨质疏松症的风险：白种人高于黄种人，而黄种人高于黑种人）、老龄、女性绝经、脆性骨折家族史。

2. 可控因素

（1）不健康生活方式：包括体力活动少、吸烟、过量饮酒、过多饮用含咖啡因的饮料、营养失衡、蛋白质摄入过多或不足、钙和/或维生素 D 缺乏、性激素低下、高钠饮食、低体重等。

（2）影响骨代谢的疾病：包括性腺功能减退症等多种内分泌系统疾病、风湿免疫性疾病、胃肠道疾病、血液系统疾病、神经肌肉疾病、慢性肾脏及心肺疾病等。

（3）影响骨代谢的药物：包括糖皮质激素、抗癫痫药物、芳香化酶抑制剂、促性腺激素释放激素类似物、抗病毒药物、噻唑烷二酮类药物（降糖药如罗格列酮）、质子泵抑制剂和过量甲状腺激素等。

（二）骨质疏松症风险评估工具

骨质疏松症是多因素所致疾病，而且每个人的易感性不同，因此对个体进行骨质疏松症风险评估，能为疾病早期防治提供有益帮助。临床上评估骨质疏松症风险的方法较多，原发性骨质疏松症诊疗指南推荐国际骨质疏松基金会（internationalosteoporosis foundation，IOF）骨质疏松风险 1 分钟测试题和亚洲人骨质疏松自我筛查工具（osteoporosis self-assessment tool for Asians，OSTA），作为疾病风险的初筛工具。

1. IOF 骨质疏松风险 1 分钟测试题　IOF 骨质疏松风险 1 分钟测试题是根据患者简单病史，从中选择与骨质疏松相关的问题，由患者判断是与否，从而初步筛选出可能具有骨质疏松症风险的患者。该测试题简单快速，易于操作，但仅作为初步筛查疾病风险工具，不能用于骨质疏松症的诊断，具体测试题见表 1-5-1。

表 1-5-1　国际骨质疏松基金会（IOF）骨质疏松症风险 1 分钟测试题

项目	问题	回答
不可控因素	1. 父母曾被诊断有骨质疏松或曾在轻摔后骨折	是□否□
	2. 父母中一人有驼背	是□否□
	3. 实际年龄超过 40 岁	是□否□
	4. 是否成年后因为轻摔后发生骨折	是□否□
	5. 是否经常摔倒（去年超过 1 次），或因为身体较虚弱而担心摔倒	是□否□
	6. 40 岁后的身高是否减少超过 3 cm 以上	是□否□
	7. 是否体重过轻（BMI ＜ 19kg/m²）	是□否□
	8. 是否曾服用类固醇激素（例如可的松、泼尼松）连续超过 3 个月（可的松通常用于治疗哮喘、类风湿关节炎和某些炎性疾病）	是□否□
	9. 是否患有类风湿关节炎	是□否□
	10. 是否被诊断有甲状腺功能亢进或甲状旁腺功能亢进、1 型糖尿病、克罗恩病或乳糜泻等胃肠疾病或营养不良	是□否□
	11. 女士回答：是否在 45 岁或以前就停经	是□否□
	12. 女士回答：除了怀孕、绝经或子宫切除外，是否曾停经超过 12 个月	是□否□
	13. 女士回答：是否在 50 岁前切除卵巢又没有服用雌、孕激素补充剂	是□否□
	14. 男性回答：是否出现过阳痿、性欲减退或其他雄激素过低的相关症状	是□否□
可控因素（生活方式）	15. 是否经常大量饮酒（每天饮用超过 2 个单位的乙醇，相当于啤酒 500ml、葡萄酒 150ml 或烈性酒 50ml）	是□否□
	16. 目前习惯吸烟，或曾经吸烟	是□否□
	17. 每天运动量少于 30 分钟（包括做家务、走路和跑步等）	是□否□
	18. 是否不能食用乳制品，又没有服用钙片	是□否□
	19. 每天从事户外活动时间是否少于 10min，又没有服用维生素 D	是□否□
结果判断	上述问题，只要有 1 题回答结果为"是"，即为阳性，提示存在骨质疏松症的风险，并建议进行骨密度检查或 FRAX® 风险评估	

注　BMI：体重指数；FRAX：骨折风险评估工具。

2. 亚洲人骨质疏松自我筛查工具　OSTA 源自亚洲 8 个国家和地区绝经后妇女的研究，收集多项骨质疏松危险因素，并进行骨密度测定，从中筛选出 11 项与骨密度显著相关的危险因素，再经多变量回归模型分析，得出能较好地体现敏感度和特异度的 2 项简易筛查指标，即年龄和体重。其计算方法为 OSTA 指数 =[体重（kg）- 年龄（岁）]×0.2。OSTA 指数 > -1 为低风险；OSTA 指数在 -1 ~ -4 之间，为中风险；OSTA 指数 < -4 为高风险。也可以通过简图（图 1-5-1）根据年龄和体重进行快速查对评估。

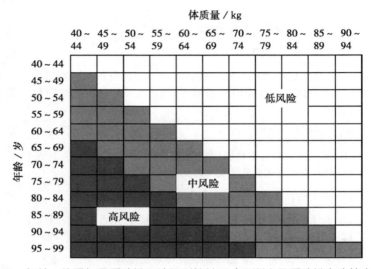

图 1-5-1　年龄、体重与骨质疏松风险级别的关系（亚洲人骨质疏松自我筛查工具）

3. 跌倒及其危险因素　跌倒是骨质疏松性骨折的独立危险因素，跌倒的危险因素包括环境因素和自身因素等，应重视对下列跌倒相关危险因素的评估及干预。有关跌倒风险的筛查、评估以及预防措施详见第二章"跌倒的防范"。

（1）环境因素：包括光线昏暗、路面湿滑、地面有障碍物、地毯松动、卫生间未安装扶手等。

（2）自身因素：包括年龄老化、肌少症、视觉异常、感觉迟钝、神经肌肉疾病、缺乏运动、平衡能力差、步态异常、既往跌倒史、维生素 D 不足、营养不良、心脏疾病、直立性低血压、抑郁症、精神和认知疾病、药物（如安眠药、抗癫痫药及治疗精神疾病药物）等。

二、调整生活方式

（一）合理膳食

膳食结构对维持骨骼生长、发育、代谢方面起着重要作用，合理膳食有助于预防和控制骨质疏松症的发生和发展。骨质疏松症膳食危险因素指膳食中存在的可能导致骨量低下的相关因素。目前认为，低钙、低维生素 D、高蛋白或低蛋白、高磷、微量元素缺乏的饮食均能导致骨量减少，增加骨质疏松症发病风险，在饮食方面以钙、磷及蛋白质摄入量的影响为主。

钙是构成骨骼的主要矿物元素，也是最重要的营养因素之一。缺钙不仅是在绝经后，而是在整个生命周期中都是骨质疏松症重要原因之一。足够钙摄入对预防骨质疏松症有重要作用，增加钙摄入可以纠正钙失衡，抑制骨吸收和降低骨转换，在儿童期、青春期和成年早期，足量钙摄入有助于获得最佳峰值骨量，减少生命后期发生骨质疏松症的危险；绝经后妇女增加钙摄入能减缓骨钙丢失，抑制因继发性甲状旁腺功能亢进所致的高骨转换，进而延缓骨密度减低，降低骨质疏松症的发生风险，人们应该从生命早期，如儿童、青少年时期开始，即注重合理膳食，增加钙摄入以预防骨质疏松症。

需要重视的是，骨密度不仅与饮食中的钙摄入量有关，还与摄入钙的吸收率相关，如老年人、绝经后妇女、维生素 D 缺乏者钙吸收率较低。因此，膳食总钙摄入高并不能完全代表机体钙营养状况好坏，膳食中蛋白质、磷及钙磷比值也是骨质疏松症影响因素，膳食蛋白过低和过高均不利于骨健康，蛋白质代谢产物如尿素、尿酸等增多，肾排泄时会增加负担，同时也可使钙排出增多，因此长期的高蛋白饮食会加速体内钙的流失，增加骨质疏松症风险。磷的供给量应与钙保持一定比例，一般成人膳食钙磷比值以在 1~1.5 为宜。另外，维生素 D 也是一个重要的营养成分。钙的良好吸收，必须有正常量维生素 D 的参与，就目前我国居民膳食结构看，人们普遍缺少维生素 D 摄入。维生素 D 的主要来源是充足的日照，人们在日照不足的季节（如冬季和早春），在冬季较长的北方以及多用防晒霜的人群，易患维生素 D 缺乏症，故在补充适量钙的同时补充适量维生素 D，或增加户外活动，多接触阳光，这样有利于钙吸收和骨骼健康。另外，还应注意合理烹调，减少钙流失。

（二）适量运动

运动是预防骨质疏松症的有效方法之一。适量运动可增加对骨的刺激，改善骨骼血液循环、促进骨代谢，对维护和提高骨量和骨强度、延缓骨量丢失有积极作用。运动还可提高雌激素和睾酮水平，使钙吸收和利用能力增强，并能改善神经肌肉协调能力，减少老年人跌倒风险，从而预防骨折。有研究显示，老年人坚持运动可使骨量流失减少，预防骨折。缺少体力活动，则可使肌肉强度减弱，机械刺激减少，最终导致骨量减少。随着肌肉强度减弱和协调障碍，老年人容易跌倒而诱发骨折，绝对卧床会使尿钙排量增多达3倍左右，卧床2周者即有明显的骨量减少。

不同运动项目对骨密度影响不同。力量性项目运动员骨密度较高，耐力性项目运动员骨密度最低，说明在改善骨密度方面，运动的应变大小比负荷频率大小更为重要。防治骨质疏松症的主要运动方式为抗阻力练习和有氧耐力运动，如慢跑、快走、打太极拳、踏车和登台阶等。研究发现运动可增加骨量、提升骨密度，但在运动停止一段时间后，随年龄增长又会重新出现骨量丢失加速、骨密度降低的情况，因此需要长期坚持运动以预防骨质疏松症。

运动行为干预方法，提倡个体化，根据情况选择合适的运动方式，倡导中、小强度的抗阻力练习，遵循有氧运动锻炼四原则，即循序渐进、因人而异、量力而行、持之以恒。根据体质选择合适的运动方式，50岁以下的人群可以选择全身性运、运动强度较大的项目，如游泳、跑步，以达到较长时间维持高峰值骨量、避免或减少骨丢失的目的；对于50岁以上的人群，因为身体逐渐衰老，为减少骨量下降速度，延缓骨质疏松症的发生，可选择适合其生理特点和运动能力的运动项目，如慢跑或快走、做健美操、打太极拳和做广播操等。美国运动医学会所推荐骨质疏松症预防运动方案为力量训练、健身跑和徒步走。合理的锻炼量应同时符合下列3项条件：锻炼频度（每周不少于3次）、锻炼时间（每次不少于30分钟）、锻炼强度（运动时稍出汗，轻度呼吸加快，但不影响交谈）。

另外户外锻炼可以得到足够的阳光照射，能够促使皮肤7-脱氢胆固醇转化为维生素D，维生素D可增加肠道钙吸收，促进成骨细胞功能，因此，坚持户外运动，接受阳光照射，有助于合成体内所需的维生素D。

（三）戒烟限酒

吸烟和过量饮酒是骨质疏松症发病的两大危险因子。男女吸烟者均可导致椎体骨折和髋部骨折的危险性增加。吸烟者骨量丢失为不吸烟者的1.5～2倍。吸烟可使肠钙吸收减少。女性吸烟者常过早停经，导致性激素水平下降、骨吸收增加、骨量丢失。特别是吸烟可使妇女绝经年龄提前并加速雌激素灭活和分解，引起器官损害，抑制钙与维生素D的吸收。国际骨质疏松症基金（IOF）的一分钟问卷中提及，每天喝酒量超过2小杯，即列为骨质疏松的风险因素之一。所谓2小杯酒相当于500ml啤酒（酒精浓度4%）、

80ml 红酒（酒精浓度 12.5%）、50ml 烈酒（酒精浓度 40%）。长期饮酒可以抑制成骨细胞活动，而成骨细胞是骨重建及骨形成的重要的功能细胞，乙醇能够从多方面影响成骨细胞蛋白质分泌及信号表达，引起成骨细胞数量减少，降低骨形成率。酗酒者易并发肝硬化，影响血清 25(OH)D 生成，导致血清 25(OH)D 和 1,25-(OH)$_2$D 均有下降，影响肠钙吸收。过多饮酒可减少成骨细胞增殖和降低其活性，减少骨形成。骨组织计量学研究可见皮质骨和松质骨厚度均减少，骨形成率和矿盐沉积率都降低。另外，长期饮酒能够造成机体营养不良，使维生素、微量元素等摄入量不足，导致骨量进一步丢失。总之，乙醇会影响成骨细胞，长期大量饮酒，会增加骨折风险，同时，过量饮酒也会增加跌倒风险，并影响钙、维生素 D、蛋白质等吸收。此外，避免过量饮用咖啡和碳酸饮料以及避免或少用影响骨代谢的药物。

（四）注意药物影响

许多药物都可以引起骨质疏松症，骨丢失的程度与用药剂量和用药时长呈正比，糖皮质激素是引起药物性骨质疏松症的最常见原因，糖皮质激素通过多种机制减少骨量，抑制骨胶原合成和促进骨吸收。此外，一些药如华法林、苯妥英钠等也可能影响骨代谢，长期使用可能增加骨质疏松症风险。因此需要在医生指导下合理用药，并适当应用抗骨丢失药物。

（五）保持心理平衡

心理平衡是保证健康的前提和基础。不同的情绪和行为会对人体健康造成不同影响，良好的心理状态利于维持人体免疫和康复功能，利于疾病预防，而负面情绪会影响体内营养素的吸收，导致营养素缺乏，增加骨质疏松症的风险。

三、骨健康基本补充剂

（一）钙剂

充足的钙摄入对获得理想骨峰值、减缓骨丢失、改善骨矿化和维护骨骼健康有益。2013 版中国居民膳食营养素参考摄入量建议，成人每日钙推荐摄入量为 800mg（元素钙），50 岁及以上人群每日钙推荐摄入量 1 000 ~ 1 200mg。尽可能通过饮食摄入充足的钙，饮食中钙摄入不足时，可给予钙剂补充。营养调查显示我国居民每日膳食约摄入元素钙 400mg，故尚需补充元素钙 500 ~ 600mg/d。钙剂选择和使用应在医师指导下进行，少量多次的分剂量补钙可以增加钙吸收和利用。不同种类钙剂中的元素钙含量也不尽相同，其中碳酸钙含钙量约为 40%，吸收率高，易溶于胃酸，常见不良反应为上腹不适和便秘等；枸橼酸钙含钙量较低约为 21%，但水溶性较好，胃肠道不良反应轻，且枸橼酸钙有可能减少肾结石的发生，适用于胃酸缺乏和有肾结石风险的患者。高钙血症和高钙尿症时应避免使用钙剂。补充钙剂须适量，超大剂量补充钙剂可能增加肾结石和心血管疾病的风险。在骨质疏松症的防治中，钙剂应与其他药物联合使用，目前尚无充分证据表明单纯补钙可以替代其他抗骨质疏松药物治疗。

（二）维生素 D

充足的维生素 D 可增加肠钙吸收、促进骨骼矿化、保持肌力、改善平衡能力和降低跌倒风险。维生素 D 不足可导致继发性甲状旁腺功能亢进，促进骨吸收，从而引起或加重骨质疏松症。同时补充钙剂和维生素 D 可降低骨质疏松性骨折风险。维生素 D 不足还会影响其他抗骨质疏松药物的疗效。在我国维生素 D 不足状况普遍存在，7 个省份的调查报告显示：55 岁以上女性血清 25(OH)D 平均浓度为 18μg/L，61.0% 绝经后女性存在维生素 D 缺乏。2013 版中国居民膳食营养素参考摄入量建议，成人维生素 D 摄入量为 400 U（10μg）/d；65 岁及以上老年人因缺乏日照、摄入和吸收障碍常有维生素 D 缺乏，推荐摄入量为 600 U（15μg）/d；可耐受最高摄入量为 2 000U（50μg）/d；维生素 D 用于骨质疏松症防治时，剂量可为 800 ~ 1 200U/d。对于日光暴露不足和老年人等维生素 D 缺乏的高危人群，建议酌情检测血清 25(OH)D 水平，以了解患者维生素 D 的营养状态，指导维生素 D 的补充。有研究建议老年人血清 25(OH)D 水平应达到或高于 30μg/L（75 nmol/L），以降低跌倒和骨折风险。临床应用维生素 D 制剂时应注意个体差异和安全性，定期监测血钙和尿钙浓度。不推荐使用活性维生素 D 纠正维生素 D 缺乏，不建议 1 年单次较大剂量普通维生素 D 的补充。

（三）磷

磷是构成骨骼和牙齿的重要元素之一。血中钙、磷浓度之间有一定关系。正常人钙磷乘积在 30 ~ 40 之间，如小于 30 即反映骨质钙化停滞，可能发生骨骼矿化障碍。磷摄入过多时，会影响钙的有效吸收，从而对骨骼造成不利影响，所以，理论上膳食中的钙磷比值宜在 1 ~ 1.5 之间。目前，中国营养学会提出的膳食磷适宜摄入量为 700mg/d，磷的可耐受最高摄入量是 3 500mg/d。含磷丰富的食物有瘦肉、蛋、奶、动物肝脏、紫菜、海带、花生、芝麻酱、粗粮、干果等。

（四）蛋白质

摄取优质蛋白质是保持营养平衡的重要方式和途径，但是过度摄取蛋白质将增加尿钙排泄，所以应控制高蛋白饮食。同时，蛋白质是构成骨基质的重要成分，长期缺乏蛋白质，也会造成骨基质合成不足，新骨生成落后。如在蛋白质缺乏的同时缺钙，可加快骨量流失，增加骨质疏松症的风险。

低蛋白、高蛋白饮食均是骨质疏松症的风险因素。因此，蛋白质的摄入量宜适中，一般认为健康成年人每日按体重摄入 1.0 ~ 1.2g/kg 蛋白质较为适。处于生理特殊时期（如生长期、妊娠期、哺乳期）应酌量增加摄入量。注意动物性和植物性蛋白质合理搭配（其中优质蛋白质占 1/3 ~ 1/2）。建议食用一些富含胶原蛋白和弹性蛋白的食物。

（高远 宋国敏 曹虹 张慧 王利）

第六节 骨质疏松症的治疗

完整的骨质疏松症治疗策略包括基础措施、药物干预和康复治疗三个方面。

一、基础措施

包括调整生活方式和骨健康基本补充剂，详见本章第五节"骨质疏松症的预防"。

二、药物干预

（一）抗骨质疏松症药物

有效的抗骨质疏松症药物可以增加骨密度，改善骨质量，显著降低骨折的发生风险。抗骨质疏松症药物按作用机制可分为骨吸收抑制剂、骨形成促进剂、其他机制类药物及传统中药（表 1-6-1）。

表 1-6-1 防治骨质疏松症的主要药物

骨吸收抑制剂	(1)双膦酸盐;(2)降钙素;(3)雌激素; (4)选择性雌激素受体调节剂;(5)RANKL抑制剂(国内尚未上市)
骨形成促进剂	甲状旁腺激素类似物
其他机制类药物	(1)活性维生素 D 及其类似物;(2)维生素 K_2 类;(3)锶盐
中药	(1)骨碎补总黄酮制剂;(2)淫羊藿苷类制剂;(3)人工虎骨粉制剂

1. **双膦酸盐类**　双膦酸盐（bisphosphonates）主要抑制破骨细胞功能，从而抑制骨吸收，减少骨量丢失，减少骨折，已成为临床广泛应用的抗骨质疏松症一线药，被用于预防和治疗原发性（绝经后和老年性）骨质疏松症，还可用于糖皮质激素等引起的继发性骨质疏松症、Paget 骨病以及恶性肿瘤引起的高钙血症等。目前用于防治骨质疏松症的双膦酸盐主要包括阿仑膦酸钠、唑来膦酸、利塞膦酸钠和伊班膦酸钠等。

（1）阿仑膦酸钠：治疗绝经后骨质疏松症、糖皮质激素诱发的骨质疏松症和男性骨质疏松症。口服片剂，70mg（每周 1 次）或 10mg（每日 1 次）；或阿仑膦酸钠 70mg+ 维生素 D_3 2 800U 的复合片剂（每周 1 次）。为避免口服时对上消化道的刺激反应，建议空腹服药，用 200～300ml 白开水送服，服药后 30 分钟内不要平卧，应保持直立体位（站立或坐立）。此外，服药前后 30 分钟内不宜进食牛奶、果汁等任何食品和药品。胃及十二指肠溃疡、反流性食管炎者慎用。

（2）唑来膦酸注射液：适应证为治疗绝经后骨质疏松症，临床研究证明其能显著增加骨质疏松症患者腰椎和髋部骨密度、降低发生椎体及非椎体骨折的风险。静脉滴注，将唑来膦酸 5mg，加入 250ml 生理盐水，滴注时间不少于 15 分钟，每年 1 次，肾脏肌酐清除率 < 35ml/min 的患者不宜使用。

（3）利塞膦酸钠：适应证为治疗绝经后骨质疏松症和糖皮质激素诱发的骨质疏松症。口服片剂 5mg（每日 1 次）或 35mg（每周 1 次），服法同阿仑膦酸钠。胃及十二指肠溃疡、反流性食管炎者慎用。

（4）伊班膦酸钠：适应证为治疗绝经后骨质疏松症，临床研究证明其能增加骨质疏松症患者腰椎和髋部骨密度、降低发生椎体及非椎体骨折的风险，静脉注射剂，每 3 个月 1 次间断静脉输注伊班膦酸钠 2mg，加入 250ml 生理盐水，静脉滴注 2 小时以上，肾脏肌酐清除率 < 35ml/min 的患者不宜使用。

2. **降钙素类**　降钙素（calcitonin）能直接抑制破骨细胞的功能、减少破骨细胞数量，提高椎体密度，改善骨质量。同时，可明显缓解骨痛，更适合用于有疼痛症状的骨质疏松症患者。目前应用于临床的降钙素类制剂有两种：鳗鱼降钙素类似物和鲑鱼降钙素。降钙素类制剂应用疗程要视病情及患者的其他条件而定。鲑鱼降钙素一般应用剂量为 50IU/ 次，皮下或肌内注射，根据病情每周 2～7 次。鲑鱼降钙素鼻喷剂 200IU/d；鳗鱼降钙素的常用剂量为 20IU/ 周，肌内注射。变态反应及周围血管扩张现象是其临床应用时常见的不良反应。变态反应通常包括注射部位的局部反应或全身皮肤变态反应，表现为皮疹、荨麻疹，严重者甚至可导致气道痉挛。皮肤潮红和局部鼻黏膜反应是鼻喷剂的主要不良反应，偶尔发生鼻出血、部分味觉丧失。

3. 绝经激素治疗 绝经激素治疗类药物能抑制骨转换，减少骨丢失。临床研究已证明雌激素补充疗法（estrogen therapy，ET）和雌孕激素补充疗法（estrogen plus progestogen therapy，EPT），可以有效维持并提高骨密度，降低骨质疏松性骨折的风险，是防治绝经后骨质疏松症的有效措施。此类药物有口服、经皮和阴道用多种剂型制剂。药物有结合雌激素、雌二醇、替勃龙等。治疗方案、制剂选择以及治疗期限等应根据患者的个体情况决定。绝经妇女正确使用绝经激素治疗类药物总体是安全的，但乳腺癌、血栓性疾病者禁用。有子宫的妇女应用雌激素治疗时必须联合应用孕激素，以预防子宫内膜增生或子宫内膜癌。建议激素补充治疗遵循以下原则：

（1）明确治疗的利与弊。

（2）绝经早期开始用（＜60 岁或绝经 10 年之内），收益更大，风险更小。

（3）应用最低有效剂量。

（4）治疗方案个体化。

（5）局部问题局部治疗。

（6）坚持定期随访和安全性监测（尤其是乳腺和子宫）。

（7）是否继续用药，应根据每位妇女的特点，每年进行利弊评估。

4. 选择性雌激素受体调节剂类 选择性雌激素受体调节剂类（selective estrogen receptor modulators，SERMs）是一类人工合成的类似雌激素的化合物，它们能选择性地作用于不同组织的雌激素受体，分别产生类雌激素或抗雌激素作用。如 SERMs 制剂雷洛昔芬在骨骼与雌激素受体结合，发挥类雌激素的作用，抑制骨吸收，增加骨密度，降低椎体骨折发生的风险；而在乳腺和子宫则发挥拮抗雌激素的作用，因而不刺激乳腺和子宫，有研究表明其能够降低雌激素受体阳性浸润性乳腺癌的发生率。

有静脉栓塞病史及有血栓倾向者，如长期卧床和久坐者禁用。雷洛昔芬不适用于男性骨质疏松症患者。肝功能不全时慎用，不推荐雷洛昔芬与全身雌激素联合应用。

5. 甲状旁腺素类似物 甲状旁腺素类似物（parathyroid hormone analogue，PTHa）是由 84 个氨基酸构成的多肽激素，国内已上市的药物为特立帕肽。PTHa 目前已成为最有前景的骨形成促进剂，已开始用于原发性骨质疏松症的防治。

患者对甲状旁腺素类似物的总体耐受性良好，临床常见的不良反应为恶心、肢体疼痛、头痛和眩晕。特立帕肽治疗时间不宜超过 24 个月，停药后应序贯使用抗骨吸收药物治疗，以维持或增加骨密度，持续降低骨折风险。

6. **锶盐**　雷奈酸锶是合成锶盐，可同时作用于成骨细胞和破骨细胞，具有抑制骨吸收和促进骨形成的双重作用，可降低椎体和非椎体骨折的发生风险。雷奈酸锶药物常见的不良反应包括恶心、腹泻、头痛、皮炎和湿疹，一般在治疗初始时发生，程度较轻，多为暂时性，可耐受。罕见的不良反应为药物疹伴嗜酸性粒细胞增多和系统症状。具有高静脉血栓风险的患者，包括既往有静脉血栓病史的患者，以及有药物过敏史者，应慎用雷奈酸锶。同时，需要关注该药物可能引起心脑血管严重不良反应。

7. **活性维生素 D 及其类似物**　目前国内上市用于治疗骨质疏松症的活性维生素 D 及其类似物（vitamin D analogue）有 α- 骨化醇和骨化三醇两种，国外上市的尚有艾迪骨化醇。活性维生素 D 及其类似物更适用于老年人、肾功能减退以及 1α 羟化酶缺乏或减少的患者，具有提高骨密度，降低跌倒、骨折风险的作用。长期使用时，应在医师指导下使用，不宜同时补充较大剂量的钙剂，并建议定期监测患者血钙和尿钙水平。在治疗骨质疏松症时，可与其他抗骨质疏松药物联合应用。

8. **维生素 K 类（四烯甲萘醌）**　四烯甲萘醌（menatetrenone）是维生素 K_2 的一种同型物，是 γ- 羧化酶的辅酶，在 γ- 羧基谷氨酸的形成过程中起着重要作用。γ- 羧基谷氨酸是骨钙素发挥正常生理功能所必需的，具有提高骨量的作用。少数患者服用该药会出现胃部不适、腹痛、皮肤瘙痒、水肿和肝转氨酶水平暂时性轻度升高。服用华法林者禁用。

9. **RANKL 抑制剂**　迪诺塞麦（denosumab）是一种 RANKL 抑制剂，为特异性 RANKL 的完全人源化单克隆抗体，能够抑制 RANKL 与其受体 RANK 的结合，减少破骨细胞形成、抑制其功能和存活，从而降低骨吸收、增加骨量、改善皮质骨或松质骨的强度。现已被美国 FDA 批准用于治疗有较高骨折风险的绝经后骨质疏松症。

（二）用药依从性

骨质疏松症是需要长期治疗的慢性疾病，持续有效的药物治疗能够有效降低高危患者发生骨折的风险。现阶段研究显示，标准的药物治疗可以增加患者的骨密度，减少骨折的发生率，提高生活质量，降低再入院率。良好的用药依从性是确保抗骨质疏松药物发挥作用的重要环节。一般认为服药依从性达 80% 以上才可评价其治疗效果。国外学者以药物持有率（medication possession ratio，MPR）将患者药物依从性量化发现，50% 的患者在治疗一段时间后药物依从性变差。当 MPR < 0.5 时，其骨折发生率与未服药时相当，即药物治疗得不到应有的临床效果。服药依从性低是目前骨质疏松症药物治疗中广泛存在的临床问题，提高依从性是防治诸如骨质疏松症等慢性无症状性疾病所面临的挑战。因此，普及骨质疏松症相关知识，加大对高危人群的筛查力度以及对高危和确诊患者的治疗力度极为重要。

提高患者用药依从性，需要有效的医患沟通、密切监测、及早发现存在的问题，增加患者对于骨质疏松症和治疗药物的了解和认知。可通过专家讲解、社区宣教、组织患者俱乐部以及媒体宣传等方式向患者介绍骨质疏松症的危害以及抗骨质疏松症药物治疗的必要性。同时，还可以向患者介绍其使用的抗骨质疏松药物的特性以及骨质疏松症规范治疗的必要性，尽可能减少患者因对药物及疾病的认识不足而自行停药。树立有效治疗也可降低骨折风险的信念，有助于维持患者良好的依从性；及时告知患者骨转换标志物和骨密度结果，并解释其与骨折风险下降相关，可鼓励患者坚持治疗；应用简便的治疗方案也有助于改善依从性。

（三）中医中药治疗

中医学文献中无骨质疏松症之名，按骨质疏松症主要临床表现，中医学中相近的病症有骨萎，见于没有明显的临床表现，或仅感觉腰背酸软无力的骨质疏松症患者（"腰背不举，骨枯而髓减"）；骨痹，症见"腰背疼痛，全身骨痛，身重、四肢沉重难举"的患者。根据中医药"肾主骨""脾主肌肉"及"气血不通则痛"的理论，治疗骨质疏松症以补肾益精、健脾益气、活血祛瘀为基本治法。中药治疗骨质疏松症多以改善症状为主，可按病情选用经临床证明有效的中成药。可能改善本病证候的，且药物有效成分较明确的中成药主要包括骨碎补总黄酮、淫羊藿苷和人工虎骨粉。

此外，中药古方青娥丸、六味地黄丸、左归丸、右归丸等具有改善骨质疏松证候的中成药，临床上均可根据中医辨证施治的原则运用。中药也可以与钙剂和维生素 D 联用。近年来，有关服用含有补骨脂成分的中药制剂导致肝损伤的报告较多，故建议有肝病的骨质疏松症患者禁用该类制剂。

三、康复治疗

针对骨质疏松症的康复治疗主要包括运动疗法、物理因子治疗、作业疗法及康复工程等。

（一）运动疗法

运动疗法简单实用，不仅可增强肌力与肌耐力，改善平衡、协调性与步行能力，还可改善骨密度、维持骨结构，降低跌倒与脆性骨折风险等，可发挥综合防治作用。大量研究表明，任何时候开始运动对维持一定的骨量都有积极作用，因此持之以恒地长期体育锻炼可有效维持较高骨量或延缓骨量丢失。

运动疗法需遵循个体化、循序渐进、长期坚持的原则。治疗性运动包括有氧运动、肌肉力量锻炼运动、柔韧性锻炼运动和平衡锻炼运动等。骨质疏松性骨折早期应在保证骨折断端稳定性的前提下，加强骨折邻近关节被动运动（如关节屈伸等）及骨折周围肌肉的等长收缩训练等，以预防肺部感染、关节挛缩、肌萎缩及失用性骨质疏松；后期应以主动运动、渐进性抗阻运动及平衡协调与核心肌力训练为主。

目前骨质疏松症运动禁忌证指南尚未建立，但进行康复运动时须注意：患者不应该做任何可以引起或加剧疼痛的运动；同时避免脊柱扭转、弯曲和加压的运动，或对关节施加高撞击性负荷或爆发性力的运动。

1. 有氧运动

（1）目的：保持骨密度；增强心肺耐力，增进体力；降低心血管疾病危险因素；增进肌肉控制力。

（2）类型：步行或自行车运动等。

（3）强度：以 3～5km/h 速度步行，自我感觉稍累、稍出汗、运动中能说话为宜。

（4）时间：30～45 分钟。

（5）频率：每天 1 次，每周 5 次。

（6）进程：先慢行，之后逐渐增加运动速度；2 周后逐渐增加距离。注意事项：避免慢跑和跑步练习、避免划船运动。

2. 肌肉力量锻炼运动

（1）目的：增加肌肉力量和肌肉耐力；增加骨密度。

（2）类型：抗阻训练（仰卧起身、直腿抬高、背伸肌锻炼、手肌力锻炼等）；振动训练。

（3）强度：对 0～8 块大肌群进行训练，每个肌群进行 15RM 强度的运动 10～20 次；每次 1～3 组。

（4）时间：30～40 分钟。

（5）频率：每天 1 次，每周 2～4 次。

（6）进程：从小重量开始，先进行 1 组训练，2 周后再加 1 组，4 周左右加到 3 组。注意事项：尽量鼓励患者进行卧位下仰卧起身，即肩颈离床、后背不离床、腹肌收缩的运动，但要避免进行脊柱抬离支撑面的腹部屈曲运动，防止椎体压缩，可进行仰卧位直腿抬高练习，避免进行头足两头起运动和划船运动；尽量不做髋关节内收外展抗阻运动和下蹲运动，避免股骨颈骨折。

3. 柔韧性锻炼运动

（1）目的：增大关节活动度；增强运动能力和日常生活活动能力；预防损伤。

（2）类型：牵伸练习。

（3）强度：对身体各大肌群、关节囊、韧带等软组织进行牵伸，缓慢进行，每个部位进行 5 次。

（4）时间：每次 20 分钟。

（5）频率：每天 1 次，每周 5 次。

（6）进程：从小重量开始，缓慢进行。注意事项：避免坐位前屈运动。

4. 平衡锻炼运动

（1）目的：增强本体感觉；增强身体神经肌肉控制和平衡能力；预防跌倒。

（2）类型：本体感觉训练、平衡训练等，如单脚站立练习、太极拳等。

（3）强度：以运动中能够说话为宜。

（4）时间：每次 20 分钟。

（5）频率：每天 1 次，每周 5 次。

（6）进程：从小重量开始，缓慢进行。注意事项：避免蹦跳、踢毽子等跳起冲击性运动，必要时应用辅具支持腰背；此外，对患者进行防跌倒教育如环境安全（光线明亮、路不湿滑、远离车流等）、饮食补给、生活方式改变等。

（二）物理因子治疗

脉冲电磁场、体外冲击波、全身振动、紫外线等物理因子治疗可增加骨量；超短波、微波、经皮神经电刺激、中频脉冲等治疗可减轻疼痛；对骨质疏松性骨折或者骨折延迟愈合可选择低强度脉冲超声波、体外冲击波等治疗以促进骨折愈合。神经肌肉电刺激、针灸等治疗可增强肌力，促进神经修复，改善肢体功能。联合治疗方式与治疗剂量需依据患者病情与自身耐受程度选择。

（三）作业疗法

作业疗法以针对骨质疏松症患者的康复宣教为主，包括指导患者正确的姿势，改变不良生活习惯，提高安全性。作业疗法还可分散患者注意力，减少对疼痛的关注，缓解由骨质疏松症引起的焦虑、抑郁等不利情绪。

（四）康复工程

行动不便者可选用拐杖、助行架等辅助器具，以提高行动能力，减少跌倒的发生。此外，可行适当的环境改造，如将楼梯改为坡道，浴室增加扶手等，以增加安全性。骨质疏松性骨折患者可佩戴矫形器，以缓解疼痛，矫正姿势，预防再次骨折等。

总之，骨质疏松症是一种慢性疾病，涉及骨骼、肌肉等多种组织、器官，需要综合防治。在结合生活方式调整、长期规范药物治疗的同时，还需要进行积极、规范、综合的康复治疗，以改善骨强度、降低发生骨折的风险，促进患者生活、工作能力的恢复。

（高远　宋国敏　曹虹　张慧　王利）

第二章
老年综合评估

老年综合评估（comprehensive geriatric assessment，CGA）是指采用多学科方法评估老年人的躯体状况、功能状态、心理健康和社会环境状态等，并据此制订以维持和改善老年人健康和功能状态为目的的治疗计划，最大限度地提高老年人的生活质量。CGA 主要适用于 60 岁以上，已出现活动或功能不全、已伴有老年综合征与老年共性病、多重用药、合并有精神与社会支持方面问题（如独居、缺乏社会支持、疏于照顾）以及多次住院者。CGA 的内容主要包括一般医学评估、躯体功能评估、精神心理评估、社会评估、环境评估和常见老年综合征或问题的评估等。

第一节　一般医学评估

一般医学评估即传统意义上的医学诊断，它是一种以疾病为中心的诊疗模式。评估的目的在于确定患者是哪个系统或哪个脏器的疾病以及疾病的严重程度，评估的方法是通过病史的采集、查体、医学影像检查、电生理学检查、实验室检查和其他特殊检查，评估老年患者一般情况、合并症和疾病严重程度等方面，为老年骨质疏松性骨折患者做好围手术期准备。

一、一般资料

一般资料包括姓名、性别、年龄、婚姻状况、身高、体重、吸烟饮酒情况、文化程度、职业状况、业余爱好等。

二、专科评估

老年骨质疏松性骨折的常见部位是椎体、髋部、前臂远端、肱骨近端和骨盆等五处，其中最常见的是椎体骨折，髋部骨折最严重。因此，对于该类患者，其临床表现、体格检查以及相应的影像学、骨代谢检查是非常有必要的。

（一）临床表现及体格检查

骨质疏松性骨折的临床表现为无外伤或轻微外伤后，四肢长管状骨可伴疼痛、肿胀、功能障碍等症状，查体可有畸形、骨擦感、异常活动等；脊柱可有局部疼痛，查体可有局部深压痛、叩击痛等。

（二）影像学检查

骨质疏松性骨折的影像学检查方法包括 X 线平片、CT、MRI 等。

1. **X 线平片** 四肢骨折可见骨折线，椎体可表现为压缩变形、终板凹陷。

2. **CT 检查** 可明确是否存在关节内骨折。

3. **MRI 检查** 可用于四肢隐匿性骨折、轻度椎体压缩骨折、椎体新鲜与陈旧骨折的鉴别诊断等。

推荐老年人（60 岁以上女性和 65 岁以上男性）应该常规拍摄胸椎、腰椎正侧位 X 线平片，以确定是否存在椎体骨质疏松性骨折。椎体骨质疏松性骨折往往看不到骨折线，主要表现为椎体压缩变形。CT 扫描侧位定位像和 DXA 侧位成像也可以用于发现椎体骨折变形。

（三）骨代谢检查

对于部分老年骨质疏松性骨折患者来说，必要时需进行骨代谢检查。国际骨质疏松基金会推荐 I 型前胶原 N 端前肽（P1NP）和血清 I 型胶原交联 C 末端肽（S-CTX），是分别代表骨形成和骨吸收标志的敏感性相对较好的 2 个骨转换生化标志物。

三、共病评估

（一）共病的定义

指两种或两种以上疾病共同存在。部分老年骨质疏松性骨折患者可能存在 2 种或 2 种以上慢性病（高血压、糖尿病、冠心病等），或老年问题（抑郁、老年痴呆、尿失禁、衰弱、营养不良等）。共病之间可以有相互联系，也可以是互相平行而互不关联。

（二）共病评估工具

常用的评估工具有针对躯体疾病的 Charlson 共病指数和老年共病指数。本书推荐 Charlson 共病指数（the Charlson comorbidity index，CCI）作为共病评估工具。

1. **Charlson 共病指数** Charlson 共病指数主要用于预测老年共病患者长期预后的工具，对所列举的每一种特殊关联疾病造成死亡风险的程度分别进行记分，以此为基础将患者所患疾病数量的记分进行叠加，计算出共病的预后风险记分（总分从 0 到 40 分不等）；同时，对 40 岁以上年龄患者增加一个记分项目，年龄每增加 10 岁增加 1 分（表 2-1-1），然后根据共病积分计算出 1 年死亡率，将年龄与共病积分整合计算出 10 年生存率。

表 2-1-1 Charlson 共病指数主要内容

Ⅰ.适应证:评估患者是否有足够的生存期从特殊筛查试验或医疗干预中获益
Ⅱ.记分:共病内容(未特别标注者每项 1 分)
A.心肌梗死
B.充血性心力衰竭
C.外周血管病
D.中枢血管病
E.痴呆
F.慢性阻塞性肺疾病(COPD)
G.结缔组织病
H.消化性溃疡
I.糖尿病(无合并症者 1 分,合并终末器官损害者记 2 分)
J.中到重度慢性肾病(2 分)
K.偏瘫(2 分)
L.白血病(2 分)
M.恶性淋巴瘤(2 分)
N.实体肿瘤(2 分,有转移者记 6 分)
O.肝病(轻度 1 分,中到重度记 3 分)
P.艾滋病(AIDS)(6 分)
Ⅲ.记分:年龄
A.年龄 <40 岁:0 分
B.年龄 41 ~ 50 岁:1 分
C.年龄 51 ~ 60 岁:2 分
D.年龄 61 ~ 70 岁:3 分
E.年龄 71 ~ 80 岁:4 分

2. 老年共病指数　老年共病指数（geriatric index of comorbidity，GIC）是 Rozzini 等在 2002 年开发的专门针对老年人的共病评估工具。GIC 包括老年群体常见的 15 种疾病并对其疾病严重程度进行评估。GIC 最终将结果分为 4 个等级。GIC 的长处是与老年患者的失能、病死率等密切相关，具有较好的同时效度及预测效度。相比于其他共病指数，GIC 对于老年住院患者在住院期间的死亡率、出院 1 年内死亡率、再次住院情况，以及出院 5 年的预后情况均具有较好的预测力，提示 GIC 对于老年住院患者出院计划等健康决策均具有重要参考意义。

四、病情严重程度评估

病情评估是指通过询问病史、体格检查、临床实验室检查、医技部门辅助检查等途径，对患者的心理、生理、病情严重程度、全身状况支持能力等做出综合评估，用于指导对患者的诊疗活动。

病情危重程度评价量表国外有多种，以改良早期预警评分（modified early warning score，MEWS）应用最为广泛，详见表 2-1-2。国内研究很少，2015 年丁俊琴等设计了疾病严重程度评价量表，详见表 2-1-3。

1. MEWS 评分　MEWS 由收缩压、心率、呼吸、意识（AVPU）评分、体温 5 项指标来评价患者病情。

表 2-1-2　改良早期预警评分（MEWS）

参数	分值						
	3	2	1	0	1	2	3
体温 /℃		≤ 35	35.1 ~ 36	36.1 ~ 38	38.1 ~ 38.5	≥ 38.6	-
收缩压 /mmHg	≤ 70	71 ~ 80	81 ~ 100	101 ~ 199	-	≥ 200	-
心率 /（次·min⁻¹）	-	≤ 40	41 ~ 50	51 ~ 100	101 ~ 110	111 ~ 129	≥ 130
呼吸 /（次·min⁻¹）	-	≤ 8	-	9 ~ 14	15 ~ 20	21 ~ 29	≥ 30
意识水平	-	-	-	清醒	对说话有反应	对疼痛有反应	无反应

注：①当患者 NEWS 评分单项 3 分，总分 5 分，临床护士报告医生。②MEWS 评分 5 分，是鉴别患者病情严重程度的临界点，当患者的 MEWS 评分 > 5 分时，病情恶化的可能性大，当患者的 MEWS 评分 > 9 时，死亡的危险性增加。

2. 疾病严重程度评价量表　疾病严重程度评价量表由体温、收缩压、呼吸、脉搏或心率、血氧饱和度、意识状态、进食情况、疾病性质、基础疾病、年龄 10 项指标来评价患者病情。由该评分表确定患者的病情，进而与护理级别相关联。

表 2-1-3　疾病严重程度评价量表

项目	评分				
	0	1	2	3	4
体温 / ℃	36.0 ~ 37.0	37.1 ~ 37.5 或 35.5 ~ 35.9	37.6 ~ 38.9 或 35.0 ~ 35.5	39.0 ~ 39.9 或 < 35.0	≥ 40.0
收缩压 / mmHg	89 ~ 139	140 ~ 159	160 ~ 179 或 85 ~ 89	≥ 180 或 80 ~ 84	≥ 190 或 < 80
呼吸 /（次·min⁻¹）	12 ~ 20	21 ~ 25 或 10 ~ 11	26 ~ 35	> 35 或 6 ~ 9	> 50 或 ≤ 5
脉搏或心率 /（次·min⁻¹）	60 ~ 90	91 ~ 100 或 51 ~ 59	101 ~ 140 或 41 ~ 50	141 ~ 160 或 30 ~ 40	> 160 或 <30
血氧饱和度 / %	≥ 95	90 ~ 94	85 ~ 90	80 ~ 85	<80
意识	清醒	-	嗜睡	模糊	昏迷
进食情况	正常	进食少	-	不能进食	-
年龄 / 岁	-	61 ~ 70	71 ~ 84	85 ~ 89	≥ 90
疾病性质	疾病恢复期	慢性疾病或损伤	急性疾病或损伤	-	-
基础疾病	无	1 项	2 项	3 项	4 项

注：①特级护理参考值为 ≥ 12 分。②一级护理参考值为 7 ~ 11 分。③二级护理参考值为 2 ~ 6 分。④三级护理参考值为 0 ~ 1 分。

（彭伶丽　戴薇薇　佘盼　熊杨）

第二节　功能状态评估

功能状态评估包括对日常生活能力（activities of daily living，ADL）、平衡步态、跌倒风险等的评估，也包括视力、听力、口腔问题的评估。

一、日常生活能力

一般可以从三个层面来评估老年群体的日常生活能力，即基本日常生活能力（basic activities of daily living，BADL）、工具性日常生活能力（instrumental activities of daily living，IADL）和高级日常生活能力（advanced ability of daily living，AADL）。

基本日常生活活动能力是老年人每天必须从事的日常生活活动的能力，包括照料自己衣食住行和个人卫生所进行的一系列活动。评估基本日常生活能力的工具比较多，其中巴氏指数（Barthel index，BI）是国内分级护理中推荐使用的评估工具，详见表 2-2-1。

目前国内常用的 BI 中文版量表条目以及评分标准如下：对进食、洗澡、修饰、穿衣、控制大小便、如厕、床椅转移、平地行走、上下楼梯 10 个项目进行评定，将各项得分相加即为总分。根据总分，将自理能力分为重度依赖、中度依赖、轻度依赖和无需依赖 4 个等级（表 2-2-2）。

表 2-2-1　Barthel 指数评定量表

序号	项目	完全独立	需部分帮助	需极大帮助	完全依赖
1	进食	10	5	0	-
2	洗澡	5	0	-	-
3	修饰	5	0	-	-
4	穿衣	10	5	0	-
5	控制大便	10	5	0	-
6	控制小便	10	5	0	-
7	如厕	10	5	0	-
8	床椅转移	15	10	5	0
9	平地行走	15	10	5	0
10	上下楼梯	10	5	0	-

表 2-2-2　自理能力分级

自理能力等级	等级划分标准	需要照护程度
重度依赖	总分 ≤ 40 分	全部需要他人照顾

自理能力等级	等级划分标准	需要照护程度
中度依赖	总分 41 ~ 60 分	大部分需他人照顾
轻度依赖	总分 61 ~ 99 分	少部分需他人照顾
无需依赖	总分 100 分	无需他人照顾

二、跌倒风险评估

详见第十章第三节"跌倒风险的评估"。

三、吞咽功能评估

吞咽障碍是一种临床症状,被定义为很难或不能够有效地将食物从口腔运送到食管。吞咽困难分为机械性吞咽困难和运动性吞咽困难两类。机械性吞咽困难是指吞咽食物的腔道发生狭窄引起的吞咽困难,以食管腔狭窄为主。运动性吞咽困难指吞咽始动发生困难或随后的吞咽反射运动障碍,以致不能将食物顺利从口腔运送到胃。其中最常见的是各种原因引起的延髓麻痹,也可由肌痉挛或吞咽性神经抑制失常引起,还包括食管平滑肌失常所致蠕动减弱或异常收缩。临床上对吞咽功能进行评估,主要是应用评估量表,对患者的吞咽困难程度进行定性分析。针对吞咽功能的评估,本书推荐洼田饮水试验(表 2-2-3)和吞咽障碍简易筛查表(eating assessment tool-10,EAT-10)(表 2-2-4)为评估工具。

1. **洼田饮水试验** 洼田饮水试验是日本学者洼田提出的,分级明确清楚,操作简单,利于选择有治疗适应证的患者。试验方法为嘱患者取端坐位,喝下 30ml(正常人一口量)温开水,观察和记录饮水时间、有无呛咳、饮水状况等。饮水状况的观察包括啜饮、含饮,水从嘴唇流出、边饮边呛、小心翼翼地喝等表现,饮后声音变化、患者反应、听诊情况。

表 2-2-3 洼田饮水试验

分级	评估内容
1 级(优)	能顺利地 1 次将水咽下
2 级(良)	分 2 次以上,能不呛咳地咽下
3 级(中)	能 1 次咽下,但有呛咳
4 级(可)	分 2 次以上咽下,但有呛咳
5 级(差)	频繁呛咳,不能全部咽下

2. 吞咽障碍简易筛查表 吞咽障碍简易筛查表（eating assessment tool-10，EAT-10）是由 Belafsky 等人于 2008 年研发的吞咽障碍筛查工具，具有良好的信效度，能检测出不同的吞咽障碍，同时还可以监测治疗效果。该筛查表总分为 40 分，包括 10 个问题，每个问题的选项中，0 分表示没有障碍，4 分表示严重障碍，如果 EAT-10 的每项评分超过 3 分，提示患者可能在吞咽的效率和安全方面存在问题，建议做进一步的吞咽检查和 / 或治疗。

表 2-2-4 吞咽障碍简易筛查表（EAT-10）

序号	评估内容	没有	轻度	中度	重度	严重
1	我的吞咽问题已经使我体重减轻	0	1	2	3	4
2	我的吞咽问题影响到我在外就餐	0	1	2	3	4
3	吞咽液体费力	0	1	2	3	4
4	吞咽固体费力	0	1	2	3	4
5	吞咽药片(丸)费力	0	1	2	3	4
6	吞咽有疼痛	0	1	2	3	4
7	我的吞咽问题影响到我享用食物的快感	0	1	2	3	4
8	我吞咽时有食物卡在喉咙里	0	1	2	3	4
9	我吃东西有时会咳嗽	0	1	2	3	4
10	我吞咽时感到紧张	0	1	2	3	4

（彭伶丽　戴薇薇　佘盼　熊杨）

第三节　精神心理评估

精神心理评估主要是对老年人进行认知功能和情绪状态等的评估。有效筛查认知功能障碍的工具包括画钟试验（clock drawing test，CDT）、简易智能评估量表（mini-mental status examination，MMSE）等。情绪状态的评估包括抑郁的评估和焦虑的评估等，使用的评估工具有老年抑郁量表（geriatric depression scale，GDS）、抑郁自评量表（self-rating depression scale，SDS）、焦虑自评量表（self-rating anxiety scale，SAS）。

一、认知功能评估

老年人的认知功能很大程度上受年龄的影响，自然衰老的过程伴随着认知功能的减退。针对吞咽功能的评估，本书推荐简易智能评估量表（MMSE）（表 2-3-1）和画钟试验（CDT）（表 2-3-2）为评估工具。

1. **简易智能评估量表** 简易智能评估量表，也称简易精神状态检查。MMSE 诞生于 1975 年，是最古老和应用较广泛的痴呆筛查工具之一，也是评价其他量表时最常用的参照。该量表包括以下 7 个方面：时间定向力、地点定向力、即刻记忆、注意力及计算力、延迟记忆、语言、视空间，共 30 项题目，每项回答正确得 1 分，回答错误或答不知道得 0 分，量表总分范围为 0~30 分。测试成绩与文化水平密切相关。评分参考：27~30 分，正常认知；< 27 分，认知功能障碍：21~26 分，轻度认知功能障碍；10~20分，中度认知功能障碍；0~9 分，重度认知功能障碍。

表 2-3-1 简易智能量表（MMSE）

项目	评分		注意事项
	正确	错误	
时间定向			
1. 现在是：	1	0	
哪一年	1	0	日期和星期差 1 天可得 1 分,计正常
哪一个季节	1	0	
几月份	1	0	
几号	1	0	
星期几	1	0	
地点定向			
2. 我们在：			
哪个国家	1	0	
哪个城市	1	0	
什么地址	1	0	
哪个医院	1	0	

续表

项目	评分		注意事项
	正确	错误	
哪一层楼	1	0	
即刻记忆			也称最初或一级记忆,要求患者记忆 3 个性质不同的物件。告知时需连续说出,应清晰、慢、1 秒钟说出 1 个。第一次记忆的结果确定即刻记忆的分数,且为以后"记忆力"检查做准备。重复学习最多 6 次,若仍不能记忆,则后面的回忆检查则无意义
3. 复述以下 3 个物体名称(由检查者连续说出)例:			
手表	1	0	
毛巾	1	0	
帽子	1	0	
注意力和计算			
4. 计算:			有两种方法:①要求患者从 100 连续减 7,每错一次扣 1 分。②要求患者倒背"瑞雪兆丰年",如倒背错为"年丰雪兆瑞"则为 3 分,以此类推
100-7= ?	1	0	
93-7= ?	1	0	
86-7= ?	1	0	
79-7= ?	1	0	
72-7= ?	1	0	
或请患者倒背"瑞雪兆丰年"			
记忆力			
5. 回忆刚才复述过的 3 个物品名称			
手表	1	0	
毛巾	1	0	
帽子	1	0	
语言			
6. 说出所示物品的名称			
毛巾	1	0	
帽子	1	0	
7. 复述			

项目	评分		注意事项
	正确	错误	
"说话不要拐弯抹角"或"好读书不求甚解"	1	0	语言复述:是检查语言复述能力,要求患者复述一中等难度的成语,如说"说话不要拐弯抹角"或"好读书不求甚解"等。因为不是检查患者语言流利程度,更不是测试患者口齿灵巧和熟练性,故禁用绕口令。Folstein原文为"no ifs ands or buts"是一句成语,其意义是"说话不要拐弯抹角",即"说话时不要总是假若、以及或但是等虚词,而不直接明了地说出"之意,不是绕口令
8. 诵读白纸上的句子"请闭上眼睛"	1	0	请患者先朗读一遍,然后要求患者按纸上的命令去做,能闭上双眼者得 1 分
9. 按白纸上的指令做:			
用右手拿起一张纸	1	0	
双手将它对折	1	0	
然后放在地上	1	0	
10. 写一个完整的句子(要有主语、谓语,且有一定意义)	1	0	给患者纸和笔,请患者主动在纸上随意写一个句子。检查者不能用口述句子代替患者书写,但可给患者一较大的书写范围,以节省患者搜寻和筛选时间,如"请写一有关天气或音乐方面的句子"等。句子应有主语和谓语,必须有意义,能被人理解。文法和标点符号不强作要求
11. 模仿画出下图(两个五边形交叉形成一个四边形)	1	0	五边形的各边长应在 2.5cm 左右。两图形必须交叉,必须有 10 个角,交叉后的图形必须成四边形。但角不锐和边不直可忽略不计

总分:

评价标准(满分 30 分):正常与不正常的分界值与受教育程度有关:文盲(未受教育)组 17 分;小学(受教育年限 ≤ 6 年)组 20 分;中学或以上(受教育年限 > 6 年)组 24 分。分界值以下为有认知功能缺陷,以上为正常

2. 画钟试验 正确完成画钟试验需要有良好的感知觉和智能，它可以反映广泛的认知情况，如理解力、计划性、视觉记忆、视空间能力、运动和执行程序、抽象能力、注意力和控制能力。然而，其复杂性也带来了评分和解释上的挑战。CDT的指令通常是先画好一个圆表示表盘，再让受试者在表盘上填上所有的数字，最后受试者标出一个具体的时点。必须严格逐字遵照指令以避免"指针"之类的词汇，因为这些词可能提示受试者一些线索而掩盖受试者抽象能力的受损。四分法标准见图2-3-1，五分法标准见图2-3-2。

表2-3-2　画钟试验（CDT）

指令	三分法标准	四分法标准	五分法标准
先画好一个圆表示表盘，再让在表盘上填上所有的数字，最后让标出一个具体的时点	1. 轮廓(1分)：表面是个圆 2. 数字(1分)：所有的数字完整,顺序正确且在所属的象限 3. 指针(1分)：两个指针指向正确的时间,时针需短于分针,指针的中心交点在或接近表的中心	1. 画出封闭的圆(表盘)1分 2. 表盘的12个数字正确1分 3. 将数字安置在表盘的正确位置1分 4. 将指针安置在正确的位置1分	1. 画出封闭的圆(表盘)1分 2. 表盘的12个数字正确1分 3. 将数字安置在表盘的正确位置1分 4. 画出两个指针1分 5. 将指针安置在正确的位置1分

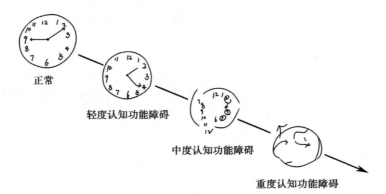

图 2-3-1　四分法标准

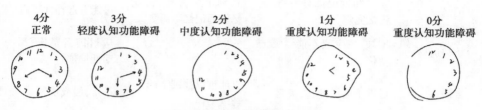

画出闭合的表盘	1分
全部12个数字均正确且无遗漏	1分
将数字安放在正确的位置	1分
将指针安放在正确的位置	1分

| 4分 | 3分 | 2分 | 1分 | 0分 |
| 正常 | 轻度认知功能障碍 | 中度认知功能障碍 | 重度认知功能障碍 | 重度认知功能障碍 |

不能准确完成画钟试验的请尽早就诊

图 2-3-2 五分法标准

二、谵妄评估

谵妄是一种常见的重要的老年综合征，是急性发作的精神和认知功能紊乱，是住院老年人常见的、严重的、潜在的致残或致死根源。住院老年人中谵妄发生率为 14%~56%，是住院患者常见的并发症之一。具有认知功能障碍的患者（如痴呆）伴疾病或发生意外时就容易引起谵妄风险，尤其对急性意识混乱、意识模糊或间断意识障碍波动的高龄患者，要高度警惕。因此，识别老年骨质疏松性骨折术后谵妄非常重要。临床上最容易与谵妄混淆的疾病是痴呆和精神性抑郁，鉴别诊断见表 2-3-3。

表 2-3-3 谵妄、痴呆和精神性抑郁的鉴别诊断

特征	谵妄	痴呆	精神性抑郁
发病	急性	逐渐	急性
病程	波动性，1天中有清醒期	较稳定	较稳定
病期	几天至几周	几个月至数年	几周至数月
意识	减退	清醒	清醒
注意力	下降	除重症外，正常	可能有障碍
幻觉	通常有视觉性或视和听觉性幻觉	通常无	主要是听觉性

续表

特征	谵妄	痴呆	精神性抑郁
妄想	短暂、极不系统的妄想	经常无	持续性、系统性
定向	多有障碍,至少短时间有	通常有障碍	可能有障碍
记忆	立刻和近记忆有障碍,远记忆完整	立刻记忆完整,近记忆较远记忆障碍更大	可能有选择性障碍
精神运动	增加、减少或不能预见的变化	通常正常	从迟钝到活跃(激动性抑郁)
言语	通常不连贯,慢或快速	可能难以找到字词持续动作	正常,慢或快
思维	紊乱或不连贯	枯竭和模糊的	枯竭性或迟缓性
身体疾病或药物中毒	1 种或 2 种	常无,特别是阿尔茨海默病	常无但有争议

1. 意识模糊评估法 意识模糊评估法(confusion assessment method,CAM 或 CAM-ICU)是由美国 Inouye 教授编制的谵妄诊断用量表,用于老年谵妄的临床辅助诊断,具有比较好的信度和效度,其研究成果被广泛引用。意识模糊评估法(CAM)一共 4 个问题,问题 1 和问题 2 的回答均为"是",和问题 3 或问题 4 当中有一项的回答为"是",即可诊断为谵妄(表2-3-4)。

表 2-3-4 意识模糊评估法(CAM)

特征	表现
1. 急性发病和病情波动性变化	与患者基础水平相比,是否有证据表明存在精神状态的急性变化在 1 天中,患者的(异常)行为是否存在波动性(症状时有时无或时轻时重)
2. 注意力不集中	患者的注意力是否难以集中,如注意力容易被分散或不能跟上正在谈论的话题
3. 思维混乱	患者的思维是否混乱或者不连贯,如谈话主题分散或与谈话内容无关,思维不清晰或不合逻辑,或毫无征兆地从一个话题突然转到另一个话题
4. 意识水平的改变	患者当前的意识水平是否存在异常,如过度警觉(对环境刺激过度敏感、易惊吓)、嗜睡(打瞌睡、易叫醒)或昏迷(不易叫醒)

注:谵妄诊断为特征 1 加 2 和特征 3 或 4 阳性 =CAM 阳性。

2. **护理谵妄筛查量表**　护理谵妄筛查量表（nursing delirium screening scale，Nu-DESC）是 Gaudreau JD 等于 2005 年开发的谵妄筛查工具，是一种快速、方便、易用的护理谵妄筛查量表，早期对 ICU 谵妄的管理可以降低 ICU 谵妄的发生率、严重性及缩短危重症患者的住院时间，因此对 ICU 谵妄进行常规的筛查具有重要的意义。国内有研究报道，简体中文版 NU-DESC 具有较高的灵敏度及特异度，评估用时仅为 1～3 分钟，并且具有较好的评分者信度，简洁易懂，易被临床护士接受。每个条目根据患者症状的严重程度，逐级评分。0 分表示不存在，1 分表示轻度，2 分表示中重度，最高得分为 10 分，总分 ≥ 2 分即诊断为谵妄（表 2-3-5）。

表 2-3-5　护理谵妄筛查量表（Nu-DESC）

临床特征	评价指标
定向力障碍	言语或行为表现与时间或地点不符,或认错周围的人
行为异常	行为与所处的环境和 / 或身份不符:如拉管道或敷料,必须卧床时试图下床,以及类似的行为
交流异常	交流与所处的环境和 / 或身份不符:如语无伦次、不爱交流、无意义或难以理解的言语
错觉 / 幻觉	看到或听到并不存在的事物;视物扭曲变形
精神运动迟缓	反应迟钝,极少或没有自发的行动言语;如患者接受穿刺时,反应迟钝和 / 或不能唤醒

三、心理状态评估

老年人容易发生心理失衡，产生孤独、失落、怀旧、不满、焦虑以及抑郁等心理问题。情绪状态的评估包括抑郁的评估和焦虑的评估等。针对老年人抑郁的评估，本书推荐老年抑郁量表（geriatric depression scale，GDS）、抑郁自评量表（self-rating depression scale，SDS）。针对焦虑的评估，本书推荐的评估工具为焦虑自评量表（self-rating anxiety scale，SAS）。

1. **老年抑郁量表**　老年抑郁量表（表 2-3-6）是由 Brank 等人在 1982 年创制，专用于老年人抑郁的筛查。针对老人 1 周以来最切合的感受进行测评。该量表共有 30 个条目，包括情绪低落，活动减少，容易激惹，退缩痛苦的想法，对过去、现在与未来消极评分。每个条目要求被测者回答"是"或"否"，每条目后括号中的回答表示抑郁，与其一致回答得一分。用于一般筛查目的时建议采用如下标准：总分为 0 ~ 10 分，属正常；11 ~ 20 分，为轻度抑郁；21 ~ 30 分，则为中重度抑郁。

表 2-3-6　老年抑郁量表（GDS）

项目	是	否
1. 你对生活基本上满意吗?	0	1
2. 你是否已放弃了很多活动与兴趣?	1	0
3. 你是否觉得生活空虚?	1	0
4. 你是否感到厌倦?	1	0
5. 你觉得未来有希望吗?	0	1
6. 你是否因为脑子里的一些想法摆脱不掉而烦恼?	1	0
7. 你是否大部分时间精力充沛?	0	1
8. 你是否害怕会有不幸的事落到你头上?	1	0
9. 你是否大部分时间感到幸福?	0	1
10. 你是否感到孤立无援?	1	0
11. 你是否经常坐立不安、心烦意乱?	1	0
12. 你是否希望待在家里而不愿去做些新鲜事?	1	0
13. 你是否常常担心将来?	1	0
14. 你是否觉得记忆力比以前差?	1	0
15. 你觉得现在活着很惬意吗?	0	1
16. 你是否常感到心情沉重?	1	0
17. 你是否觉得像现在这样活着毫无意义?	1	0
18. 你是否总为过去的事忧愁?	1	0
19. 你觉得生活很令人兴奋吗?	0	1
20. 你开始一件新的工作很困难吗?	1	0
21. 你觉得生活充满活力吗?	0	1
22. 你是否觉得你的处境已毫无希望?	1	0
23. 你是否觉得大多数人比你强得多?	1	0

续表

项目	是	否
24. 你是否常为些小事伤心？	1	0
25. 你是否常觉得想哭？	1	0
26. 你集中精力有困难吗？	1	0
27. 你早晨起来很快活吗？	0	1
28. 你希望避开聚会吗？	1	0
29. 你做决定很容易吗？	0	1
30. 你的头脑像往常一样清晰吗？	0	1

2. 抑郁自评量表　抑郁自评量表（表 2-3-7）是由美国杜克大学教授庄（William W.K.Zhuang）于 1965—1966 年开发。该量表包括 20 个项目，每个项目由四级评分构成，其中精神性 - 情感症状两个项目，躯体性障碍八个项目，精神运动性障碍两个项目，抑郁性心理障碍八个项目。量表使用简便，并可直观地反映抑郁患者的主观感受。计分细则：该量表中带 * 为反向评分题，若为正向评分题，依次评为 1、2、3、4 分；反向评分题则评为 4、3、2、1，待评定结束后，把 20 个项目中的各项分数相加，即得总粗分（X），然后将粗分乘以 1.25 以后取整数部分，就得标准分（Y）。按照中国常模结果，SDS 标准分的分界值为 53 分，其中 53～62 分为轻度抑郁，63～72 分为中度抑郁，73 分以上为重度抑郁。

评估时注意事项：

（1）在自评者评定以前，一定要让受测者理解整个量表的填写方法及每条问题的含义，然后做出独立的、不受任何人影响的自我评定。

（2）评定的时间范围是自评者过去 1 周的实际感觉。

（3）如果评定者的文化程度太低，不能理解或看不懂 SDS 问题的内容，可由工作人员逐条念给他听，让评定者独自做出评定。

（4）评定时，应让自评者理解反向评分的各题，SDS 有 10 项反向项目，如不能理解会直接影响统计结果。

（5）评定结束时，工作人员应仔细检查一下评定结果，应提醒自评者不要漏评某一项目，也不要在同一个项目上重复评定。

表 2-3-7　抑郁自评量表（SDS）

项目（带 * 为反向评分题）	偶尔	有时	经常	总是
1. 我觉得闷闷不乐,情绪低沉	1	2	3	4
2. 我觉得一天中早晨最好 *	4	3	2	1
3. 一阵阵哭出来或觉得想哭	1	2	3	4
4. 我晚上睡眠不好	1	2	3	4
5. 我吃得跟平常一样多 *	4	3	2	1
6. 我与异性密切接触时和以往一样感到愉快 *	4	3	2	1
7. 我发觉我的体重在下降	1	2	3	4
8. 我有便秘的苦恼	1	2	3	4
9. 心跳比平常快	1	2	3	4
10. 我无缘无故地感到疲乏	1	2	3	4
11. 我的头脑和平常一样清醒 *	4	3	2	1
12. 我觉得经常做的事情并没有困难 *	4	3	2	1
13. 我觉得不安而平静不下来	1	2	3	4
14. 我对未来抱有希望 *	4	3	2	1
15. 我比平常容易生气激动	1	2	3	4
16. 我觉得做出决定是容易的 *	4	3	2	1
17. 我觉得自己是个有用的人,有人需要我 *	4	3	2	1
18. 我的生活过得很有意思	1	2	3	4
19. 我认为如果我死了,别人会生活得更好	1	2	3	4
20. 平常感兴趣的事我仍然感兴趣 *	4	3	2	1

3. 焦虑自评量表　焦虑自评量表（表 2-3-8）适用于具有焦虑症状的成年人，它与 SDS 一样具有广泛的应用性。该量表含有 20 个反映焦虑主观感受的项目，每个项目按症状出现的频度分为四级评分，其中 15 个正向评分，5 个（带 * 号）反向评分。计分细则：若为正向评分题，依次评为粗分 1、2、3、4 分；反向评分题（带有 * 号者），则评为 4、3、2、1 分。与 SDS 一样，20 个项目得分相加即得粗分（X），经过公式换算，即用粗分乘以 1.25 以后取整数部分，就得标准分（Y）。按照中国常模结果，SAS 标准

差的分界值为 50 分，其中 50～59 分为轻度焦虑，60～69 分为中度焦虑，69 分以上为重度焦虑。

评估时注意事项：

（1）在自评者评定以前，一定要让受测者理解整个量表的填写方法及每条问题的含义，然后做出独立的、不受任何人影响的自我评定。

（2）评定的时间范围是自评者过去一周的实际感觉。

（3）如果评定者的文化程度太低，不能理解或看不懂 SAS 问题的内容，可由工作人员逐条念给他听，让评定者独自做出评定。

（4）评定时，应让自评者理解反向评分的各题，SAS 有 5 项反向项目，如不能理解会直接影响统计结果。

（5）评定结束时，工作人员应仔细检查一下评定结果，应提醒自评者不要漏评某一项目，也不要在同一个项目上重复评定。

表 2-3-8　焦虑自评量表

项目（带 * 为反向评分题）	偶尔	有时	经常	总是
1. 我觉得比平常容易紧张和着急	1	2	3	4
2. 我无缘无故地感到害怕	1	2	3	4
3. 我容易心里烦乱或觉得惊恐	1	2	3	4
4. 我觉得我可能将要发疯	1	2	3	4
5. 我觉得一切都很好，也不会发生什么不幸 *	4	3	2	1
6. 我手脚发抖、打颤	1	2	3	4
7. 我因为头痛、头颈痛和背痛而苦恼	1	2	3	4
8. 我感到容易衰弱和疲乏	1	2	3	4
9. 我觉得心平气和，并且容易安静坐着 *	4	3	2	1
10. 我觉得心跳得很快	1	2	3	4
11. 我因为一阵阵头晕而苦恼	1	2	3	4
12. 我有晕倒发作或觉得要晕倒似的	1	2	3	4
13. 我呼气、吸气都感到很容易 *	1	2	3	4
14. 我手脚麻木和刺痛	1	2	3	4
15. 我因为胃痛和消化不良而苦恼	1	2	3	4
16. 我常常要小便	1	2	3	4

续表

项目(带 * 为反向评分题)	偶尔	有时	经常	总是
17. 我的手脚常常是干燥、温暖的 *	4	3	2	1
18. 我脸红、发热	1	2	3	4
19. 我容易入睡,并且一夜睡得很好 *	4	3	2	1
20. 我做噩梦	1	2	3	4

（彭伶丽　戴薇薇　佘盼　熊杨）

第四节　社会支持评估

一、社会支持的定义

Cutrona 和 Russell（1990）将社会支持区分为情感性支持、社会整合或网络支持、满足自尊的支持、物质性支持和信息支持。一般认为,社会支持从性质上可以分为两类,一类为客观的、可见的或实际的支持,包括物质上的直接援助和社会网络、团体关系的存在和参与,另一类是主观的、体验到的或情感上的支持。总之,老年综合评估的社会支持就是指老年人从政府、社区、民间组织、家庭、朋友、邻居获得的各种支持的总和。

二、社会支持的评估工具

在 2017 年发表的《中国老年综合评估技术应用专家共识》中指出对老年人综合评估中社会支持评估运用肖水源（1987）《社会支持评定量表》,是目前国内应用最广泛的、更适应我国人群的测量社会支持的量表。本书推荐《社会支持评定量表》（表 2-4-1）作为老年骨质疏松性骨折患者的评估工具。

《社会支持评定量表》共有 10 个条目,分为 3 个维度:客观支持、主观支持、对社会支持的利用度。总分 40 分,分数越高,社会支持度越高,一般认为总分小于 20,为获得社会支持较少,20～30 为具有一般社会支持度,30～40 为具有满意的社会支持度。具体计分方法如下:得分为 10 个条目计分之和,第 1～4,8～10 条:每条只选一项,选择 1、2、3、4 项分别计 1、2、3、4 分,第 5 条分 A、B、C、D 四项计总分,每项从无到全力支持分别计 1～4 分,第 6、7 条如回答"无任何来源"则计 0 分,回答"下列来源"者,有几个来源就计几分。客观支持分为 2、6、7 条评分之和,主观支持分为 1、3、4、5 条评分之和，对支持的利用度为第 8、9、10 条。共 10 个条目，每个条目从无支持由低到高分为 4 个等级。

表 2-4-1　社会支持评定量表

姓名：

性别：

年龄：

文化程度：

职业：

婚姻状况：

住址或工作单位：

1. 您有多少关系密切，可以得到支持和帮助的朋友（只选一项）
   (1)1 个也没有
   (2)1 ~ 2 个
   (3)3 ~ 5 个
   (4)6 个或 6 个以上

2. 近 1 年来您（只选一项）
   (1)远离家人，且独居一室
   (2)住处经常变动，多数时间和陌生人住在一起
   (3)和同学、同事或朋友住在一起
   (4)和家人住在一起

3. 您与邻居（只选一项）
   (1)相互之间从不关心，只是点头之交
   (2)遇到困难可能稍微关心
   (3)有些邻居很关心您
   (4)大多数邻居都很关心您

4. 您与同事（只选一项）
   (1)相互之间从不关心，只是点头之交
   (2)遇到困难可能稍微关心
   (3)有些同事很关心您
   (4)大多数同事都很关心您

5. 从家庭成员中得到的支持和照顾（在合适的框内画"√"）

	无	很少	一般	全力支持
A. 夫妻(恋人)				
B. 父母				
C. 儿女				
D. 兄弟姐妹				
E. 其他成员（如嫂子）				

6. 过去,在您遇到急难情况时,曾经得到的经济支持或解决实际问题的帮助的来源
   (1)无任何来源
   (2)下列来源(可选多项)
      A. 配偶
      B. 其他家人
      C. 朋友
      D. 亲戚
      E. 同事
      F. 工作单位
      G. 党团工会等官方或半官方组织
      H. 宗教、社会团体等非官方组织
      I. 其他(请列出)

7. 过去,在您遇到急难情况时,曾经得到的安慰和关心的来源
   (1)无任何来源
   (2)下列来源(可选多项)
      A. 配偶
      B. 其他家人
      C. 朋友
      D. 亲戚
      E. 同事
      F. 工作单位
      G. 党团工会等官方或半官方组织
      H. 宗教、社会团体等非官方组织
      I. 其他(请列出)

8. 您遇到烦恼时的倾诉方式(只选一项)
   (1)从不向任何人倾诉
   (2)只向关系极为密切的1~2个人诉说
   (3)如果朋友主动询问您会说出来
   (4)主动诉说自己的烦恼,以获得支持和理解

9. 您遇到烦恼时的求助方式(只选一项)
   (1)只靠自己,不接受别人帮助
   (2)很少请求别人帮助
   (3)有时请求别人帮助
   (4)有困难时经常向家人、亲友、组织求援

10. 对于团体(如党团组织、宗教组织、工会、学生会等)组织活动,您(只选一项)
    (1)从不参加
    (2)偶尔参加
    (3)经常参加
    (4)主动参加并积极活动

(彭伶丽　戴薇薇　佘盼　熊杨)

第五节 环境评估

由于衰老和器官功能减退，老年人常有视物模糊，四肢活动协调性差，记忆力、理解力减退，对新环境的适应性差，住院患者较社区人群更易发生跌倒，尤其是那些步态不稳、精神错乱、失禁、使用镇静类药物以及有跌倒史的患者。本书推荐《环境跌倒危险因素评估表》作为环境评估工具（表2-5-1、表2-5-2）。

该工具由两个表格组成，共有28个评估条目，分别以"是""否"和"不适合"评估是否达标，包括病房整体环境安全、病室、厕所和浴室、走廊、开水房5个部分。

表 2-5-1　环境中跌倒危险因素评估表 I（相对固定条目）

序号	评估条目	是	否	不适合
1	床间距合理有利于患者行走			
2	仪器使用时有足够空间			
3	灯光布局合理,光线亮度合适,有夜灯			
4	所有开关有夜光标识			
5	台阶边缘防滑,有鲜明对比色			
6	呼叫铃位置合适			
7	呼叫铃线长合适(患者处于常见体位就可以拉铃呼叫)			
8	扶手安置合理,固定稳妥,使用方便			
9	病床可升降			
10	床旁桌椅边缘圆滑			
11	盥洗台高度适宜,洗漱用物便于取用,不需要弯腰			
12	浴室使用防滑垫 / 防滑瓷砖			
13	淋浴器旁有足够的空间容纳一张座椅			
14	厕所门轻便易于使用			
15	厕所门上"有人"标识采用夜光设计			
16	浴室有排风扇,通风良好			
17	走廊有足够的使用助步器和轮椅的空间			
18	开水房使用防滑垫 / 防滑瓷砖			
19	水龙头处有遮挡,防止水直接溅到地面			

表 2-5-2　环境中跌倒危险因素评估表Ⅱ（相对不固定条目）

序号	评估条目	是	否	不合适
1	清洁地板时有警示标识,在非患者活动时间清洁地面,地板保持干燥、无水迹			
2	走廊、房间地面通道无杂物			
3	轮椅平车、助步器刹车固定稳妥,备有防护约束带			
4	床栏牢固、刹车固定稳妥、床尾的摇柄不外凸			
5	座椅四脚防滑,稳定性好			
6	热水瓶等用物放置于规定的位置			
7	盥洗盆排水效果良好、无堵塞			
8	厕所定时清扫和消毒并有时间记录卫生间地面无杂物、无积水			
9	开水房排水良好,地面无积水			

（彭伶丽　戴薇薇　佘盼　熊杨）

第六节　常见老年综合征或问题评估

老年骨质疏松性骨折患者往往伴随有各种老年综合征。常见的老年综合征或问题包括营养不良、衰弱、肌少症、压力性损伤、尿失禁、睡眠障碍、疼痛、多重用药等。因此，针对这些内容进行合理评估，有助于做好老年骨质疏松性骨折患者的围手术期管理，防止并发症的发生，提升患者的生活质量。

一、衰弱评估

（一）衰弱的定义

衰弱（frailty）是指一组由机体退行性改变和多种慢性疾病引起的机体易损性增加的老年综合征。其核心是老年人生理储备减少或多系统异常，外界较小刺激即可引起负性临床事件的发生。高龄、跌倒、疼痛、营养不良、肌少症、多病共存、多药共用、活动功能减退、睡眠障碍及焦虑、抑郁等均与衰弱相关。部分老年人虽然无特异性疾病，但出现疲劳、无力和消瘦，也归于衰弱综合征范畴。

（二）衰弱的诊断标准及分级

1. **Fried 衰弱诊断标准** 目前国际公认的评估方法是 Fried 衰弱诊断标准。Fried 评估法 2001 年由 Fried 提出该，Fried 认为衰弱为临床综合征，应该满足以下 5 条中的 3 条：①不明原因体重下降；②疲劳感；③无力；④行走速度下降；⑤躯体活动降低。具有 1 条或 2 条的状态定义为衰弱前期，而没有以上条件的人群为无衰弱的健壮老人（robust）。

Fried 衰弱诊断标准把衰弱作为临床事件的前驱状态，可以独立预测 3 年内跌倒发生、行走能力下降、日常生活能力受损情况、住院率以及死亡等，便于采取措施预防不良事件，被很多学者在临床和研究中采用。但该研究排除了帕金森病、脑卒中史、认知功能异常以及抑郁患者，且在临床使用时部分变量定义不明确且不易测量，该标准中也未包含其他重要系统功能障碍的变量。本书推荐评估工具为 Fried 衰弱诊断标准（表 2-6-1）。

表 2-6-1 Fried 衰弱诊断标准

序号	项目	男性	女性
1	体重下降:过去 1 年中,意外出现体重下降 > 4.5kg 或 > 5.0% 体重		
2	行走时间 (4.57m)	身高 ≤ 173cm: ≥ 7s 身高 > 173cm: ≥ 6s	身高 ≤ 159cm: ≥ 7s 身高 > 159cm: ≥ 6s
3	握力(kg)	BMI ≤ 24.0Kg/m^2 : ≤ 29 BMI24.1 ~ 26.0Kg/m^2 : ≤ 30 BMI26.1 ~ 28.0Kg/m^2 : ≤ 30 BMI > 28.0Kg/m^2 : ≤ 32	BMI ≤ 23.0Kg/m^2 : ≤ 17 BMI23.1 ~ 26.0Kg/m^2 : ≤ 17.3 BMI26.1 ~ 29.0Kg/m^2 : ≤ 18 BMI > 29.0Kg/m^2 : ≤ 21
4	体力活动 （MLTA）	< 383kcal/ 周	< 270kcal/ 周
5	疲乏	CES-D 的任何一个问题得分 2 ~ 3 分 您过去的一周之内以下现象发生了几天？ (a)我感觉我做每一件事都需要经过努力 (b)我不能向前行走 0 分: < 1d;1 分:1 ~ 2d;2 分:3 ~ 4d;3 分: > 4d	

注：BMI：体质指数；MLTA：明达休闲时间活动问卷；CES-D：流行病学调查用抑郁自评量表。

评分标准：具备表中 5 条及以上被诊断为衰弱综合征；不足 3 条为衰弱前期，0 条为无衰弱健康老人。

2. 衰弱的等级 按照不同的诊断标准，可将衰弱分成不同的等级，本书推荐加拿大临床衰弱量表修订版（the clinical frailty scale-09，CFS-09）（表2-6-2）。根据 Fried 衰弱表型的定义将衰弱分为三类：健康期、衰弱前期和衰弱期。加拿大临床衰弱量表（clinical frailty scale，CFS）是在加拿大健康与衰老研究课题中设计的，多用于住院老年人衰弱状况评估的量表。衰弱程度分为 7 个等级：非常健康、健康、维持健康、脆弱易损伤、轻度衰弱、中度衰弱、严重衰弱。有研究基于临床制订了衰弱量表的修订版（CFS-09），修订版在原版的基础上增加了两条，即 8 级（非常严重的衰弱）：生活完全不能自理，接近生命终点，已不能从任何疾病中恢复；9 级（终末期）：接近生命终点，生存期 < 6 个月的垂危患者，除此之外无明显衰弱迹象，该量表可以评估重度功能受损患者更易于临床应用。与其他衰弱评估工具相比，临床衰弱量表简单有效，在评估患有急症的老年患者衰弱程度上优于其他评估工具。另外它还是一个综合性的评估工具，临床医生借助它可以对实际发病的衰弱老年人所表现出的症状特征进行全面整体的评估，有利于及早识别和干预衰弱。

表 2-6-2 加拿大临床衰弱评估量表修订版（CFS-09）

衰弱等级	具体测量
1. 非常健康	身体强壮，积极活跃，精力充沛、充满活力，定期进行体育锻炼，处于所在年龄段最健康的状态
2. 健康	无明显的疾病症状，但不如等级 1 健康，经常进行体育锻炼，偶尔非常活跃，如季节性地
3. 维持健康	存在可控制的健康缺陷，除常规行走外，无定期的体育锻炼
4. 脆弱易损伤	日常生活不需他人帮助，但身体的某些症状会限制日常活动。常见的主诉为白天"行动缓慢"和感觉疲乏
5. 轻度衰弱	明显的动作缓慢，日常生活活动需要帮助（如去银行、乘公交车、干重的家务活、用药）。轻度衰弱会进一步削弱患者独自在外购物、行走、备餐及干家务活的能力
6. 中度衰弱	所有的室外活动均需要帮助，上下楼梯、洗澡需要帮助，可能穿衣服也会需要辅助（一定限度的）
7. 严重衰弱	个人生活完全不能自理，但身体状态较稳定，一段时间内（< 6 个月）不会有死亡的危险
8. 非常严重的衰弱	生活完全不能自理，接近生命终点，已不能从任何疾病中恢复
9. 终末期	接近生命终点，生存期 < 6 个月的垂危患者

（三）临床衰弱快速评估方法

本书推荐简易衰弱量表。简易衰弱量表（simple frailty questionnaire, FRAIL 量表）（表 2-6-3），由国际老年营养学会提出，用于评估社区老年人所处的衰弱状态，包括以下 5 个条目：①疲劳感（fatigue）；②阻力感（resistance）：上一层楼梯即感困难；③自由活动下降（ambulation）：不能行走一个街区；④多种疾病共存（illness）：≥ 5 个；⑤体重减轻（loss of weight）：一年内体重下降 > 5.0%。判断衰弱的方法与 Fried 标准相同。每个条目 0 分或 1 分，总分范围为 0 ~ 5 分。评分 0 分为非衰弱期，1 ~ 2 分为衰弱前期，≥ 3 分评为衰弱期。简易衰弱量表对识别衰弱前期状态和衰弱有良好的信效度及识别度，简便易行，适用于社区老年人群。

表 2-6-3　简易衰弱量表

项目	描述	是　否
自觉疲惫	在上周内，您是否有 3 天以上感觉：①做任何事情都觉得费劲；②缺乏干劲（满足一项即可）	
耐力	您是否能独自一口气爬上一层楼梯	
步行能力	您是否能独自不间断行走 100m	
健康状况	您是否被确诊过以下疾病中的 5 项或以上 心脏病、高血压、卒中、帕金森、糖尿病、慢性肺病、哮喘、关节炎、骨质疏松、消化道溃疡、白内障、骨折、肿瘤、其他	
体重下降	您是否 1 年内体重减轻 > 3kg 或 5%	

二、肌少症评估

肌少症（sarcopenia）又称"少肌症"或"肌肉减少症"，此概念由美国学者 Osenberg 于 1989 年首次提出，随着世界人口老龄化速度的加快，患有肌少症的老年人人数大幅增加。2011 年，国际肌少症工作组（the international working group on sarcopenia，IWGS）将肌少症定义为"与增龄相关的骨骼肌容积和功能的下降"，并阐释为"这种骨骼肌丢失导致肌力下降、（肌肉）代谢率下降、有氧耐力下降，因此肌肉功能下降"。他们明确指出，肌少症的原因是多方面的，包括老年期各种常见的情况，如慢性疾病、失用、内分泌功能改变、胰岛素抵抗和营养缺乏等，并认为肌少症与老年人活动能力下降、跌倒增加、失能及死亡率增加等不良预后密切相关。近年来，老年人肌少症发生率越来越高，尤其是长期居住于养老机构的老年人，发生率为14%～33%。我国一项横断面调查显示，社区老年人肌少症的患病率约为9.4%。肌少症不仅导致肌肉功能下降、活动受限、跌倒和骨折风险增高、焦虑抑郁风险增加等，而且会增加老年患者的再入院率，延长住院患者的住院时间，增加其医疗花费和死亡风险，加重个人及社会的经济负担。

欧洲肌少症工作组（EWGSOP）将肌少症按严重程度分为3个阶段：肌少症前期（仅有肌容积下降，无肌力和活动能力下降）、肌少症（肌容积下降伴肌力或活动能力下降）和严重肌少症（肌容积下降伴肌力及活动能力下降）。诊断时需注意：身体活动能力和肌力下降并非仅见于肌少症，许多临床情况均可引起这些测量指标的下降，包括认知功能障碍、影响全身情况的疾病急性期、严重器官功能损害、局部肌肉骨骼疾病（肢体残损、关节病变）、局部血管疾病（间歇性跛行）、中枢或周围神经病变、恶病质等。针对肌少症的筛查和诊断，本书推荐亚洲肌少症工作组（AWGS）的评估标准（表2-6-4）和中文版肌少症筛查问卷（a simple questionnaire to rapidly diagnose sarcopenia，SARC-F）（表2-6-5）。

2014年AWGS提出了针对亚洲人群肌少症的诊断标准：①肌量减少，利用DXA测定ASMI，男性 < 7.0kg/m^2，女性 < 5.4kg/m^2；或生物电阻抗法测定ASMI，男性 < 7.0kg/m^2，女性 < 5.7kg/m^2。②肌肉功能下降，利用日常步速评估法，日常步速 < 0.8m/s。③肌力下降，用优势手握力评估，男性 < 26kg，女性 < 18kg。满足①②或①③或①②③，可诊断为肌少症。

2016年我国《肌少症共识》中推荐的评估和筛查步骤为：①首先进行步速测试，若步速 > 0.8m/s，进一步测优势手握力；若步速 ≤ 0.8m/s，进一步测量肌量。②步速 > 0.8m/s者，若优势手握力正常（男性 > 25kg，女性 > 18kg），则无肌少症；若优势手握力低于正常，则进一步测量肌量。③若肌量正常，则排除肌少症；若肌量降低（男性ASMI < 7.0kg/m^2，女性 < 5.4kg/m^2，则诊断为肌少症。

表2-6-4　亚洲肌少症工作组肌少症诊断标准

项目	筛查标准
筛查人群	社区老年人或存在以下情况的老年人，如最近出现了日常生活能力下降，未刻意减重时1个月内体重下降5%,存在抑郁或认知功能障碍,反复跌倒,营养不良,慢性心功能不全,慢性阻塞性肺疾病,糖尿病,慢性肾脏病,结缔组织病,结核感染及其他慢性消耗性疾病

项目	筛查标准
筛查年龄	根据各自国家对老年人的定义,选择 > 60 岁或者 > 65 岁
初筛手段	步行试验和握力测量
步速切点	0.8m/s
握力切点	男性 26kg,女性 18kg
肌容量切点 (四肢肌肉 量 / 身高^2)	DXA 的诊断切点为: 男性低于 7.0kg/m^2,女性低于 5.4kg/m^2 BLA 则为: 男性低于 7.0kg/m^2,女性 5.7kg/m^2

中文版肌少症筛查问卷由王晓英等人于 2018 年 3 月完成对原问卷的汉化,原问卷是由英国籍 J.E.Morley 博士于 2013 年开发的针对社区老年人进行肌少症快速筛查的问卷,该问卷由 5 个问题组成:即肌力(S)、辅助行走(A)、坐位站起(R)、爬楼梯(C)、跌倒(F)。问卷采用 Likert3 级评分(无、有一些、不能完成),对每一级进行相应赋值(0 分、1 分、2 分)。每个条目取值范围是 0 ~ 2 分,问卷取值范围是 0 ~ 10 分,当得分为 0 ~ 3 分时,认为受试者目前不存在肌少症;当得分 ≥ 4 分时,认为受试者患有肌少症,且得分越高程度越严重。

表 2-6-5　中文版肌少症筛查问卷

问题	程度
您提起或者搬运 5kg 物品有多大困难?	①没有;②有一些;③很多或无法完成
您步行穿过 1 个房间(长度约 20m)有多大困难?	①没有;②有一些;③很多或无法完成
您从椅子或床边站起有多大的困难?	①没有;②有一些;③很多或无法完成
您上 10 个台阶有多大困难?	①没有;②有一些;③很多或无法完成
您在过去的 1 年里跌倒了多少次?	①没有;②有一些;③很多或无法完成

三、多重用药评估

多重用药(polypharmacy)在老年人中相对普遍。目前对多重用药还没有公认的定义,通常是指患者接受药物治疗时使用了一种潜在的不适当药物或者同时服用了 5 种及以上的药物。然而，多重用药非常复杂，不仅仅是指一个患者所服用的药物的数量，还涉及药物与药物之间的相互作用及其产生的不良反应等。老年人因老化及急慢性疾病之故，常使用多种可能具有潜在危险性的药物。研究发现，老年人多重用药的比例在许多国家均很高，其中不适当用药又占有相当大的比例。所谓不适当用药，是指使用的该药物较容易造成药物的不良反应（adverse drug reactions，ADRs），而严重的药物不良反应是造成老年人住院甚至死亡的重要因素。针对多重用药评估，本书推荐评估工具 Beers 标准。

　　Beers 标准是由美国老年医学专家 Mark H.Beers 在 1991 年提出的，已被多个国家和医疗机构使用，成为评价潜在不适当用药最广泛的和可以接受的标准，修订后的 Beers 标准依据新的药物品项及文献证据，加入 15 种与常见诊断相关的不适当用药规范，同时针对每一项不适当规范，皆核定出相对的严重程度等级，使该规范能普遍应用于一般老年人的用药评估，不再局限于护理之家或居家照护老年人的用药评估。该标准主要将不适当用药分成三部分内容：①一般老年人应减少剂量、服用频次或减短治疗期间的不适当药物（表 2-6-6）；②一般老年人应避免使用的药物（表 2-6-7）；③ 15 种常见诊断下应避免使用的药物（表 2-6-8），以免加重该病患的原来疾病。

表 2-6-6　一般老年人应减少剂量、服用频次或缩短治疗期间的不适当药物

药物／种类	不适当理由
铁剂补充药物（iron supplements），每日不宜超过 325mg	给予高剂量铁剂，吸收总量并未随之增加，反而可能造成便秘
洋地黄（digoxin）	老年人或肾功能不全者应减少剂量
具强烈抗胆碱作用之抗组胺药： 　　羟嗪（hydroxyzine） 　　赛庚啶（cyproheptadine） 　　氯苯那敏（chlorpheniramine） 　　苯海拉明（diphenhydramine）	具强烈抗胆碱不良反应，故尽可能避免使用或减低剂量
短效苯二氮䓬类（benzodiazepine）： 　　劳拉西泮（lorazepam） 　　奥沙西泮（oxazepam） 　　阿普唑仑（alprazolam） 　　唑吡坦（zolpidem）	老年人会增加药物敏感度，低剂量有效且安全

表 2-6-7 一般老年人应避免使用的药物

药物 / 种类	不适当理由
右丙氧芬（propoxyphene）及其复方制剂	麻醉镇痛剂之一，用于镇痛的效果并不优于阿司匹林（aspirin）或对乙酰氨基酚（acetaminophen），且易产生意识障碍、幻觉、躁动不安、肝及肾毒性等不良反应
吲哚美辛（indomethacin）	非甾体抗炎药之一，与其他非甾体抗炎药比较，更容易有中枢神经的不良反应，严重时有类精神病症状及幻觉产生
喷他佐辛（pentazocine）	混合型麻醉镇痛剂之一，但比其他麻醉镇痛剂更容易引起意识混乱或产生幻觉等中枢神经不良反应
利血平（reserpine），利血平 / 氢氯噻嗪（reserpine/hydrochlorothiazide）	中枢性降压药物，会增加抑郁、阳痿、镇静及直立性低血压等不良反应的发生
曲美苄胺（trimethobenzamide）	属于吩噻嗪（phenothiazine）类镇吐剂，但宜避免使用于老年人镇吐，容易引起锥体外症状
丙吡胺（disopyramide）	属于Ⅰa型抗心律失常药物，但有强力的抑制心脏收缩效应，容易引起心力衰竭，也具强烈的抗胆碱作用，可能会引发心律不齐
哌替啶（meperidine）	麻醉镇痛剂之一，与其他麻醉镇痛剂比较，不是一种有效的口服镇痛药，且容易在老年人体内产生蓄积的不良反应
双嘧达莫（dipyridamole）	属于血小板凝集抑制剂，易造成直立性低血压及头痛
环扁桃酯（cyclospasmol）	可扩张血管，用来治疗意识混乱、头晕、眼花及失智，在治疗老年痴呆的疗效仍不明确，且会造成心动过缓、血管收缩和麦角中毒等严重不良反应
噻氯匹定（ticlopidine）	用于抑制血小板凝集，疗效与阿司匹林相当，但有血小板减少症或中性粒细胞减少症等严重不良反应，除非对阿司匹林不能耐受或有禁忌，才建议使用
肌肉松弛剂（muscle relaxant）和解痉剂（antispasmodic agents）*	易有嗜睡、视物模糊、头痛、恶心及食欲缺乏或眩晕的不良反应，甚至会造成老年人在认知上的障碍
胃肠道解痉剂（gastrointestinal antispasmodic agents）**	会影响中枢神经，造成嗜睡或影响认知功能及记忆力，即使服用也应避免长期使用
甲丙氨酯（meprobamate）	抗焦虑药物之一，但具有高度成瘾性和镇静作用，用于老年人易产生幻听、幻觉、意识混乱、记忆力减退、失去方向感及高血压；也可能产生血小板减少或颗粒性白细胞减少

药物 / 种类	不适当理由
阿米替林（amitriptyline）及多塞平（doxepin）	属三环类抗抑郁剂且具强烈的抗胆碱及镇静作用，除会造成口干、便秘、尿潴留、头晕眼花及运动困难等不良反应外，也可能产生直立性低血压
苯海拉明（diphenhydramine）	第一代抗组胺药，有很强的抗胆碱不良反应，造成便秘或尿潴留，且会随年龄的增长，半衰期延长从而延长镇静作用
氟西泮（flurazepam），氯氮䓬（chlordiaze-poxide），地西泮（diazepam）	长效型的苯二氮䓬类，会因半衰期延长而延长镇静作用，导致增加跌倒及骨折的危险
保泰松（phenylbutazone）	非甾体抗炎药之一，较其他非甾体抗炎药有更高的风险，会造成再生障碍性贫血、血小板减少症、颗粒性白细胞缺乏症或溶血性贫血等
氯磺丙脲（chlorpropamide）	长效型口服降血糖药物，因半衰期较长及对药物的排出较慢，容易造成严重低血糖及低血糖的恢复时间过长，一般应密切观察 3 ～ 5d
甲基多巴（methyldopa），甲基多巴 / 氢氯噻嗪（methyldopa/hydrochlorothiazide）类	主要作用为抑制中枢的 α 交感接受体而降低血压，但会造成心动过缓及引起抑郁症，且目前已有更好的替代降血压治疗药物可供选择
除了苯巴比妥（phenobarbital）外的巴比妥（barbiturates）	吸收较苯巴比妥快且有较强的精神影响作用，长期使用会产生成瘾性

注：* 包括美索巴莫（methocarbamol），卡立普多（carisoprodol），氯唑沙宗（chlorzoxazone），美他沙酮（metaxa-lone），环苯扎林（cyclobenzaprine），奥昔布宁（oxybutynin）。** 包括颠茄生物碱（belladonna alkaloids），双环维林（dicyclomine），莨菪碱（hyoscyamine），溴丙胺太林（propantheline），克利溴铵（clidinium）。

表 2-6-8　15 种常见诊断下应避免使用的药物

临床症状或诊断	不适当药物
1. 心力衰竭	丙吡胺及含钠盐成分高的药物，会造成体液潴留而使心力衰竭加重
2. 糖尿病	β- 受体拮抗剂（指正服用口服降血糖药物或注射胰岛素者），以免对胰岛素产生不同程度的耐受性现象，也避免低血糖症状被掩盖；类固醇（指最近 1 个月内开始使用者），以免影响肝脏对肝糖的生成及末梢组织对胰岛素的利用

临床症状或诊断	不适当药物
3. 高血压	刺激中枢的减肥药和苯丙胺,会使血压升高及增加心律失常的机会,也会造成心肌梗死或颅内出血
4. 慢性阻塞性肺疾病	β-受体拮抗剂及镇静催眠药物(sedative/hypnotics),会造成气管收缩及呼吸抑制的作用
5. 气喘	β-受体拮抗剂,会造成致命的气管收缩
6. 消化性溃疡	使用非甾体抗炎药(NSAIDs),阿司匹林(>325mg)和钾补充剂(potassium supplements),会加重消化性溃疡及增加胃肠道出血、阻塞或穿孔的危险性
7. 癫痫/抽搐	甲氧氯普胺(metoclopramide)、氯普噻吨(chlorprothixene)、氯丙嗪(thorazine)、氯氮平、会造成低血压,抗胆碱作用及锥体外症状等问题
8. 末梢血管疾病	β-受体拮抗剂(B-blocker),会恶化末梢动脉灌流,加重跛行症状
9. 血液凝集疾病	使用非甾体抗炎药(NSAIDs)阿司匹林、双嘧达莫、噻氯匹定等药物会增加出血的风险
10. 前列腺肥大	抗胆碱能药(anticholinergic)、抗组胺药(antihistamine)、抗抑郁药(antidepressants),胃肠解痉药会因抗胆碱的作用而使膀胱平滑肌松弛,造成尿潴留
11. 尿失禁	α-受体拮抗剂,会使膀胱颈的外括约肌松弛而无法有效控制排尿,恶化尿失禁
12. 便秘	三环抗抑郁药、麻醉药、抗胆碱能药,会抑制胃肠道的活动能力,恶化便秘的现象
13. 晕倒/跌倒	长效的苯二氮䓬类(如氟西泮,地西泮)会因镇静作用过长而增加跌倒的风险。β-受体拮抗剂,会减慢心率及抑制心脏收缩能力,增加心源性晕厥的危险
14. 心律失常	三环抗抑郁药,会使有心律失常者更易发生心律失常
15. 失眠	减充血剂(decongestants)、β-受体激动剂(β-agonists)、茶碱(theophylline)、选择性5-羟色胺再吸收抑制剂(SSRIs),有中枢神经的刺激作用,加重失眠的症状

四、睡眠评估

睡眠是人类生命活动所必需的生理现象,约占人生 1/3 的睡眠,是健康不可缺少的组成部分。睡眠障碍是老年人最常见的症状之一，长期反复睡眠障碍会影响老年人原发病的治疗和康复，甚至加重或诱发疾病。老年骨质疏松性骨折以及手术引起的疼痛也是影响睡眠质量的重要原因，二者互为因果，都是威胁老年人身心健康的重要因素。

老年人睡眠障碍的评估方法主要包括临床评估、量表评估等。临床评估包括具体的失眠表现形式、作息规律、与睡眠相关的症状以及失眠对日间功能的影响、用药史以及可能存在的物质依赖情况，进行体格检查和精神心理状态评估等。本书推荐评估工具为匹兹堡睡眠质量指数量表（表2-6-9）。

表2-6-9　匹兹堡睡眠质量指数量表

指导语：下面一些问题是关于您最近1个月睡眠情况的，请选择填写最符合您近1个月实际情况的答案。

1. 近1个月，晚上上床睡觉通常　　　　点钟

2. 近1个月，从上床到入睡通常需要　　　　分钟

3. 近1个月，通常早上　　　　点起床

4. 近1个月，每夜通常实际睡眠　　　　小时(不等于卧床时间)

对下列问题请选择1个最适合您的答案：

5. 近1个月，因下列情况影响睡眠而烦恼

(1)入睡困难(30分钟内不能入睡)：①无；②＜1次/周；③1～2次/周；④≥3次/周

(2)夜间易醒或早醒：①无；②＜1次/周；③1～2次/周；④≥3次/周

(3)夜间去厕所：①无；②＜1次/周；③1～2次/周；④≥3次/周

(4)呼吸不畅：①无。②＜1次/周。③1～2次/周。④≥3次/周

(5)咳嗽或鼾声高：①无；②＜1次/周；③1～2次/周；④≥3次/周

(6)感觉冷：①无；②＜1次/周；③1～2次/周；④≥3次/周

(7)感觉热：①无；②＜1次/周；③1～2次/周；④≥3次/周

(8)做噩梦：①无；②＜1次/周；③1～2次/周；④≥3次/周

(9)疼痛不适：①无；②＜1次/周；③1～2次/周；④≥3次/周

(10)其他影响睡眠的事情：①无；②＜1次/周；③1～2次/周；④≥3次/周

如有下列问题，请说明：

6. 近1个月，总的来说，您认为自己的睡眠质量
①很好；②较好；③较差；④很差

7. 近1个月，您用药物催眠的情况
①无；②＜1次/周；③1～2次/周；④≥3次/周

8. 近1个月，您常感到困倦，难以保持清醒状态吗？
①无；②＜1次/周；③1～2次/周；④≥3次/周

9. 近 1 个月，您做事情的精力不足吗？
　　①没有；②偶尔有；③有时有；④经常有

10. 近 1 个月有无下列情况（请询问同寝室的人）
　　（1）高声打鼾：①无；②＜ 1 次 / 周；③ 1 ~ 2 次 / 周；④≥ 3 次 / 周
　　（2）睡眠中较长时间的呼吸暂停：①无；②＜ 1 次 / 周；③ 1 ~ 2 次 / 周；④≥ 3 次 / 周
　　（3）睡眠中腿部抽动或痉挛：①无；②＜ 1 次 / 周；③ 1 ~ 2 次 / 周；④≥ 3 次 / 周
　　（4）睡眠中出现不能辨认方向或意识模糊的情况：①无；②＜ 1 次 / 周；③ 1 ~ 2 次 / 周；④≥ 3 次 / 周
　　（5）睡眠中存在其他影响睡眠的特殊情况：①无；②＜ 1 次 / 周；③ 1 ~ 2 次 / 周；④≥ 3 次 / 周

（彭伶丽　戴薇薇　佘盼　熊杨）

第三章
骨质疏松性骨折及护理

骨质疏松性骨折是指受到轻微创伤或日常活动中即可发生的骨折，是骨质疏松症最严重的后果，常见的发生部位是髋部、脊椎和桡骨远端。随着人口老龄化加剧，骨质疏松性骨折越来越常见，2013 年国际骨质疏松基金会（international osteoporosis foundation，IOF）报告，"全球每 3 秒有 1 例骨质疏松性骨折发生，约 50% 的女性和 20% 的男性在 50 岁之后会罹患一次骨质疏松性骨折"。据估计，2035 年我国的骨质疏松性骨折（髋部、椎体和桡骨远端）患者将达 483 万例次，到 2050 年约达 599 万例次。老年人发生骨质疏松性骨折后的致残率和病死率很高，护理人员应掌握常见的骨质疏松性骨折的治疗方法及护理重点，针对性地给予患者护理干预，有效地促进康复，提高生活质量。

第一节　骨质疏松性骨折概述

一、定义

骨质疏松性骨折为低能量或非暴力骨折，指在日常生活中未受到明显外力或受到"通常不会引起骨折的外力"而发生的骨折，亦称脆性骨折。"通常不会引起骨折的外力"指人体从站立高度或低于站立高度跌倒产生的作用力。脆性骨折既是骨质疏松的信号，也是骨质疏松的症状。

骨质疏松性骨折与创伤性骨折不同，是基于全身骨质疏松存在的一个局部骨组织病变，是骨强度下降的明确体现，也是骨质疏松症的最终结果。骨质疏松性骨折的直接原因是骨的力学强度下降，骨的力学强度与骨的内部结构有着密切的关系。随着年龄的增长，全身多部位骨都会发生骨量丢失，骨量和强度有显著的相关性，随着骨量的下降，骨折的危险性明显增大。骨质疏松性骨折多见于老年人群，尤其是绝经后女性。

二、好发部位

骨质疏松患者典型的脆性骨折包括椎体（脊柱）骨折、股骨近端（髋）骨折、前臂远端（腕）骨折。腕部骨折在骨质疏松性骨折常见类型中排第三位，占老年患者所有骨折的 18%。腕部骨折通常是第一次脆性骨折，随后可能发生髋部骨折和椎体骨折。

髋部骨折是最严重的脆性骨折。髋部骨折患者多需住院治疗，且死亡风险高。存活的患者多数不能恢复到受伤前的功能水平，30% 的患者失去独立生活的能力，给家庭和社会带来沉重的经济负担。

椎体骨折是骨质疏松最常见的表现。由于多数椎体骨折患者没有症状或症状轻微，临床上只有 25% 的患者得到诊断。椎体骨折后，将来再次发生骨折的风险会增加 5 倍，因此诊断椎体骨折并开始治疗非常重要。

三、危险因素

骨质疏松和骨折的危险因素分为两大类，即固有危险因素和可改变的危险因素。

固有危险因素无法改变，但有助于识别具有骨折风险的高危患者：主要包括年龄（大于 50 岁）、性别（女性绝经后风险更大）、骨质疏松症家族史、骨折史、种族（白种人和亚洲人发病率较高）、绝经期、长期服用糖皮质激素、类风湿关节炎、男性原发性／继发性性腺功能低下、使骨质更加脆弱或影响平衡的疾病和药物、长时间制动、内分泌紊乱。

可改变的危险因素会直接影响骨生物学，导致骨密度降低。护士可以教育和引导患者建立更健康的生活方式，减少危险因素。这些危险因素主要包括饮酒、吸烟、低体重指数、营养不良、维生素 D 缺乏、饮食失调、雌激素缺乏、缺乏锻炼、钙摄入不足、频繁跌倒等。

四、临床特点

1. 好发人群主要为 60 岁以上的中老年人，女性多于男性。

2. 骨折后骨折部位出现疼痛、畸形、功能障碍等骨折的症状、体征。

3. X 线片除显示骨折的部位、类型、移位和程度等一般骨折影像学表现外，还有骨质疏松的表现，如骨密度降低、骨小梁稀疏等。

4. 身高变矮，驼背畸形。

五、常见并发症

1. **坠积性肺炎** 骨质疏松症老年患者髋部或椎体骨折后，由于长时间卧床，免疫力减弱，抗感染能力降低，胸壁和腹肌的呼吸运动受限，咳嗽反射减弱，痰液积聚，易引起坠积性肺炎。

2. **压力性损伤** 由于骨折后长时间的卧床，固定、牵引等特殊治疗，造成骶尾部、枕后和足跟等部位长期过度受压，局部缺血，造成皮肤压力性损伤。

3. **关节运动功能障碍** 骨折后关节长期固定，可引起关节周围软组织粘连和挛缩，导致关节运动功能障碍。

4. **骨折愈合慢** 部分骨质疏松症患者存在愈合相对较慢，甚至不愈合的情况。

5. **二次骨折** 长期制动导致负钙平衡，形成失用性骨质疏松症，有发生再次骨折的风险。

6. **血栓** 长期制动、手术、创伤刺激等原因形成下肢深静脉血栓。

7. **其他** 泌尿系统感染；术后切口感染；脊髓神经损伤以及缺血性骨坏死等。

六、治疗

1. **治疗原则** 复位、固定、功能锻炼和必要的抗骨质疏松药物治疗是骨质疏松性骨折的基本治疗原则。骨质疏松性骨折的治疗应强调个体化，可采用非手术或手术治疗。具体方法应根据骨折部位、骨折类型、骨质疏松程度和患者全身状况而定，权衡手术与非手术治疗的利弊，做出合理选择。骨质疏松性骨折多见于老年人，整复和固定应以方法简便、安全有效为原则，以尽早恢复伤前生活质量为目的；应尽量选择创伤小、对关节功能影响少的方法，不应强求骨折的解剖复位，而应着重于功能复位。

2. **治疗难点**

（1）患者多为老年人，常合并其他疾病，易发生并发症，增加治疗的复杂性与风险性，致死率较高。

（2）多为粉碎性骨折，同时骨折部位骨量低，骨质量差，使复位困难，不易达到满意效果。

（3）由于骨力学强度差，使内固定治疗稳定性差，内置物及植入物易松动、脱出，植骨易于被吸收。

（4）骨形成与骨痂成熟迟缓，易发生骨折延迟愈合，甚至不愈合，致残率高。

（5）卧床制动期将发生快速骨丢失，进一步加重骨质疏松，再骨折的风险明显增大。

（6）再骨折发生率高，髋部骨折患者1年内再次发生骨折的概率达20%。

（丁俊琴 李玉佳 张秀果 李春柳）

第二节 老年髋部骨折及护理

一、定义

髋部骨折（fracture of hip）包括股骨颈骨折、股骨转子间骨折和股骨转子下骨折，占全身骨折的20%~45%。据统计，1996年全球新发老年髋部骨折约170万例，预计到2050年全球新发病例将高达630万例，其中约90%的老年髋部骨折仅是因为从站立位跌倒而引起。女性的骨质疏松概率较男性高，更容易发生髋部骨折，其发生骨折风险为17.5%，而男性为6%。因髋部骨折导致的死亡率和致残率较高，骨折后约一半的老年患者无法恢复独立生活能力，故老年髋部骨折也常被人称为"人生最后一次骨折"。

二、解剖结构

髋部连接躯干和下肢，具有支撑人体直立行走以及完成各项运动的作用，需要具备较强的稳定性。髋关节是由股骨头和髋臼组成，是一个球窝关节，被人体最强大的关节囊及周围韧带所包裹。股骨颈有两处骨性突起，分别为外侧的大转子和内侧的小转子（图3-2-1）。大转子是髋部外展肌（臀中肌和臀小肌）和外旋肌的附着部位。髋部的伸肌主要为臀大肌和腘绳肌，前者附着于股骨近端，附着点恰好处于大转子远端。小转子是主要屈髋肌（即髂腰肌）的附着部位。股骨头和股骨颈的血供一般主要来自前侧的旋股外侧动脉和后侧的旋股内侧动脉（股总动脉的分支）。有研究表明，在骨折移位早期，复位骨折后，股骨颈的血供可以恢复。也有学者研究表明，在骨折移位股骨头血供中断6小时后，即使复位骨折，血液供应也难以恢复。

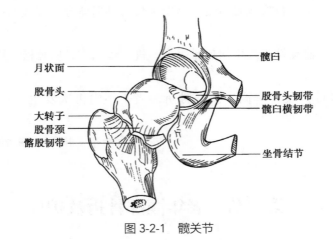

图 3-2-1　髋关节

三、受伤机制

老年患者发生髋部骨折的主要危险因素包括骨质疏松和跌倒。

1. **股骨颈骨折**　老年人的股骨颈骨折为低能量所致，在跌倒时股骨大转子着地导致股骨颈嵌插骨折；骨质疏松患者患肢外旋或内旋时，产生的扭转力即可造成骨折，主因股骨颈强度无法抵抗肌肉的外旋或内旋力量。

2. **股骨转子间骨折**　老年人转子间骨折 90% 主因患者跌倒后髋部着地，导致骨折；髋关节内翻或向前成角的应力导致转子间骨折；臀中肌和臀小肌强力收缩会导致大转子骨折；髂腰肌强烈收缩会导致小转子撕脱性骨折。

3. **股骨转子下骨折**　老年人是由低能量损伤引起；转子下区域也常发生病理性骨折，占所有转子下骨折的 17% ~ 35%。如果骨折前该区域有疼痛的病史，并且有硬化或边缘不规则的横行骨折，应怀疑前期存在病理性改变。

四、症状及体征

1. **畸形**　患肢多有屈髋屈膝及外旋畸形，下肢短缩。

2. **疼痛**　髋部有自发疼痛，移动患肢时疼痛更为明显。轴向叩击足跟可引发髋部剧烈疼痛。在腹股沟韧带中点下方常有压痛。

3. **肿胀**　股骨颈骨折多系囊内骨折，骨折后出血不多，又有关节外丰厚肌群的包围，因此，外观上局部不易看到肿胀。

4. 功能障碍 有移位骨折的患者在伤后不能坐起或站立，但部分无移位的线状骨折或嵌插骨折患者，在伤后仍能走路或骑自行车，对这些患者要特别注意，不要因遗漏诊断使无移位稳定骨折变成移位的不稳定骨折。移位骨折的患者，远端受肌群牵引而向上移位，因而患肢变短。

5. 患侧大粗隆升高 表现为大粗隆在髂 - 坐骨结节连线之上或大粗隆与髂前上棘间的水平距离缩短，短于健侧。

五、辅助检查

1. X 线检查 为首选检查，可明确骨折的部位、类型和移位情况，是选择治疗方法的重要依据。

2. CT 检查及三维重建 进一步判断骨折移位程度和方向，观察隐匿性骨折线。

3. MRI 检查 帮助判断股骨头血运，发现隐匿性骨折，排除肿瘤等导致的病理性骨折。

4. 骨扫描 可用于 X 线阴性的嵌插型骨折，延迟 48 ～ 72 小时可有阳性结果发现。

5. 实验室检查 完善术前常规检查：血尿便常规、肝肾功能、血气分析、凝血功能、血清八项、血糖、心脏三项等。

6. 心肺功能检查 心电图、肺功能、胸部 X 线正侧位片，为手术及麻醉做准备。

7. 超声检查 下肢动、静脉超声，评估双下肢动脉通畅程度、静脉血栓情况。

六、骨折分型

1. 股骨颈骨折分型

（1）按骨折线位置分型（图 3-2-2）：①头下型：骨折线通过骨股头与股骨颈交界处，血供破坏严重，发生坏死概率高。②经颈型：骨折线通过股骨颈中段，机械不稳定性更强，易发生移位，血供破坏小于前者。③基底型：发生于股骨颈和大转子之间，实际上属于囊外骨折，应作为转子间骨折的特殊类型。

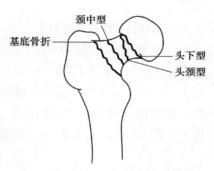

图 3-2-2 按骨折线位置分型

（2）按骨折线方向分型（Pauwels 分型）（图 3-2-3）：①Ⅰ型：远端骨折线与两侧髂嵴连线的夹角（Pauwels 角）＜ 30°。②Ⅱ型：30°＜ Pauwels 角＜ 50°，为不稳定型。③Ⅲ型：Pauwels 角＞ 50°，为极不稳定型。

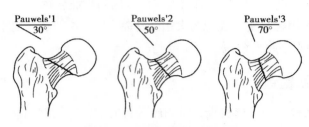

图 3-2-3　按骨折线方向分类

（3）按骨折移位程度分型（Garden 分型）（图 3-2-4）：该分型在临床上广为接受。①Ⅰ型：不完全或外翻骨折。②Ⅱ型：完全骨折但前后位和侧位片无移位。③Ⅲ型：完全骨折并部分移位，主要压力骨小梁断裂，内翻移位，股骨头与股骨颈有部分接触。④Ⅳ型：完全移位的骨折，股骨头与远端骨块内压力骨小梁线平行。

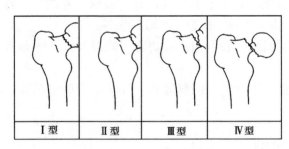

图 3-2-4　Garden 分型法

2. 股骨转子间骨折分型

（1）根据骨折线方向、大小转子是否受累以及复位后是否稳定分型（Evans-Jensen 分型）（图 3-2-5）：①Ⅰ型：即单纯骨折（简单的两部分骨折）。又分为ⅠA 型（骨折无移位）、ⅠB 型单纯骨折（骨折有移位）。②Ⅱ型：即三部分骨折。又分为ⅡA 三部分骨折（大转子分离）、ⅡB 三部分骨折（小转子分离）。③Ⅲ型：即四部分骨折，累及大小转子。

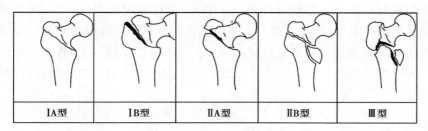

| ⅠA型 | ⅠB型 | ⅡA型 | ⅡB型 | Ⅲ型 |

图 3-2-5　Evans-Jensen 分型

（2）基于骨折块数量及骨折线方向进行分型（AO／OTA 分型）（图 3-2-6）

1）A1 型骨折：两部分骨折，骨折线从大转子到远端内侧皮质，内侧皮质只在一处断开。分为三个亚型：① A1.1 型：表现为内侧皮质骨折位于小转子上；② A1.2 型：为内侧皮质骨折有嵌插；③ A1.3 型：表现为骨折线延伸至小转子下，特点是小转子与近端骨折连为一体，受髂腰肌的牵拉近端骨块容易发生旋转移位。

2）A2 型骨折：经转子的多块骨折，内侧皮质至少两处断开。根据骨折块的数目和后侧粉碎的程度进一步分为三个亚型：① A2.1 型：为转子间

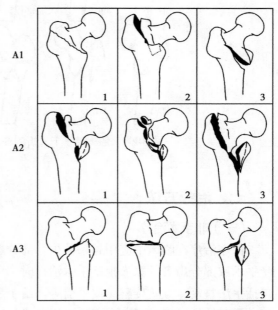

图 3-2-6　股骨转子间骨折 AO／OTA 分型

有一个中间骨折块；② A2.2 型：为转子间有多个中间骨折块；③ A2.3 型：为骨折延伸超过小转子下 1cm。

3）A3 型骨折：骨折线向小转子下延伸或反斜型骨折，又称为逆转子间骨折。分为三个亚型：① A3.1 型：为斜形骨折；② A3.2 型：为横行骨折；③ A3.3 型：为粉碎型骨折。

3. 股骨转子下骨折分型　Seinsheimer 根据大骨片数量、骨折线的形状与位置，将骨折分为五种（图 3-2-7）：Ⅰ型，无移位的骨折。Ⅱ型，两块骨

折（A.横行骨折；B.螺旋形骨折，小转子与近侧断端相连；C.螺旋形骨折，小转子与远侧断端相连）。Ⅲ型，三块螺旋形骨折（A.小转子形成一单独骨片；B.股骨近端形成一单独的碟形骨片，但不包括小转子）。Ⅳ型，粉碎骨折，四块以上骨片。Ⅴ型，转子下 - 转子间骨折，任何转子下骨折伸展到大转子者。

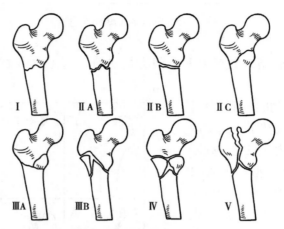

图 3-2-7　股骨转子下骨折的 Seinsheimer 分型

七、治疗方法

（一）非手术治疗

保守治疗在临床中应用越来越少。部分患者基础疾病较多且重、不能耐受手术或部分患者及家人拒绝手术治疗时，可采取保守治疗。保守治疗方法包括手法整复、穿防旋鞋、皮牵引等。给予手法复位后卧床休息，患肢皮牵引（需要较长时间，一般为 8～12 周）或穿防旋鞋 4～16 周之后逐步离床活动。长期卧床会导致坠积性肺炎、皮肤压力性损伤、泌尿系感染、深静脉血栓、关节僵硬及肌萎缩等严重并发症的发生，病死率很高。因此，非手术治疗主要用于不能耐受麻醉和手术的患者，如无手术绝对禁忌证，应尽早进行手术治疗。

（二）手术治疗

1. **手术目的**　恢复正常的髋关节解剖对位关系；避免骨折断端的吸收及远期短颈畸形，防止内翻、短缩畸形；对于老年患者，进行人工关节置换术，可以获得早期的下床活动，避免卧床造成并发症，降低病死率。

2. **手术时机的选择**　患者如果没有绝对禁忌证，应尽早完善相关检查，无内科疾病，或内科疾病较轻、手术风险较小者，应该在 48 小时内尽快完成手术；如果内科疾病较重，手术风险相对较大，需进行内科调整，一旦病情允许，尽早行手术治疗，以减少骨折并发症，降低病死率。

3. **手术方案的选择**　应遵循《中国骨质疏松性骨折诊疗指南》，根据患者的年龄、骨折类型、基础疾病、活动情况、骨质疏松情况综合考虑，选择合适的内固定物成为治疗效果优良的关键。

（1）股骨颈骨折

1）空心加压螺钉：适用于没有移位或者低移位倾向的稳定型骨折。

2）动力髋螺钉：适用于骨折线近乎垂直、移位倾向大的患者。

3）人工髋关节置换：适用于移位或不稳定型骨折。对于高龄、活动量不大、身体条件差、并发症多、髋臼无明显退变的患者推荐采用半髋置换。

（2）股骨转子间骨折：条件允许，应尽早手术治疗，并推荐早期部分或完全负重活动。

1）髓内固定：对于稳定型和不稳定型转子间骨折均可选择髓内固定。

2）髓外固定：主要适用于稳定型骨折。

3）人工髋关节置换：仅适用于一些特殊病例，例如严重骨质疏松患者，股骨转子间粉碎性骨折依靠内固定很难达到牢靠固定，或者骨折同时伴有髋关节疾病，或陈旧性骨折患者。

（3）股骨转子下骨折

1）髓内钉内固定：是大转子区完整的 Seinsheimer 分型 I～IV 型股骨转子下骨折的首选固定方案。髓内钉内固定后可行早期负重功能锻炼。

2）钢板螺钉内固定：动力髁螺钉是 Seinsheimer 分型 V 型或者既往该部位骨折固定失败患者的首选方案。

八、髋部骨折的护理

（一）非手术治疗护理

1. **病情观察**　注意观察生命体征、意识、心理等情况；观察患者饮食、睡眠、排泄等情况。

2. **心理护理**　疾病给患者及家属造成突发的心理应激，应重视其心理护理，多与患者及家属沟通与交流，让其做好长期卧床的心理准备，尽量消除患者紧张、焦虑等负性情绪，增强患者战胜疾病的信心，使其积极配合治疗。

3. **牵引的护理**　患肢持续牵引治疗目的是降低损伤部位的疼痛或肌痉

挛，减轻髋关节内病变部位的压力。保持患肢外展 30°，并呈中立位，纠正内收成角畸形。向患者说明正确体位的重要性，以取得患者主动配合，牵引过程中，注意观察患肢的肿胀程度，肢端血运及感觉、运动情况，保持有效的牵引，注意观察牵引装置，及时排除故障。

4. 功能锻炼 为防止肌萎缩、关节僵直，应向患者说明功能锻炼的目的和重要性，使其积极主动坚持锻炼，如踝泵运动、股四头肌等长收缩、抬臀运动、上肢活动等。

5. 基础护理 因患者长期卧床，应保持床单位整洁，指导患者床上正确使用大小便器，按时翻身叩背，教会患者缩唇呼吸，有效咳嗽、咳痰的方法，视患者具体情况佩戴抗血栓压力带，积极预防皮肤压力性损伤、肺部感染、下肢深静脉血栓、泌尿系感染、便秘等并发症的发生。

6. 饮食护理 老年骨折患者由于活动受限，胃肠蠕动减慢、进食差、易便秘，故应加强营养，宜食入易消化、富含优质蛋白、维生素及纤维素食物，忌肥腻、辛辣及生、冷、硬的食物。

7. 健康宣教 因患者多病共存，且需要预防的并发症较多等原因，健康教育内容繁多。老年人记忆及理解能力逐渐下降，健康教育内容应通俗易懂，采取多元化方式，科学地制订健康教育手册及干预措施，将疾病教育、饮食护理、并发症防治、功能锻炼、用药指导、辅助器具使用等内容运用循序渐进的个性化方式传授。

8. 出院康复指导 为出院患者制订康复训练计划，进行家庭访视，使康复护理过渡到家庭护理，督促完成功能锻炼，帮助建立良好的生活模式。

（二）手术治疗护理

1. 术前护理

（1）术前准备：常规备皮、配血，协助患者排便。对精神过度紧张难以入睡者，睡前可适当应用镇静药物以保证睡眠。

（2）术前宣教：护理人员应耐心向患者讲明手术的重要性、必要性和手术的目的、方法及步骤，并向患者介绍成功的病例。通过耐心的解释取得患者的信赖，使其得到康复的希望，树立战胜疾病的信心；同时要讲解术前、术中、术后重要注意的事项，使患者对手术有较全面的了解，以减轻或消除紧张、恐惧心理，积极配合治疗及护理。

（3）疼痛、预防各种并发症及合并症的护理详见第六章及第七章。

2. 术后护理

（1）监测生命体征：手术当日严密观察患者意识状况和生命体征变化，

遵医嘱给予心电监测。做好患者手术回病房的交接工作，及时向医生了解手术情况，高度重视心脑血管变化，发现异常及时报告处理，同时加强合并症监测和护理，防止合并症加重。

（2）观察患肢血液循环及神经功能：手术后必须严密观察患肢有无皮肤苍白或青紫，肢端有无疼痛或麻木、活动有无障碍等情况，如发现异常及时通知医生。注意伤口出血量和渗血情况，谨防失血性休克。

（3）引流管护理：注意保持引流管通畅和负压状态，严格无菌操作，防止污染，防止引流液倒流，注意观察引流液的量、颜色和性质。术后1~2小时内出血量在200~400ml，应引起重视，及时报告医生处理。

（4）体位护理：术后如无恶心、呕吐等症状，头部可垫软枕或逐渐抬高床头。关节置换的患者患肢需垫软枕，抬高30°，悬空足跟，两腿之间夹梯形枕，保持患肢外展中立位。同时患者一定要做到"四不"，即不用力屈患髋、不盘腿、不坐矮板凳、不跷"二郎腿"。患者在医护人员帮助下，可取健侧卧位，双腿之间夹软枕，避免患肢内收，防止髋关节脱位。

（5）功能锻炼：指导患者术后早期积极进行主动、被动活动，如主动进行肌肉等长收缩训练，被动进行肌肉按摩和关节屈伸练习等。术后待麻醉消失后，患者即可进行主动关节活动，如踝泵练习，屈膝训练、抬臀运动、上肢活动等，所有功能锻炼，由被动到主动，循序渐进，避免过度劳累。

（6）饮食、疼痛、预防并发症及合并症的护理详见第六章及第七章。

九、康复训练

老年髋部骨折患者术后的康复治疗十分重要，原则上下床活动越早对患者的一般情况恢复越有利。

（一）第一阶段（术后第1~4天）

主要以肌肉的静止收缩运动和远端关节的运动为主，目的是促进下肢血液循环，预防血栓形成。

1. **股四头肌等长收缩训练** 仰卧位，下肢伸直不离床，股四头肌主动收缩，缓慢运动，每次持续5~10秒，每天90次左右。

2. **踝部运动** 仰卧位，主动地进行足趾伸屈运动，踝关节跖屈、背伸运动，每个动作保持10s，再放松，每天90次左右。

3. **臀肌收缩运动** 患者仰卧位伸直腿，上肢自然放于身体两侧，收缩臀部肌肉，保持10秒，放松，每天60次左右。

4. **髌骨推移运动** 仰卧位，陪护人员轻轻推动髌骨上、下、左、右活动，每天 30 次左右。

（二）第二阶段（术后第 2 ~ 8 周）

此阶段主要以增强肌肉力量和关节小范围主动运动为主。

1. **直腿抬高运动** 行髓内钉内固定的患者取仰卧位，下肢伸直抬高，要求足跟离床 20cm，在空中停顿 2 ~ 3 秒，逐步增加停顿时间，每天 90 次左右；行关节置换的患者术后暂不做主动的直腿抬高练习，可由患者家属给予被动的活动，抬高角度小于 30°。

2. **屈髋屈膝运动** 仰卧位，陪护人员一手托在患者膝下，一手托住足跟，在不引起疼痛的情况下行屈髋、屈膝运动，但屈髋角度不宜过大，应小于 45°，每天 30 次左右。

3. **卧位到坐位训练** 双手撑起，患肢外展，利用双手和健肢支撑力将患肢移至床边，患者坐起。

4. **坐位到站立** 患者移至床边，先健肢着地，双手扶助行器，利用健肢和助行器支撑力站立，患肢不负重着地，站立 2 分钟即可，以防止直立性低血压，循序渐进，逐渐增加站立时间。

5. **行走的训练** 关节置换患者及稳定型转子间骨折髓内钉内固定患者术后第 2 天，拍片检查后，在身体条件允许状态下即可下地行走。首先床旁扶助行器站立，正确使用助行器，行走时必须有陪护人员保护，以免发生意外，时间根据患者体力而定，一般每次不超过 15 分钟，每天 3 次；粉碎程度严重的转子间骨折患者，术后需卧床 1 个月，复查后根据患者具体情况，决定下地时间。

（三）第三阶段（术后第 8 ~ 12 周）

此阶段主要以继续增强髋部肌肉力量和提高关节活动灵活性为主。

1. **屈髋练习** 站立位，双手扶助行器，健肢单腿站立，身体保持与地面垂直。患肢屈髋屈膝，屈髋以 90° 为限，加强髂腰肌肌力。

2. **伸膝练习** 站立位，双手扶助行器，健肢单腿站立，身体保持与地面垂直。患肢直腿抬高，加强股四头肌肌力。

3. **髋外展练习** 体位同上，患肢髋关节外展，以 40° 为限，加强臀外展肌肌力。

4. **静态脚踏车练习** 此方法有助于增强下肢肌肉和髋部活动协调性。开始踏脚踏板时，先向后踏，当觉得向后踏动作已很轻松、舒服时，再向前踏。当动作连贯后，再加大踏脚次数及频率，每日 2 次，每次 15 分钟，逐步增加到每日 3 次，每次 20 ~ 30 分钟。

（四）第四阶段（术后 3 个月）

此期患肢可逐渐负重，逐步由用助行器向拄双拐、拄单拐、弃拐杖过渡。因为身体平衡已经建立，可扶双拐或单拐较熟练行走，每日 3 次，每次 10 ~ 15 分钟。当控制身体平衡能力达到完全熟练时，可弃拐每天用正常步伐走 3 ~ 4 次，每次 20 ~ 30 分钟，这样可最终恢复到正常步行状态。另外注意，行髋关节置换术的患者上楼时健肢先上，患肢后上，下楼时患肢先下，健肢后下。6 个月后可选择散步进行日常锻炼。

（陈亚萍　丁俊琴　李玉佳　陈玉娥　刘颖　王薇）

第三节　椎体压缩性骨折及护理

一、定义

骨质疏松性椎体压缩性骨折（osteoporotic vertebral compression fracture，OVCF）是指由骨质疏松症导致椎体骨密度（bone mineral density，BMD）和骨质量下降、骨强度减低，在轻微外力甚至没有明显外力的作用下即发生的骨折，是最常见的骨质疏松性骨折（脆性骨折）类型。

椎体压缩性骨折的常见病因包括骨质疏松症、创伤和肿瘤（包括原发骨肿瘤、浸润癌和转移癌）等，其中以骨质疏松症引起的椎体压缩性骨折最为常见。国内基于影像学的流行病学调查显示，50 岁以上女性椎体骨折患病率约为 15%，50 岁以后椎体骨折的患病率随年龄增长而渐增，80 岁以上女性椎体骨折患病率可高达 36.6%。

二、解剖结构

脊柱的发育是由中胚层的生骨节细胞围绕脊髓和脊索形成的。人类幼年时椎骨共有 33 块（颈椎 7 块，胸椎 12 块，腰椎 5 块，骶椎 5 块，尾椎 4 块）。随年龄增长 5 块骶椎合成一块骶骨，4 块尾椎合成一块尾骨，借韧带、关节及椎间盘连接而成。我们将脊柱分为胸椎功能区、胸腰段和腰椎功能区（图 3-3-1），胸椎构成的胸曲凸向后方，腰椎构成的腰曲凸向前方，胸腰段位于胸曲和腰曲两个生理弯曲连接处。下段腰椎同骨盆间有髂腰韧带相连，增加了稳定性。脊柱上端承托颅骨，下联髋骨，中附肋骨，并作为胸廓、腹腔和盆腔的后壁。脊柱具有支持躯干、保护内脏、保护脊髓和进行运动的功能。

脊柱内部自上而下形成一条纵行的椎管，内有脊髓。

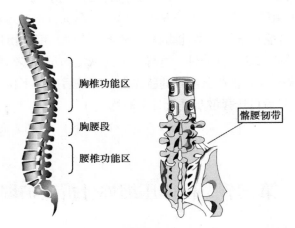

图 3-3-1　胸腰椎的三个功能区

三、受伤机制

1. 低能量损伤　低能量损伤是指能量比较低，损伤比较小，低暴力（如摔倒、打喷嚏等）情况下导致的压缩性骨折。此类患者多伴有骨质疏松症或者椎体血管瘤，导致椎体的结构缺陷、稳定性及强度下降，轻微外力即可导致压缩骨折。

2. 高能量损伤　高能量损伤是指在大能量、高暴力（如坠落伤、车祸、严重的摔伤等）、强破坏力等因素下导致的骨折。对患者损伤比较严重，轻则是压缩骨折、重则会伴有下肢神经症状。

四、症状及体征

1. 腰背部疼痛　骨折后出现腰背部急性疼痛，大部分患者在卧床休息时背痛消失或明显缓解，但在脊柱承担负荷时（如翻身、坐起、改变体位或行走等）出现疼痛或疼痛加重。部分患者表现为长期慢性腰背部疼痛，可能是由于微骨折发生所致。腰椎压缩性骨折的患者除了腰部局限性疼痛，可伴有腹前区放射痛或下肢放射痛及麻木酸胀感（沿股神经或坐骨神经放射）。

2. 肌痉挛和抽搐　患者长期采取致最轻疼痛的体位，常导致腰背部肌张力增高，造成肌痉挛，当患者翻身、坐起或改变体位时可发生肌肉抽搐。

3. 脊柱后凸畸形　压缩骨折形态以楔形、双凹形及扁平形多见；严重的椎体压缩骨折，尤其是多发性椎体骨折可致脊柱后凸畸形，患者出现驼背和身高变矮。

4. 神经损害体征 骨折常见于 T_8、T_{12} 和 L_1，不伴有椎间盘撕裂，骨折部位仅限于椎体，不影响椎弓，罕见脊髓损伤，一般无神经损害表现，但如果骨折程度严重，也可出现下肢感觉减退、肌力减弱及反射改变等神经功能损害表现。

五、辅助检查

1. 影像学检查

（1）X 线检查：胸腰椎 X 线侧位片可作为判定 OVCF 首选检查方法。

（2）CT：能够明确椎体是否完整，椎体后缘是否有骨块突入椎管，以及椎管受累程度，能发现 X 线片不能发现的骨皮质中断。

（3）MRI：广泛地应用于骨质疏松性骨折的诊断，具有重要价值。对 X 线及 CT 检查都不能明确诊断的脊髓损伤，MRI 可依据髓内出血、水肿导致含水量的变化通过信号异常敏感地反映出来；同时显示骨骼及周围的软组织病变，用于鉴别骨质疏松性骨折与骨肿瘤等引起的病理性骨折及其他疾病。

（4）全身骨骼放射性核素成像：可提示骨折椎体放射性核素浓聚。如患者不能进行 MRI 检查时，可作为替代方法。

2. 术前常规检查

（1）实验室检查：包括血、尿常规，肝肾功能，血清八项，凝血功能，红细胞沉降率，骨标志物检测。

（2）心肺功能检查：心电图、肺功能、胸部 X 线正侧位片，为手术及麻醉做准备。

（3）骨密度测定。

六、骨折分型

椎体压缩骨折时，有楔形或"双凹征"改变，伴骨小梁稀疏。部分可表现为椎体内"真空征"，有假关节形成。Denis 分型是一种基于患者 X 线表现的分类方式。脊柱压缩骨折一般指椎体前缘骨折，中柱结构完好；通常为稳定性骨折；当椎体压缩超过 50%，成角 > 20°～30°，多个终板累及情况，可分为四型（图 3-3-2）：A 型

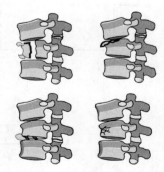

图 3-3-2 Denis 压缩骨折分型

累及上下终板；B 型单独累及上终板；C 型单独累及下终板；D 型为上下终板均完好，但椎体前缘骨皮质弯曲。

基于胸腰椎侧位 X 线影像并采用 Genant 目视半定量判定方法（图 1-4-1），椎体压缩性骨折分为：①在原椎体高度上压缩 20%～25% 为轻度压缩骨折。②在原椎体高度上压缩 26%～40% 为中度压缩骨折。③在原椎体高度上压缩 > 40% 为重度压缩骨折。

七、治疗方法

OVCF 的治疗（图 3-3-3）原则是复位、固定、功能锻炼和抗骨质疏松治疗。应根据患者年龄、并发症、骨质疏松程度而定，以尽快缓解疼痛、恢复患者活动功能为主要原则。在 OVCF 症状控制及康复治疗的同时，须重视骨质疏松症本身的治疗。无论保守治疗还是手术治疗，都需与抗骨质疏松治疗结合，才能从根本上提高骨量及骨强度，避免发生再骨折。

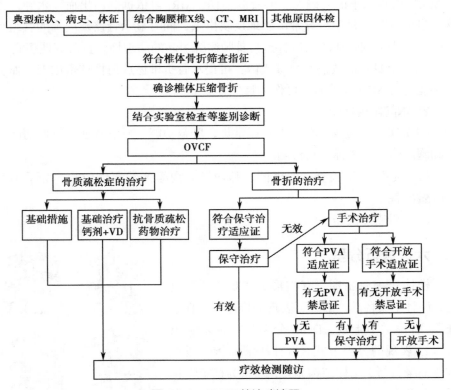

图 3-3-3　OVCF 的治疗流程

（一）非手术治疗

1. 适应证

（1）症状较轻，影像学检查显示为椎体压缩程度较小、椎体高度丢失小于 1/3。

（2）无神经压迫，疼痛不剧烈，稳定性较好者。

（3）不能耐受手术者。

2. 治疗方法　保守治疗过程包括短期卧床休息、脊柱支具固定、早期恢复下床活动、抗骨质疏松药物等。

（1）卧床休息 4～8 周，胸腰椎支具固定 3 个月。

（2）基本骨营养补充剂治疗：可适量补钙及摄入维生素 D。

（3）抗骨质疏松药物治疗：包括抑制骨吸收药物及促进骨形成药物。

（4）其他类药物：如果具有循证医学证据的支持，表明能够改善绝经相关症状、增加骨矿密度、减少骨丢失、降低脆性骨折发生率的中药及富含植物雌激素的草药制剂可以适当应用。

老年患者往往合并其他器官系统疾病，因此要慎用一些药物，如利尿剂、四环素、异烟肼、抗癌药、泼尼松等，这些药物可直接或间接影响维生素 D 的活化，加快钙盐的排泄，妨碍钙盐在骨内沉淀。因此，如因疾病需要服用，必须在医师的指导下用药。

（二）手术治疗

当椎体骨折为不稳定型，或稳定型压缩骨折经保守治疗效果不好，骨折愈合不良，假关节形成、椎体进一步塌陷、脊柱畸形甚至脊髓压迫（如出现截瘫），疼痛持续不缓解、日常活动受限、生活质量下降，则应及时考虑手术治疗。

1. 手术治疗的目的　避免进一步的神经损伤，为神经损伤的恢复创造条件；确保脊柱长期稳定，如果可能，尽量减少融合节段；使患者早期活动，避免制动带来的并发症；减少急性和慢性疼痛。

2. 微创手术方法　目前最常用的微创手术治疗方法包括经皮椎体成形术（percutaneous vertebroplasty，PVP）和经皮后凸成形术（percutaneous kyphoplasty，PKP），二者均属于经皮椎体强化术（percutaneous vertebral augmentation，PVA）的范畴。相对于保守治疗，目前大多数研究及 Meta 分析均支持 PVA 手术能够改善患者功能、生活质量，尤其对于老年疼痛性 OVCF 患者，微创手术治疗能缩短住院时间、降低再入院率和病死率。

（1）适应证

1）保守治疗无效、疼痛进行性加重的骨质疏松性椎体压缩骨折。

2）不稳定的椎体压缩骨折。

3）恶性肿瘤的椎体转移、椎体血管瘤和多发性骨髓瘤肿瘤未波及椎体后壁者。

4）不宜长时间卧床的患者，高龄患者宜考虑早期手术，可有效缩短卧床时间，减少并发症的发生。

5）伴后凸畸形的 OVCF 建议选用 PKP。

6）伴有持续和严重疼痛的椎体骨折，疼痛时间超过 3～4 周者。

（2）相对禁忌证

1）0VCF 已造成神经根、脊髓损伤。

2）有结构因素限制工作通道的操作，如椎弓根骨折、极重度椎体压缩性骨折。

3）有出血倾向者。

4）身体其他部位存在活动性感染者。

5）与椎体压缩骨折无关的神经压迫引起的神经根性疼痛。

（3）绝对禁忌证

1）无症状性 OVCF。

2）手术节段的局部感染及无法控制的全身感染。

3）严重的无法纠正的凝血功能障碍。

4）不能耐受手术者。

5）对 PVA 器械或材料过敏者。

3. 开放手术方法　OVCF 严重的后凸畸形及椎体后壁碎骨块向后方压迫可造成脊髓压迫与神经损伤，对有神经、脊髓压迫症状和体征、严重后凸畸形、需行截骨矫形以及不适合微创手术的不稳定椎体骨折患者，可考虑行开放手术治疗进行减压内固定。术前需要评估患者心肺功能及对手术的耐受力，术中可采用在椎弓根螺钉周围局部注射骨水泥、骨水泥螺钉、加长和加粗椎弓根钉、可膨胀椎弓根螺钉、皮质骨轨迹螺钉或适当延长固定节段等方法增强内固定的稳定性。

八、椎体压缩性骨折的护理

（一）非手术治疗护理

1. **体位护理**　单纯轻度椎体压缩骨折患者，可仰卧于硬板床，在骨折部加枕垫，一般卧床时间为 4~8 周，如站立行走需佩戴适宜型号的支具保护。

2. 疼痛护理 疼痛护理详见相关章节。

3. 饮食护理 戒烟、减少饮酒，进食富含钙质、低盐和适量蛋白质的均衡膳食，减少咖啡、浓茶和碳酸饮料的摄入，慎用不利于骨健康的药物等。

4. 支具护理 支具大小合适，松紧适度，内部垫衣物，防止皮肤受损。要求在卧位状态下佩戴或摘除支具。

5. 皮肤护理 由于老年患者血液循环差，骨折后疼痛、躯体移动障碍，易发生皮肤压力性损伤，需增加营养，保持患者及床单位的干燥、清洁，避免摩擦力和剪切力，减少对组织的压力。协助患者翻身，减轻骶尾部皮肤压力。

6. 功能锻炼 功能锻炼防止神经根粘连及肌萎缩。如踝泵运动、股四头肌等长收缩运动等。指导患者掌握轴线翻身技巧，避免脊柱扭曲，加重病情。

7. 健康教育 告知患者起床活动不宜过猛，防止直立性低血压；活动前进行自我评估，如有不适，暂缓下床活动；夜间下地时，避免灯光灰暗，保证卫生间光线明亮，地面无水渍，患者方可进入；穿长短合适的衣裤及防滑鞋；口服降压药、降糖药、镇静药时注意掌握药量，避免出现低血压、低血糖等现象，增加患者跌倒的风险。

8. 出院康复指导 为出院患者制订康复训练计划，进行家庭访视，使康复护理过渡到家庭护理，督促完成功能锻炼，帮助建立良好的生活模式。

（二）手术治疗护理

1. 术前护理

（1）术前准备：常规备皮、协助患者排便，对精神过度紧张难以入睡者，睡前可适当应用镇静药物以保证睡眠。

（2）心理护理：术前的疼痛，突发的摔伤情况等因素，都会对患者造成较强的紧张刺激，导致患者出现焦虑、恐惧心理，将直接影响到手术效果。因此，根据患者的心理特点进行有效的心理护理，减轻患者的焦虑、恐惧情绪，使患者顺利度过手术期。

（3）疼痛护理：指导患者正确表达疼痛，可应用数字疼痛评分法，根据患者疼痛评分，及时给予镇痛措施，缓解患者焦虑情绪。

（4）健康宣教：向患者及家属讲解术前及术后恢复过程中的注意事项，

取得患者和家属的信任和配合。

2. 术后护理

（1）监测生命体征：手术当日严密观察血压、脉搏、呼吸，遵医嘱给予心电监测。

（2）疼痛护理：观察患者的疼痛部位、性质，做好疼痛评估。给予患者保持舒适体位，保持病室安静，转移患者对疼痛的注意力，并遵医嘱给予患者使用镇痛药物，有效地控制疼痛，并做好疼痛护理记录。

（3）伤口的护理：密切观察伤口情况，出现渗血、渗液时，及时通知医生给予更换敷料。

（4）患肢感觉运动观察：按时巡视患者，评估患者双下肢感觉运动情况，是否出现异常。

（5）功能指导：待患者麻醉恢复后，即可行双下肢踝泵练习、股四头肌等长收缩练习及屈髋屈膝练习。

（6）并发症护理

1）骨水泥渗漏：是 PVP 常见并发症，渗漏部位主要有椎管内硬膜囊外、神经根管、椎旁软组织、相邻椎间盘内及椎旁静脉丛，发生率为 1%～10%。骨水泥渗漏可引起邻近椎体骨折及脊髓神经损害。因此，术后须密切观察患者双下肢感觉运动情况，皮肤色泽、皮温及二便情况，如有异常及时通知医生。

2）炎性反应：骨水泥聚合产热会引起炎性反应，患者出现发热和疼痛，发热多为低热，注意观察体温变化，鼓励患者多饮温开水；疼痛表现为腰部胀痛，可给予卧床休息并制动，物理治疗及口服镇痛药等综合治疗方法。

3）腹胀、便秘：椎体压缩骨折手术后，易形成腹膜后血肿，刺激肠系膜交感神经，使胃肠功能减弱，而致腹胀、便秘、饮食减少，可以给予患者热敷、按摩腹部，鼓励患者多食含纤维丰富的食物和水果。

九、康复训练

椎体压缩性骨折术后功能锻炼主要为腰背肌及双侧股四头肌的收缩锻炼。腰背肌的力量增强，可增加脊柱的稳定性，减少脊柱退变的发生，避免遗留慢性腰背部疼痛和畸形。双侧股四头肌的收缩锻炼，可防止股四头肌的萎缩，增加腿部的力量，防止下床后摔倒。

（一）稳定性骨折（保守治疗）

1. 早期（伤后1周）

（1）卧床休息、复位、制动：卧床休息4～8周，胸腰椎支具固定3个月。对于单纯性压缩骨折患者，可采用卧硬板床休息1周。

（2）局部肌力训练：疼痛缓解后，患者应尽快进行股四头肌、腰背肌、腹肌等长收缩训练，以逐渐改善局部的肌肉力量及脊柱前后肌肉力量的平衡。

（3）腰背肌过伸训练：伤后即可进行直腿抬高训练。

（4）运动功能训练：进行床上肢体的各关节活动度训练和呼吸功能训练。

2. 中期（伤后2～5周）

（1）卧位肌力训练：在局部疼痛缓解后，可进行腰背肌训练，依次为仰卧位挺胸、俯卧位抬头、仰卧位"半桥""全桥"、俯卧位后抬腿、俯卧位"小燕飞"（无痛时进行）等。

（2）站立位训练：卧位训练4～8周后无疼痛症状，可起床站立进行行走等训练（骨折基本愈合后才可以取坐位，且坐位时仍需要保持腰椎前凸曲度，避免腰椎屈曲坐位）。

3. 后期骨折愈合、支具去除后应进一步进行强化运动功能的训练。

（1）腰背肌肌力训练：可在前期训练的基础上增加运动强度和运动量。

（2）腹肌肌力训练：腰背肌肌力训练的同时应结合腹肌肌力训练。尤其是骨折处遗留成角畸形时，应在骨折愈合牢固后着重加强腹肌肌力训练。

（3）腰椎柔韧性训练：重点加强腰椎屈曲、伸展、侧屈、旋转等方向的柔韧性。需根据自身情况量力而行。

（二）不稳定性骨折（手术治疗）

1. 切开复位内固定者

（1）术后卧床3～4周，之后改用支具固定3～4个月。

（2）局部肌力训练：待麻醉恢复后，即可进行股四头肌、腹肌等长收缩训练。

（3）运动功能训练：术后即可进行床上肢体的各关节活动度训练和呼吸训练。

（4）腰背肌训练：术后2～3周，待伤口愈合后，开始进行腰背肌训练，依次为仰卧位挺胸、俯卧位抬头、仰卧位"半桥""全桥"、直腿抬高训练等；术后5～6周，开始进行俯卧位后抬腿、俯卧位"小燕飞"（无痛时进行）训练。

（5）行走训练：术后 1~2 个月，根据复查结果，可佩戴支具下地站立、行走。

（6）腰椎柔韧性训练：待骨折愈合，支具去除后，重点加强腰椎屈曲、伸展、侧屈、旋转等方向的柔韧性训练。

2. 微创治疗者

（1）术后第 2 天，拍片检查后病情允许的情况下，可佩戴支具下地站立、行走。

（2）局部肌力训练：待麻醉消退后，即可进行股四头肌、腹肌、腰背肌等长收缩训练。

（3）运动功能训练：术后即可进行床上肢体的各关节活动度训练和呼吸训练。

（4）腰背肌训练：术后第 1 周可以进行仰卧位挺胸、俯卧位抬头、直腿抬高训练；术后 2~3 周，待伤口愈合后，开始进行仰卧位"半桥""全桥"训练；术后 5~6 周，开始进行俯卧位后抬腿、俯卧位"小燕飞"（无痛时进行）训练。

（5）腰椎柔韧性训练：待骨折愈合、支具去除后，重点加强腰椎屈曲、伸展、侧屈、旋转等方向的柔韧性训练。

骨折完全愈合后，无论何种治疗方法，患者都应避免剧烈活动及提重物，尽可能避免久坐、跑、跳等动作；避免睡软床；从地上拾物时采取屈膝、下蹲的姿势。形成良好的生活方式，经常改变坐姿，进行腰背肌锻炼并坚持半年以上，从而增强腰部肌肉力量及脊柱的稳定性，防止椎体再次骨折。

（许蕊凤　陈玉娥　郭馨卉　梅雅男）

第四节　桡骨远端骨折及护理

一、定义

桡骨远端骨折（distal radius fracture）是指位于距桡腕关节面 2~3cm 内的桡骨骨折，是老年人最常见的骨质疏松性骨折之一，占全身脆性骨折的6.7%~11.1%。女性发生率高于男性。

二、解剖结构

正常情况下，在侧位片上，桡骨长轴的垂线和桡骨上下唇连线间的夹角，即为掌倾角，平均值为 10°，骨折复位要求恢复掌倾角，也可作为术中复位的参考值；桡骨尺侧乙状切迹的中点与桡骨茎突最高点连线，同桡骨长轴垂线之间的夹角即为尺偏角，平均值为 24°，< 15°具有手术指征。桡骨下端具有掌、背、桡、尺 4 个面，掌侧光滑凹陷，有旋前方肌附着；背侧凸起，有 4 个骨性腱沟，内有伸肌腱；桡侧面延长成茎突，有肱桡肌附着及拇长展肌腱和拇短伸肌腱腱鞘；尺侧面与尺骨小头桡侧构成下尺桡关节，为前臂旋转活动的解剖学基础。

三、受伤机制

根据受伤时腕关节体位及受力特点，损伤机制如下：

1. **背伸位损伤** 关节外骨折，背侧移位，干骺端缺损或背侧粉碎均提示背侧方向不稳定。

2. **掌屈位损伤** 关节外骨折，掌侧移位，多不稳定，需要复位并维持直到骨折愈合。

3. **背侧剪切骨折** 背侧边缘骨折，腕关节背侧方向严重不稳定。

4. **掌侧剪切损伤** 掌侧边缘骨折，腕关节掌侧不稳定，骨折粉碎严重，多需手术治疗。

5. **简单的三部分骨折** 属低能量损伤，为轴向应力、背伸位联合应力作用的结果。干骺端骨折合并桡骨远端经尺骨骨折切迹的尺骨背侧骨折。

6. **粉碎的关节内骨折** 属高能量损伤，非常不稳定，关节面粉碎、塌陷，合并尺骨远端不稳定，伴随干骺端骨折缺损。

7. **腕关节撕脱伤** 腕关节的韧带损伤伴有桡骨远端撕脱。

8. **高能量损伤** 年轻人、关节面粉碎，骨折扩展至尺桡骨干。

四、症状及体征

1. 腕关节疼痛、肿胀、畸形、活动受限，有时可见皮下瘀血。

2. 手指呈半屈曲位，不敢握拳，需要健手托扶患手方能减轻疼痛。

3. 近侧断端压及正中神经时，则有手指麻木感。

4. 伸直型骨折（Colles 骨折）可有典型的"餐叉状"或"枪刺样"畸形，尺桡骨茎突骨折在同一平面，直尺试验阳性。

5. 屈曲型骨折（Smith 骨折）畸形及手法复位的步骤与伸直型相反。

五、辅助检查

1. X 线片　可清楚显示骨折及其类型。伸直型骨折远端向背侧、桡侧移位，关节面掌侧及尺侧倾斜角度变小、消失，甚至反向倾斜。远骨折端与近端相嵌插，有的合并尺骨茎突骨折及下尺桡关节分离。屈曲型骨折远端向掌侧移位。

2. CT 平扫及三维重建　能够更直观地显示骨折部位、类型、大小及关节面平整性的准确信息。

3. 骨密度检查　对轻微外力致伤的老年患者应做骨密度检查，以了解骨质疏松情况。

六、骨折分型

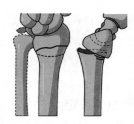

图 3-4-1　Colles 骨折

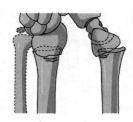

图 3-4-2　Smith 骨折

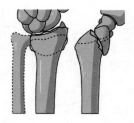

图 3-4-3　Barton 骨折

1. 桡骨远端骨折的分型有很多，其中有以人名命名的分型法（Colles 骨折、Smith 骨折、Barton 骨折）。

（1）伸直型骨折（Colles 骨折）（图 3-4-1）：最常见，多为间接暴力所致，直接暴力少见。由 1814 年 Abraham Colles 详加描述，此后约定俗成称为 Colles 骨折，而沿用至今。常见于跌倒时肘部伸展，腕关节背伸，前臂旋前、手掌着地，应力集中于桡骨远端这一脆弱部分发生骨折。远端骨折块向背侧、桡侧移位、向掌侧成角。青少年因骨骺未闭合易发生骨骺分离骨折。骨折常涉及桡腕关节和下尺桡关节，尺骨茎突骨折亦是常见的合并损伤。

（2）屈曲型骨折（Smith 骨折）（图 3-4-2）：少见，但在老年女性中可以发生。由 Smith 于 1874 年详细描述。此类损伤的畸形恰与 Colles 骨折相反，故又称反 Colles 骨折。多见于跌倒时腕背着地，腕关节急骤掌屈所致。骨折远端向掌侧移位、短缩。

（3）巴尔通骨折（Barton 骨折）（图 3-4-3）：较 Smith 骨折多见，系指桡骨远端掌侧缘或背侧缘累及关节面，常伴有腕关节脱位或半脱位。由 Barton 于 1838 年首次描述。他报告了两种类型：一种腕向背侧脱位，骨折块向背侧移位；一种腕向掌侧脱位，骨折块向掌侧移位。跌倒时手掌或手背着地，暴力向上传递，通过近排腕骨的撞击引起桡骨关节面骨折，在桡骨下端掌侧或背侧形成一带关节面软骨的骨折块，骨块常向近侧移位，并腕关节脱位或半脱位。

2. 基于受伤机制的 Fernandez 分型，有根据骨折稳定性的 Frykman 分型，以及临床上常用的 AO 分型（图 3-4-4）。

20 世纪 90 年代，AO 内固定协会提出 AO 分类法，将桡骨远端骨折分为关节外骨折（A 型）、部分关节内骨折（B 型）及复杂关节内骨折（C 型）3 种类型。每一型再分成 3 个亚型。

（1）A 型（关节外骨折）：A1 型即孤立的尺骨远端骨折；A2 型即桡骨远端骨折，无粉碎、嵌插；A3 型即桡骨远端骨折，粉碎、嵌插。

（2）B 型（部分关节内骨折）：B1 型即桡骨远端矢状面骨折；B2 型即桡骨远端背侧缘骨折；B3 型即桡骨远端掌侧缘骨折。

（3）C 型（完全关节内骨折）：C1 型即关节内和干骺端简单骨折；C2 型即关节内简单骨折，干骺端粉碎性骨折；C3 型即关节面粉碎性骨折。

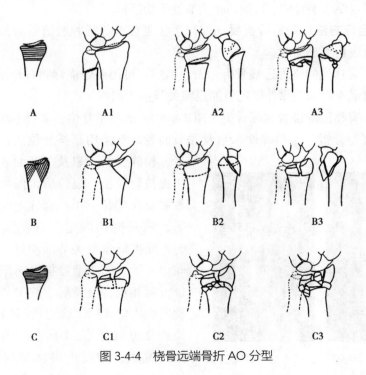

图 3-4-4 桡骨远端骨折 AO 分型

七、治疗方法

（一）非手术治疗

1. 保守治疗的指征 桡骨远端骨折是否可以保守治疗取决于骨折能否闭合复位，并通过石膏和支具等固定方法维持复位。

2. 复位标准 如果复位不能达到以下标准，建议进行手术治疗。

正位片观尺偏角 > 15°；正位片观桡骨茎突长度超过尺骨茎突 > 7mm；侧位片观背侧成角 < 15°或掌侧成角 < 20°；关节面台阶 < 2mm。

3. 复位稳定性的判断 具备以下指征时难以通过石膏、支具等固定方法维持复位甚至愈合：

背侧骨皮质粉碎超过桡骨密度 50%；掌侧干骺端粉碎；复位前骨折块背侧成角超过 20°；复位前骨折块移位超过 1cm；复位前桡骨短缩超过 5mm；骨折累及关节面；合并尺骨骨折；存在严重的骨质疏松。

4. 石膏固定位置要求 通常采用肘以下的短臂石膏固定。Colles、Barton骨折石膏固定要求掌曲、尺偏位，腕关节处于功能位（中立位）；Smith骨折石膏固定要求手背伸、尺偏，腕关节处于功能位。

5. 治疗方法 新鲜骨折要立即行手法复位，等待肿胀消退后再行手法复位的做法是不正确的。

（1）无移位的桡骨远端骨折（图 3-4-5）：可用前臂桡背侧石膏托或夹板固定，固定 4 周，去除外固定后加强腕关节主动训练。

（2）有移位的桡骨远端骨折（图 3-4-6）：应尽早复位，多可手法复位成功。伸直型骨折，非粉碎性未累及关节面者，常采用牵抖复位法；老年患者、粉碎骨折、累及关节面者，常采用提按复位法。复位后，保持腕关节掌屈及尺偏位，用石膏固定时，应将肘、腕及拇指固定。石膏固定手部时，要保证掌指关节活动好，固定时间为 4 周；屈曲型骨折纵向牵引后复位方向相反，复位后，腕关节背屈和旋前位固定 4 周。固定后即拍 X 线片检查复位情况外，1 周左右消肿后需拍片复查，如发生再次移位应及时处理。

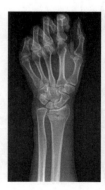 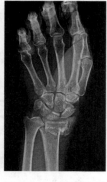

图 3-4-5　无移位的桡骨远端骨折　　图 3-4-6　有移位的桡骨远端骨折

（二）手术治疗

关节内骨折、手法复位后效果差或复位后稳定性极差（如巴尔通骨折）等类型，常需手术复位，采用克氏针、外固定架、螺丝钉或者钢板内固定。

1. 手术目的 恢复关节面的平整及相邻关节面之间的吻合关系；重建关节的稳定性；恢复一个无痛且功能良好的腕关节。

2. 手术方法

（1）经皮穿针内固定（图3-4-7）：此法治疗桡骨远端骨折已有近百年历史，它具有手术简单、二次取出容易、较少影响肌腱功能等特点，对不同类型的骨折可有不同的穿针技术。

（2）外固定架（图3-4-8）：适用于桡骨远端开放性粉碎性骨折，不宜植入内固定物。1929年Ombredanne等最早使用外固定架治疗青少年桡骨远端骨折。外固定架之原理是通过其生物力学和"关节韧带牵引术"，在适当的牵伸力和固定下维持已复位的骨折断端直至骨愈合，从而有效地防止畸形。1987年Clyburn等设计的动力性外固定支架可以说是外固定支架治疗桡骨远端骨折的一次新进展。

（3）切开复位内固定（图3-4-9）：通常用于治疗桡骨远端不稳定骨折，有专门为桡骨远端骨折设计的"T"形或"π"形钢板。

（4）腕关节镜技术辅助复位及外固定：在腕关节镜下对桡骨远端骨折关节内骨折进行复位固定是20世纪90年代初才发展起来的一项新技术。采用关节镜辅助治疗效果最佳的骨折如下：不伴有干骺端粉碎的复杂关节内骨折，特别是中央压缩骨折；证明确实存在骨间韧带或三角纤维软骨复合体损伤的骨折，而不伴尺骨茎突较大的骨折。

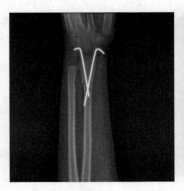 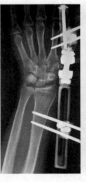 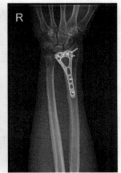

图3-4-7 经皮穿针内固定　　图3-4-8 外固定架固定　　图3-4-9 切开复位内固定

八、桡骨远端骨折的护理

（一）非手术治疗的护理

1. 体位护理　为促进静脉回流，应抬高患肢，避免患肢下垂引起的静脉回流障碍。平卧时患肢垫软枕与躯干平行，离床时，用肩肘固定带悬吊前臂于胸前。

2. 疼痛护理　在进行各项护理操作时，动作轻柔。在协助患者改变体位前，做好解释工作，得到患者的配合，在移动过程中重点托扶损伤部位。

3. 心理护理　给予心理安慰，做好情绪疏导和生活护理，解除患者顾虑，消除不良情绪，使其积极配合治疗与护理。

4. 患肢的观察与护理　注意患肢皮肤颜色、温度、有无肿胀及桡动脉搏动情况；注意手指有无麻木、疼痛等感觉异常以及手指的伸屈活动等情况。

5. 外固定护理　石膏托或支具过紧所致肢端肿胀伴血供障碍者，应及时调整支具或石膏的松紧度。对疑有骨筋膜室综合征者，及时通知医生做切开减压处理。

6. 皮肤护理　手法复位后，外固定前用减压贴贴于骨隆凸处，以减少局部组织受压；手法复位后稳定性良好，在医生允许的情况下，适当拆除外固定，查看皮肤情况；受伤早期给予冷敷治疗时，密切观察患肢皮肤情况，防止冻伤发生。

7. 功能指导　向患者讲解功能锻炼的重要性，指导患者行手指伸握练习，同时做肩部运动，防止发生肩手综合征，去除外固定后，辅以理疗，做腕、肘关节的各方向活动及手部的捏、握等动作，以恢复肌力及肌肉间的协调动作。

（二）手术治疗的护理

1. 术前护理

（1）术前准备：常规备皮、协助患者排便，对精神过度紧张难以入睡者，睡前可适当应用镇静药物以保证睡眠。

（2）心理护理：术前根据患者的心理特点进行有效的心理护理，减轻患者的焦虑、恐惧情绪，使患者顺利度过手术期。

（3）疼痛护理：指导患者正确表达疼痛，可应用数字疼痛评分法，根据患者疼痛评分，及时给予疼痛控制，缓解患者焦虑情绪。

（4）健康宣教：向患者及家属讲解术前及术后恢复过程中的注意事项，取得患者和家属的信任和配合。

2. 术后护理

（1）病情观察：手术当日严密观察血压、脉搏、呼吸、面色、精神状态等。

（2）疼痛护理：观察患者的疼痛部位、性质，做好疼痛评估。使患者保持舒适体位，并遵医嘱给患者使用镇痛药物，有效地控制疼痛，做好疼痛护理记录。

（3）伤口护理：密切观察伤口情况，出现渗血、渗液时，及时通知医生更换敷料。若骨折处疼痛进行性加重或呈波动性疼痛，并伴有皮肤红、肿、热，伤口有脓液渗出时，及时报告医生处理。

（4）患肢感觉运动观察：密切观察患肢有无剧痛、针刺感、麻木、皮温降低、苍白或青紫等临床表现，有无肢端甲床血液充盈时间延长、脉搏减弱或消失等动脉血供受阻的表现。对血液灌注不足的肢体应及时松解压迫，更换石膏，适当抬高患肢，严禁局部按摩、热敷、理疗，以免加重组织缺血。

（5）功能指导：指导患者患肢待麻醉恢复后，行手指屈伸练习、肘关节及肩关节的正常活动。

（6）并发症护理：手指僵硬是桡骨远端骨折常见的并发症，常是由于制动、创伤和患肢肌力减弱所致。当发生屈肌腱和伸肌腱的粘连时，可以应用屈曲手套来增加掌指关节和指间关节的被动屈曲度；如果外在屈肌紧张，可使用静态背伸位支撑支具，逐渐重塑支具，使其随着时间推移而增大背伸角度。

九、康复训练

康复的重点是帮助患者重获上肢的运动功能。骨折稳定性固定强度及软组织损伤范围将决定每个愈合阶段的治疗进度。治疗要针对患者的具体需要以及所采用的固定类型。

（一）第一阶段（保护期）

第一阶段的目标包括维持正确的保护性制动，减轻水肿和疼痛，保持未受累关节充分的活动范围。

1. 未受累关节（手指、肘－前臂、肩关节）的训练应在术后立即进行。在开始进行前臂主动活动范围练习之前必须确认远端桡尺关节的稳定性。要鼓励患者使用未受累关节进行轻微的功能活动，以减少因制动而发生关节纤维化的危险性。

2. 术后外敷料可在 1 ~ 2 周内拆除，换上热塑性掌侧或双片腕部支具。将腕关节置于腕背伸 0° ~ 20°。鱼际纹及远侧掌横纹处留出空间，以利于拇指及其余四指的活动。切开复位内固定稳定的患者可在手术后第 2 周开始进行主动活动范围练习。

3. 早期康复的另一个关键部分是手的功能性使用。功能性使用有助于恢复活动和减轻肿胀。当手用于辅助诸如穿衣、吃饭和如厕等日常活动时，可以更快地适应上肢正常功能。

（二）第二阶段（稳定期）

当骨折处达到临床愈合或经手术固定骨折已稳定后，可进入第二阶段。

1. 第二阶段的时间范围为 1 ~ 8 周，取决于骨折范围和所用的固定类型。

2. 上一阶段的目标继续适用。当骨折处达到临床愈合或经手术固定的骨折已稳定时，可进行腕关节和前臂的主动练习。

3. 当骨痂形成并且骨折处比较坚固时，可进行被动的活动和伸展。进行被动活动之前，要得到主治医师的允许。

4. 对于腕关节一直被完全制动的病例，把石膏或固定器拆除后，要做此前描述的热塑型夹板（支具），同时可开始进行腕关节的主动范围练习。

5. 在第二阶段，腕关节和前臂活动度的恢复至关重要，是获得活动度的最佳时机。研究确定的前臂功能活动度为旋前 50°，旋后 50°，腕背伸 30° ~ 45°，腕屈曲 5° ~ 40°，桡偏、尺偏的弧度为 20° ~ 40°。Hume 等人报道的手指功能性活动度为掌指关节 61°，近指间关节 60°，远指间关节 39°，拇指掌指关节 21°，拇指指间关节 18°。

（三）第三阶段（骨折愈合期）

当骨折处能经受住一定的压力和抵抗力时，治疗就进入了第三阶段。

1. 第三阶段的时间通常在 8 ~ 12 周。是否进入这一阶段主要取决于 X 线片的愈合情况。

2. 此时增加被动伸展训练与关节活动练习，以达到最大的活动度。

3. 可以开始渐进性肌力训练，以便恢复功能、工作和运动。

4. 肌力练习，包括以下几个方面：①等长和动力性抓、捏肌力练习，例如捏橡皮泥。②腕关节及前臂渐进性抗阻训练，例如逐渐从抗重力训练到加大力量的弹性带训练。③工作适应性训练，例如特殊的功能性练习。④恢复运动。

（张萍　刘树霞　杨静华　陈玉娥）

第四章
老年患者围手术期营养及容量管理

老年髋部骨折患者多伴有高血压、糖尿病等内科疾病，另因创伤和手术等原因导致分解代谢增加，机体对营养需求增加，这些因素均可能增加老年髋部骨折患者围手术期营养风险、营养不足的危险。因此，医护人员需认识到围手术期营养评估的重要性，重视老年髋部骨折患者营养风险对手术预后的影响，并合理规范，进行个体化营养支持。

第一节　老年患者围手术期营养管理

一、营养风险与营养不良

营养风险（nutritional risk）是指现存的或潜在的与营养因素相关的导致患者出现不利临床结局的风险，这些营养因素对患者的临床结局产生负面影响，包括并发症增多、感染率和病死率升高、住院时间延长、住院费用增加等。应特别强调的是，所谓"营养风险"并不是指"发生营养不良的风险（the risk of malnutrition）"。营养风险概念的一个重要特征是"营养风险与临床结局（out come）密切相关"。营养不良（malnutrition）是指能量、蛋白质或其他营养素缺乏或过量，包括营养不足和营养过剩（肥胖）两个方面。老年患者由于生理功能的下降，比如牙缺失、吞咽障碍、胃酸缺乏、便秘等，以及自身疾病，如糖尿病、高血脂、脑血管病、肾脏疾病等，极易出现营养风险和营养不良。

二、营养风险筛查和营养评估

营养不良导致老年人易出现衰弱、跌倒、感染等不良事件，是影响老年住院患者预后的独立危险因素。营养风险筛查和营养评估是识别患者营养问题、判断其是否需要营养干预的重要手段。营养风险筛查是发现患者是否存在营养问题和是否需要进一步进行全面营养评估的过程。在围手术期首先应该进行的是营养风险筛查，如果患者存在营养风险，应该进一步进行营养评估；之后针对性地进行合理的营养支持。

目前已有不同学者研制出各类营养筛查评估工具，NRS-2002（表 4-1-1）和 MNA 对于老年骨科住院患者较为实用。NRS-2002 评分由 3 个部分构成：营养状况评分、疾病严重程度评分和年龄调整评分（若患者 > 70 岁，加 1 分），三部分评分之和为总评分。总评分为 0 ~ 7 分。若 NRS-2002 的评分 > 3 分，可确定患者存在营养不良风险。该量表评分细则如下：

1. 总分值 ≥ 3 分（或胸腔积液、腹腔积液、水肿且血清白蛋白 < 35g/L 者） 患者处于营养不良或营养风险，需要营养支持，结合临床，制订营养治疗计划。

2. 总分值 < 3 分 每周复查营养风险筛查。以后复查的结果如果 ≥ 3 分，即进入营养支持程序。

3. 如患者计划进行腹部大手术，就在首次评定时按照新的分值（2 分）评分，并最终按新总评分决定是否需要营养支持（≥ 3 分）。

对于表中没有明确列出诊断的疾病参考以下标准，依照调查者的理解进行评分。1 分：慢性疾病患者因出现并发症而住院治疗，患者虚弱但不需卧床，蛋白质需要量略有增加，但可通过口服补充来弥补；2 分：患者需要卧床，如腹部大手术后，蛋白质需要量相应增加，但大多数人仍可以通过肠外或肠内营养支持得到恢复；3 分：患者在病房中靠机械通气支持，蛋白质需要量增加而且不能被肠外或肠内营养支持所弥补，但是通过肠外或肠内营养支持可使蛋白质分解和氮丢失明显减少。

表 4-1-1 NRS-2002 营养风险筛查表

姓名：	性别：	年龄：	身高（cm）	现体重（kg）：	BMI：	蛋白（g/L）：
疾病诊断：				科室：	住院号：	
住院日期：		手术日期：		测评日期：		
NRS-2002 营养风险筛查总评分（疾病有关评分 + 营养状态评分 + 年龄评分）:分						
疾病评分：	评分 1 分:髋骨骨折□ 慢性疾病急性发作或有并发症者□ COPD □ 血液透析□ 肝硬化□ 一般恶性肿瘤患者□ 糖尿病□ 评分 2 分:腹部大手术□ 脑卒中□ 重度肺炎□ 血液恶性肿瘤□ 评分 3 分:颅脑损伤□ 骨髓移植□ 大于 APACHE10 分的 ICU 患者□					

小结:疾病有关评分	
营养状态:	1. BMI(kg/m²) □小于 18.5(3 分) 注:因严重胸腹腔积液、水肿得不到准确 BMI 值时,无严重肝肾功能异常者,用白蛋白替代(按 ESPEN2006)　　　　　　(g/L)(< 30g/L,3 分) 2. 体重下降 > 5% 是在　□ 3 个月内(1 分)　□ 2 个月内(2 分)　□ 1 个月内(3 分) 3. 1 周内进食量:较从前减少　□ 25% ~ 50%(1 分)　□ 51% ~ 75%(2 分)　□ 76% ~ 100%(3 分)
小结:营养状态评分	
年龄评分:	年龄 > 70 岁(1 分)　　　　年龄 < 70 岁(0 分)
小结:年龄评分	

　　微型营养评价法(mini-nutritional assessment,MNA)(表 4-1-2)由 Guigoz 等在 20 世纪 90 年代,为完善老年人营养评价而创立和发展的一种新型人体营养状况评定方法,由 4 个部分共 18 项指标组成,分为营养筛查和营养评估两部分。MNA 快速、简单、易操作,一般需要 10 分钟即可完成。完整的 MNA 包括可进行营养不足和营养风险的评估,首先使用 MNA-SF 的 6 项条目进行营养评估,用于广泛筛查营养不良高风险的人群。若 ≥ 12 分,说明营养状况良好;若 < 11 分,说明存在营养不良的风险,需要进一步完成其余 12 项条目。微型营养评价精法(mini-nutritional assessment short-form,MNA-SF)是在 MNA 基础上简化而来,操作更加简便、快捷。MNA-SF 由 6 个问题组成:①体重指数或小腿围;②近期体重下降;③急性疾病或应激;④卧床与否;⑤痴呆或抑郁;⑥食欲缺乏或进食困难。MNA-SF 评分 ≤ 7 分提示营养不良,8 ~ 11 分提示存在营养风险,12 ~ 14 分提示营养正常。目前 MNA 标准的操作流程:首先使用 MNA-SF,初次评分 ≥ 12 分,说明营养状况良好评估结束,初次评分 < 11 分,执行完整版 MNA。

表 4-1-2　微型营养评估简表(MNA-SF)

指标	分值			
近 3 个月体重丢失	> 3kg	不知道	1 ~ 3kg	无
	0 分	1 分	2 分	3 分

续表

指标	分值			
BMI	< 19 0 分	19 ~ 21 1 分	21 ~ 23 2 分	> 23 3 分
近 3 个月有应激或 急性疾病	否 0 分	是 2 分		
活动能力	卧床 0 分	能活动、但不愿意 1 分	外出活动 2 分	
精神疾病	严重痴呆抑郁 0 分	轻度痴呆 1 分	没有 2 分	
近 3 个月有食欲缺 乏、消化不良、咀嚼 吞咽困难等	食欲严重缺乏 0 分	食欲轻度缺乏 1 分	无这些症状 2 分	

三、围手术期健康饮食

老年人因其生理的变化，容易出现营养不良和脱水。许多老年髋部骨折患者住院期间饮食不充分，导致能量、蛋白质和其他营养缺失。因此，即便对于没有营养风险及营养状况良好的患者，也应在护理当中加强对营养和补液的管理。参考中国老年人膳食指南结合骨质疏松骨折患者特点，推荐如下膳食：

1. 保证每日钙摄入量 1 000mg，每天至少摄入 300g 的鲜奶或者相当量的奶制品，同时搭配其他含钙丰富的食物，如豆制品、绿叶菜、海产品、木耳和芝麻等；必要时给予补充剂。

2. 每日补充维生素 D 800 ~ 1 200IU。

3. 每餐有肉 / 蛋 / 奶，每周有鱼，保证蛋白质摄入 65g/d（女性 55g/d）。

4. 食谱中食物多样化，每天 12 种食材，每周达 25 种。

5. 餐餐有蔬菜，保证每天摄入 300 ~ 500g 蔬菜，深色蔬菜应占 1/2。

6. 天天有水果，保证每天摄入 200 ~ 350g 新鲜水果，可做成果泥，不可用果汁代替。

7. 每日主动饮水 1 500 ~ 1 700ml，不低于 1 500ml。

老年人，特别是正处于骨折和手术康复中的老人，代谢需求是波动性的，所以健康管理者必须确保这些患者在恢复期和伤口愈合期有足够的能量、蛋白质和其他营养物质。另外对于肾脏病、心脏病或其他健康问题需要限制液体摄入的，应有医生参与计算每日能量、蛋白质及所需的液体量。除此之外，对于钙剂和维生素 D 的补充，应该考虑安全性和有效性，定期监测血钙、尿钙和血清 25(OH)$_2$D 浓度，酌情调整剂量。

四、围手术期营养支持

经过营养风险筛查或营养评估后，对于存在营养风险和营养不良的患者，应该积极给予营养支持；如果患者目前没有营养风险和营养不良，但预计围手术期不能经口进食超过 7 天或无法摄入能量和蛋白质目标需要量 60% ~ 75% 超过 10 天的患者，也需要营养支持。进行营养支持时，需要根据患者具体情况（身高、体重、疾病应激、消化道功能）选择支持方式以及设定能量、蛋白质目标量。营养支持有五阶梯（图 4-1-1），应从最基础的饮食和营养教育开始，当下一阶梯不能满足 60% 目标能量需要 3 ~ 5 天时，应选择上一阶梯。

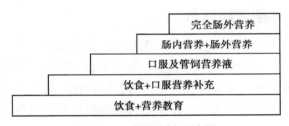

图 4-1-1　营养支持五阶梯

（一）营养支持途径的选择

围手术期营养支持途径有饮食补充、口服营养补充（oral nutrition supplements，ONS）、肠内营养（enteral nutrition，EN）、肠外营养（parenteral nutrition，PN）几种方式，各有其适应证及优缺点，应用时可以根据患者情况选择单独或联合使用。

成人围手术期营养指南推荐：消化道功能正常或者具有部分消化道功能患者应优先使用 ONS 或 EN，如果 EN 无法满足能量及蛋白质需要可行 PN 补充。无法实施 EN、营养需要量较高或者希望在短时间内改善患者营养状况时，则应选用 PN。ONS 是指除普通饮食外还因特定医疗目补充的规定食品，包括液体、粉剂、甜点类或块状等剂型。大量的临床研究结果显示，ONS 对于加速切口愈合、恢复机体组成、增加患者体重、减少术后并发症发生率、缩短住院时间、改善生活质量均有积极作用。Meta 分析结果显示，老年髋关节手术围手术期，ONS 补充能够提升血总蛋白浓度，降低切口、肺部、泌尿系统等感染并发症的发生率，但对死亡率无影响。骨质疏松性骨折属于急性创伤，患者既往一般不存在严重的胃肠道疾病。因此，对于围手术期有营养风险或者营养状况差的老年骨质疏松患者推荐首先给予 ONS 营养支持。临床中可以选择肠内营养粉剂、整蛋白型肠内营养剂（粉剂）等营养剂。常见的剂量为 400～600kcal/d，餐间补充；或者可根据患者进食情况在医生指导下选择补充剂量。

但是，对于某些疾病较严重的患者，如多发伤患者无法经口进食或 ONS 无法实现 60% 目标需要量的患者，应该选择 EN 或者 PN 营养支持。EN 与 PN 相比，在维护肠道屏障功能和免疫功能、简化血糖管理方面具有优势。各国指南均推荐只要肠道有功能就应该使用 EN，只有在不能接受 EN 的情况下才选择 PN。对于这些无法使用 EN 的围手术期营养不良患者，应进行 PN 支持。此时应由医生或营养医师进行评估并开具 PN 处方。

（二）能量及蛋白质目标需要量

能量摄入量是影响营养疗效和临床结局的重要因素，能量缺乏或摄入不足可造成不同程度的蛋白质消耗，影响器官的结构和功能，从而影响患者预后。因此，对于存在营养风险或营养不良的患者，应该尽可能准确估计能量、蛋白质需要量。成人围手术期指南推荐，能量目标需要量对于有条件的单位可选用间接测热法实际测量；无法测定时可采用体重公式计算 [25～30kcal/（kg·d）] 或能量预测公式。蛋白质目标需要量为 1.5～2.0g/（kg·d）。

临床上大多数情况下无法直接测量患者的能量消耗值，此时可采用体重公式计算法估算集体的能量需要量。目前认为，25～30kcal/（kg·d）能满足大多数非肥胖患者围手术期的能量需求，而体重指数 ≥ 30kg/m^2 的肥胖患者，推荐的能量摄入量为目标需要量的 70%～80%，或者按照 20～25kcal/（kg·d）计算。此外，还有很多能量预测公式可以用来估算机体的静息能量消耗值，常用的公式有 Harris-Benedict 公式，Mifflin-St. Jeor 公式、Schofied 公式、Ireton-Jones 公式等。这些预测公式的总体准确性为 40%～70%，无任何一种公式有明显优势。实际上，应用预测公式估计能量代谢需要量虽然简便，但在应用过程中存在较多的缺陷，临床上不同状态患者的实际能量需要是一个十分复杂的问题，许多情况下机体能量消耗值与能量利用效率之间的关系也不同。临床上在使用这些公式估算机体能量目标需要量时，还应该考虑患者的具体情况。疾病状态下机体能量代谢率通常有所升高，择期手术约增高 10%，严重创伤、多发性骨折、合并感染时可增加 20%～30%。

足量蛋白质供给对患者的预后也十分重要。蛋白质摄入不足会导致机体瘦组织群丢失，损害生理功能，在提供足够能量的前提下，适当的氮补充可起到纠正负氮平衡、修复损伤组织、合成蛋白质的作用。过去认为充足的蛋白质供应量是 1.2 ~ 1.5g/（kg·d），但越来越多的研究表明，蛋白质供应量提高到 1.5 ~ 2.0g/（kg·d）能达到更理想的治疗效果，尤其对于手术创伤大的患者。当机体发生创伤会导致应激反应，患者的蛋白质分解增加、蛋白质合成增加，必需氨基酸需求量会相应增加，充足的蛋白质摄入能增加肌肉蛋白、肝脏急性期蛋白、免疫系统蛋白的合成，减少机体蛋白的净丢失。但是，对于合并肝肾功能不全患者，需要调整蛋白质/氨基酸种类和用量。

五、术前禁饮、禁食

传统观点认为择期手术患者应术前 8 小时禁食、4 小时禁饮，其目的是使胃充分排空，避免麻醉期间反流误吸导致急性呼吸道梗阻、吸入性肺炎、Mendelson 综合征（胃酸吸入性肺炎）。事实上，在没有消化道梗阻的情况下，饮水 1 小时后 95% 的液体被排空。成年患者择期手术，当禁饮时间超过 2 小时，胃内液体量和 pH 主要由胃本身分泌量所决定，长时间禁饮并不能改善胃内环境，相反饮水能刺激胃排空。研究显示，长时间禁食及禁饮，患者机体水分得不到补充，导致口渴、饥饿，进而促使患者交感神经兴奋，加重患者的应激反应，出现头晕、恶心等不适，严重者会出现术前灌注不足、术中麻醉低血压、术后肠道水肿等并发症。快速康复外科理念提倡无胃肠道动力障碍患者术前 6 小时禁食固体饮食，术前 2 小时禁食清流质；若患者无糖尿病病史，推荐手术 2 小时前饮用 400ml 含 12.5% 碳水化合物的饮料，促使患者始终处于合成代谢状态，显著降低术后胰岛素抵抗和高血糖的发生率，避免了长时间禁食引起的内环境紊乱，可以减少术后恶心、呕吐的发生，有利于患者的恢复。

六、围手术期各阶段的营养支持与液体处理

在 ERAS 理念下，围手术期各阶段的营养与液体管理都重视了对手术并发症的预防、减少创伤/手术引起的代谢应激反应。营养支持和液体管理在预防或减少糖代谢紊乱、胰岛素抵抗、肠道屏障功能障碍、肠道菌群紊乱中起到了重要的调理作用，术前良好评估和支持、术后高质量康复应是紧密关联的整体。因此，营养支持和液体管理应贯穿围手术处理的各个阶段，亦即手术前、中、后 3 个阶段（表 4-1-3）。

1. 术前患者存在营养风险或营养不良时，给予以口服或 EN 为主的营养支持，必要时辅以 PN。

2. 对于胃肠道功能良好的老年人，根据其口渴程度及主观意愿，术前 2 小时可根据情况再加饮 ≤ 400ml 的 12.5% 葡萄糖液，以减轻口渴、焦虑、饥饿和低血糖的发生。

3. 术后早期应尽快恢复经口进食，常规推荐术后 4 小时饮水，6 小时进食不包括牛奶的饮料，而无需等待肠蠕动。骨折及手术创伤造成的应激可导致肠黏膜缺血 - 再灌注损伤，术后早期饮水进食的作用不在于给机体提供营养素，而是对肠黏膜起滋养作用。

表 4-1-3　骨质疏松性骨折围手术期各阶段营养与液体管理

时间		营养与液体管理
手术前		无营养风险和营养不良，无需给予营养支持、饮食指导 存在营养风险或营养不良，给予营养支持、饮食指导
手术当天	前夜	午夜起禁食
	术前2 ~ 3h	自饮 ≤ 400ml 的 12.5% 葡萄糖液
	术中	控制输液量和糖（目标导向液体治疗）
手术后	4h	少量饮水
	6h	开始进饮料（不含牛奶），无需等待肠蠕动
	第1天	流质、半流质或 EN（1/4 ~ 1/3 需要量）
	第3 ~ 5天	根据患者的耐受情况，每天增加 1/4 ~ 1/3 量，直至全需要量
	第6天	若患者不能口服全量饮食或 EN 供给量不足目标 60%，可给予 PN

特别提醒，老年人胃肠道功能差，在受到创伤 / 手术后肠道功能会更弱；同时对麻醉药的代谢也会减慢，会影响肠道功能的恢复。因此，无论是术前清流质的使用，还是术后恢复饮水、进食，一定是根据患者的口渴状态和主观意愿，视每个患者的具体情况个体化处理，而不能教条地规定患者必须饮用多少量。清流质的使用目的在于减轻口渴、焦虑、饥饿和低血糖的发生，但如果给予超过患者胃肠负担的液体量，可能会造成其他消化道并发症。同样，对于术后营养支持，其目的在于维护肠黏膜屏障，恢复肠的蠕动

和吸收功能，一定不能操之过急，避免引起恶心、呕吐、胃潴留等。只有等待肠功能恢复正常（3～5天，视患者具体情况而定）后，营养支持目的才转变为提供营养物质，促进患者体质恢复。

（丁俊琴　丁冰杰　李春柳　李玉佳）

第二节　老年患者围手术期容量管理

体液平衡是指机体各部分水的容量和分配、电解质组成及其分布、渗透浓度和酸碱度在一定范围内保持相对稳定的状态，并维持循环功能的稳定，是维持生命的基本条件。人体组织成分的分布随着年龄增长而发生变化，主要表现为肌肉减少、脂肪增多、体液容量减少和体内电解质分布变化。相对于成年人，老年人各器官功能减退，特别是储备功能下降，维持体液平衡能力差，围手术期更易出现体液失衡，而且这种失衡有时很难纠正，因此更应引起重视。

一、老年人体液平衡

（一）体液分布及其成分的变化

体液是人体的重要组成部分，正常成人男性占体重 60%，女性占体重 50%。老年人因体内脂肪增多、肌肉组织减少，体液总量也减少，男性约占体重 50%，女性 42%。体液容量减少主要是细胞内液减少和血容量减少，老年人细胞内液的绝对值由占体重 40% 下降至 30%，组织间隙液容量变化不大，血管内液相对要多，约占体重的 6%。老年人减少了的细胞内液，与相对增多了的血管内液，对体液发生变动时的缓冲作用减弱了，另一方面细胞内液容易为血管内液量的变化而受到影响。

（二）水的代谢

1. **水的摄入**　正常人每日水的入量为 2 000～2 500ml，其中饮水 1 500ml，食物中含水 700ml，食物氧化生成水 200～400ml，每日排出的水基本和摄入相等。老年人各脏器功能相对低下，代谢功能减退，饮食摄入相对减少，体内食物氧化生成水也减少。因此，日需水量比一般成年人少，为 1 500～1 700ml，日排水量也相应减少。

2. **水的排出**　①肾排出：肾脏在调节水的排出中起主要作用。正常人每日约有 600mmol 的溶质（主要是蛋白质代谢终产物和电解质）需从尿液中排出。肾功能良好时，至少需 500ml 尿才能排出溶质 600mmol，但是肾脏不宜长时间置于这样大的负荷下，故每日尿量应维持在 1 000 ~ 1 500ml。老年人日需能减少，组织代谢低，日产生的溶质不足 600mmol，老年人每日尿量宜维持在 800 ~ 1 500ml。②皮肤的蒸发和出汗：每日从皮肤蒸发的水份约 500ml。体温每升高 1℃（正常体温以 37℃为基准）从皮肤丧失低渗液 3 ~ 5ml/kg。如有出汗，水分蒸发量可成倍增加，中度出汗，蒸发水分可估算为 500 ~ 1 000ml（含钠 1.25 ~ 2.5g），大量出汗蒸发水分 1 000 ~ 1 500ml，湿透 1 套衬衣裤丢失液体按 1 000ml 计算。高龄老人，因体内总水量较少，大量出汗也可导致低血容量性休克。③肺呼出水分：正常人每日从呼气中丧失水分约 400ml。老年人常有呼吸道慢性疾病，易造成通气过度，丧失水分会更多。由肺和皮肤丢失的水分称非显性失水。在进行液体治疗时，要将此种丧失量考虑在内。④粪便排出水分：每日约有 200ml 液体从粪便里排出。

表 4-2-1　生理状态下的液体平衡

项目	入量 /ml	项目	出量 /ml
饮水	500 ~ 1 500	尿	800 ~ 1 500
食物含水	600 ~ 800	粪	50 ~ 100
内生水	200 ~ 300	皮肤蒸发	600 ~ 800
		呼吸蒸发	400
合计	1 500 ~ 2 500	合计	1 500 ~ 2 500

由表 4-2-1 可见，正常老年人每日从上述 4 种途径排出的水分最少需 1 500ml。然而，为了减轻肾脏的负担，每日水的摄入一般应为 1 500 ~ 2 500ml，以供肾脏排出比较稀释的尿液。

（三）钠代谢

钠为细胞外液中的主要阳离子，含量为 135 ~ 145mmol/L，老年人血浆钠浓度与成人相仿。人体内钠来源主要为饮食，尤其食盐。人体每日需要钠盐约 4.5g，摄入的食盐在胃肠道内近乎全部吸收，多出的钠主要从尿液中排出，少部分可从汗液排出。肾脏有极强的保留钠于体内的能力，在摄入不足的情况下，从尿中排出的钠量即可减少，即少吃少排、不吃不排，但老年人肾脏对钠过多或过少的调节敏感性比年轻人差。

（四）水和钠平衡的调节

机体内水和钠的平衡主要通过肾脏调节，维持内环境稳定。肾脏的调节功能受神经和内分泌反应的影响。当体内水分丧失时，细胞外渗透压增高，刺激下丘脑 - 神经垂体 - 抗利尿激素系统，产生口渴，增加饮水，以及促进抗利尿激素分泌增加。远曲小管和集合管上皮细胞在抗利尿激素的作用下，增加水分的再吸收，结果是尿量减少，使水分保留在体内，细胞外液渗透压有所下降。反之，当体内水分增多时，细胞外液渗透压降低，抑制口渴反应，并使抗利尿激素分泌减少，结果是尿量增加，将体内多余水分排出，细胞外液渗透压增高。但老年人口渴感迟钝，而抗利尿激素的分泌量并不减少，尿浓缩功能降低，稀释功能减退，使得老年人既易脱水，也易水潴留。

此外，肾素和醛固酮亦参与体液平衡的调节。当细胞外液减少，尤其是循环血容量减少时，肾小球滤过率相应下降，肾素分泌增加；肾素能催化血浆中的血管紧张素原转化为血管紧张素 I 和血管紧张素 II，后者刺激肾上腺皮质分泌醛固酮，促进远曲小管和集合管对 Na^+ 的重吸收和 K^+、H^+ 的排泄。随着 Na^+ 重吸收的增加，水的重吸收也增多，从而使细胞外液量增多。近年还证明，心房肽和水通道蛋白也是影响水钠代谢的重要体液因素。

体液容量及渗透压的稳定由神经 - 内分泌系统调节。通过肾素 - 血管紧张素 - 醛固酮系统来恢复和维持血容量，通过下丘脑 - 神经垂体 - 抗利尿激素系统来恢复和维持体液的正常渗透压。血容量与渗透压相比，前者对机体更重要。当血容量锐减同时血浆渗透压降低时，前者对抗利尿激素分泌的促进作用远强于后者对抗利尿激素分泌的抑制作用，目的是优先保持和恢复血容量，保持重要器官的灌流。

二、老年生理变化对体液平衡的影响

（一）心血管功能变化

1. 心脏功能减退，液体负荷耐受力降低　老年患者心排出量降低，前负荷增加，对液体负荷的耐受力较差，易有充血性心力衰竭的倾向。因而对老年患者的补液治疗时要避免液体过多，尤其是对心脏功能已有损害的患者更应注意。

2. 对肾上腺素能受体的敏感性下降，外源性药物的反应减低　老年人肾上腺素能受体的数量减少或敏感性减低，因此老年人对低血压和血液稀释的代偿反应减弱，心率增快的程度慢于青壮年。

3. 心血管顺应性降低，对容量改变的适应能力差　老年患者血管弹性减退，动脉收缩压往往升高，周围血管阻力上升。心血管系统的顺应性降低，对循环血容量改变的适应能力差。输血补液速度过快或数量过大易发生心衰，而在容量缺少且输液速度过慢、不及时补液时又会出现低血压。老年患者中有 50%～65% 有心血管疾病，导致储备能力下降，应做好评估。

（二）肾脏功能变化

1. **肾脏浓缩和稀释功能减退，既容易水肿也容易脱水** 老年人肾组织萎缩，在 40 岁以后肾脏的结构和功能发生退行性变，肾脏由年轻时 250～270g 降至 80 岁时 180～200g，而丧失的肾实质主要是肾皮质，造成肾单位减少；肾血流量下降，每 10 年降低 10% 或略多，80 岁时肾血流量可下降 50%，导致老年人肾脏功能下降，肾小球滤过率下降 35%～53%，肌酐清除率下降 35%。但是，由于老年人骨骼肌萎缩，体内肌酐生成减少，虽然肾功能下降，但血肌酐仍维持在正常范围内，因此应注意不要对老年患者已降低的肾功能评价过高。

2. **对抗利尿激素的反应性下降，水中毒危险性增加** 老年人对抗利尿激素的反应较低，正常情况下血中抗利尿激素浓度高于青年人，抗利尿激素水平每年增长 0.03ng/L。老年患者对抗利尿激素不敏感，应激反应致抗利尿激素过度分泌或某些药物影响水的排出，也使老年人患者常有水中毒的风险。

3. **对肾脏排泄药物的影响** 老年肾功能的改变对药代动力学的主要影响是需经肾清除的药物及其代谢产物的消除半衰期延长，从而影响药物作用时限。因此对经肾脏排泄的药物要注意调整剂量，尽可能避免增加肾脏过多负担，避免使用有肾毒性的药物。

（三）血液系统变化

在无疾病的情况下，增龄老化对于循环中的红细胞总量、白细胞计数、血小板的数量或功能和凝血机制均极少影响。骨髓总量和脾脏体积能随年龄增长而渐行缩减，使老年人造血储备能力显著下降，对造血应激反应能力显著低下，如失血后老年贫血的恢复速度远不及年轻人，对贫血的耐受性下降。

（四）神经体液调节功能减退

肾素-血管紧张素-醛固酮系统功能减退，应激时保持稳定的机制削弱，在创伤、手术、感染等疾病的情况下易出现水、电解质失衡。

三、老年人常见的容量失衡原因及临床表现

（一）容量不足

1. 缺水

（1）发生原因

1）摄入不足：饮水不足、禁食禁饮时间过长而没有静脉补充。

2）丢失过多：呕吐、腹泻、大量出汗、引流液、大创面渗出、应用利尿剂肾脏排出增多、呼吸增快排出增多等。

3）血液丢失：创伤、手术等造成血液丢失。

（2）临床表现

1）等渗性脱水：水和钠等比丢失，血清钠和细胞外液渗透压在正常范围内；多由于急性呕吐和腹泻引起，在老年骨科患者中不常见；细胞外液量迅速减少，细胞内液一般不发生变化或稍有减少；表现为乏力、皮肤干燥弹性差、眼窝凹陷、尿少等，严重可出现血容量不足症状，但无口渴；血液红细胞计数、血红蛋白和血细胞比容明显增高，尿比重增高。

2）低渗性脱水：水和钠同时丢失，但失钠多于失水，血清钠低于135mmol/L，细胞外液低渗状态；细胞外液减少，细胞内液增多致细胞水肿；细胞外液减少致血容量下降是主要特点，同时有缺钠的表现，患者轻度缺钠时尿多，中重缺钠时尿少；血液中红细胞计数、血红蛋白和血细胞比容及血尿素氮增高，尿比重 < 1.010。

3）高渗性缺水：是水和钠同时丢失，但失水多于失钠，血清钠高于正常范围，细胞外液呈高渗状态；细胞内、外液均减少，但以细胞内液减少为主；主要表现为口渴，尿少，严重者脑细胞脱水出现神经精神症状；血液中红细胞计数、血红蛋白和血细胞比容轻度升高，尿比重增高。

高龄老人因体内总水量较少，如口渴感下降、胃肠蠕动减弱、日饮水量减少，发热时使用解热镇痛药大量出汗等，容易引起缺水且常不被重视。缺水引起血液浓缩，发生深静脉血栓及脑血栓；容量不足可发生低血容量性休克，心、脑、肾等重要脏器灌注不足而发生功能障碍。老年人本身就有皮肤干燥、弹性差、眼窝下陷等，不能以此作为缺水的指征，对颈外静脉充盈度的观察不失为一个很好的指标。

2. 失血

（1）原因：老年骨质疏松性骨折失血最多见于转子间骨折，失血多发生于伤后、术中、术后。失血包括显性失血和隐性失血，显性失血主要在术中

和术后渗出和引流，隐性失血在术前和术后，一般以隐性失血居多。

1）转子间骨折的断端是松质骨，血供丰富，渗血多。

2）股骨颈骨折是囊内骨折，转子间骨折是囊外骨折，出血不受关节囊的束缚。

3）老年人骨质疏松及造血功能下降，骨折断端渗血多，失血后不能及时通过造血补偿。

4）抗凝药物的使用，可能会增加骨折断端的渗血，增加出血量。

5）术中及术后出血。

（2）临床表现：有研究对118例转子间骨折通过监测血红蛋白、血细胞比容的变化估算隐性失血量，分析与骨质疏松程度的相关性，结果显示：骨密度正常者总失血量（490.90±47.50）ml，显性失血量为（91.14±8.34）ml，隐性失血量为（402.76±46.44）ml；骨质疏松者总失血量（611.37±42.50）ml，显性失血量为（88.98±9.15）ml，隐性失血量为（522.39±42.11）ml。因此对于转子间骨折患者须重视隐性失血问题，尤其是老年骨质疏松患者出血更多。由于出血多为慢性渗血以及住院后液体的补给，容量不足的表现可能不明显，但由于隐性失血导致贫血问题应引起重视。

（二）容量过多

1. 原因

（1）水过多：机体摄入水分过多，静脉输液速度过快、量过大。

（2）循环血量增多：贫血患者短时间内大量输血；低蛋白血症患者补充白蛋白；输注高渗盐过多、过快等。

（3）水排出障碍：见于急、慢性肾功能不全患者，心功能不全患者。

2. 临床表现　
急性水中毒可出现脑组织水肿、颅内压增高，出现神经精神症状；老年人容量过多最容易出现急性左心衰、肺水肿；慢性水过多可出现软弱无力、恶心、呕吐、体重增加、皮肤苍白等症状，常见于肾功能不全者。

四、老年患者容量管理

由于老年患者围手术期禁食禁饮、失血、麻醉、创伤、疼痛等应激反应增强，容量变化很大；重要脏器功能减退，心血管储备能力降低，对脱水、失血或液体负荷过多的代偿能力较差。围手术期的液体治疗是维持手术患者生命体征稳定和组织灌注良好的重要环节，也是治疗疾病的基础。液体治疗的目的在于维持患者的有效循环容量，增加心排出量，为氧和营养成分的输送提供足够的组织灌注。如果围手术期液体治疗的措施不当，带来的危害极其严重，可导致循环容量不足或过多，可引起组织灌注不良、细胞代谢障碍和器官功能损伤等，结果可影响患者的预后。因此应充分重视老年患者围手术期的液体管理，加强容量监测与评估，及时、正确地补液，以确保老年患者平稳度过围手术期。

（一）有效循环血容量的监测与评估

在液体治疗过程中，首先要确保血容量足够，特别是有效循环血容量的稳定，这是维持血流动力学稳定的基础。临床工作中应先对患者进行监测，根据监测的结果再进行综合评估，监测项目如下：

1. 临床症状及体征　临床症状表现为口渴程度、精神状态等。体征如皮肤弹性、眼窝凹陷、颈静脉充盈等，可反映脱水及其程度。观察有无组织水肿可判断体内有无水钠潴留。如患者突然发生喘憋、咳痰、不能平卧，提示可能发生心脏负荷过重导致肺水肿等。

2. 无创循环监测　围手术期可监测心率、血压、尿量、颈静脉充盈度的变化，来评估血容量是否足够。

（1）心率：在循环功能不稳定时，最先是心率的改变。心率的快慢主要取决于窦房结的自律性及血容量情况。当血容量减少时，心率常代偿性增快，这也是失血性休克代偿期的重要表现。

（2）血压：病房通常采用无创袖带测量血压。动脉压与心脏前、后负荷及心肌收缩力有关，因此，当血容量下降时动脉压可降低。判断血容量时应将动脉压与CVP同步分析。

（3）尿量、颈静脉充盈度、四肢皮肤色泽和温度：尿量是反映内脏（尤其是肾脏）灌注和微循环灌注状况的有效指标，但尿量不能实时地反映血容量的变化。颈静脉充盈度、四肢皮肤色泽和温度也是判断血容量的有效指标。

3. 有创血流动力学监测　对于施行大手术和重症的患者，还需要应用有创监测技术监测血流动力学的变化。

（1）中心静脉压（CVP）：CVP是指位于胸腔内的上、下腔静脉或右心房的平均压力。主要反映右心功能与静脉回心血量之间的平衡关系，是判断血容量的常用监测指标。正常值为 $5 \sim 12cmH_2O$，小于 $5cmH_2O$ 表示右心房充盈欠佳或血容量不足；大于 $15cmH_2O$ 表示血容量超负荷或右心功能不全。但不应机械地看待单次CVP测定值，更不应强求以加快输液来达到CVP的所谓正常值，这样往往会导致输液超负荷。连续观察CVP的动态改变比单次测定更具有临床指导意义。

（2）有创动脉血压（IABP）：是可靠的循环监测指标。连续监测动脉压波型与呼吸运动的相关变化对判断有效循环血量是否充足有重要的临床意义。影响平均动脉压（MAP）的主要因素为心肌收缩力、前负荷和后负荷。在维持 CVP（前负荷）在正常范围的前提下，MAP 的稳定主要依靠心排出量和全身血管阻力。若动脉血压与呼吸运动相关的压力变化 > 13%，或收缩压下降 ≥ 5mmHg，提示血容量不足。

（3）肺动脉楔压（PAWP）：是评估左心室前负荷和左心室功能的可靠指标，在反映血管容量方面的敏感性比 CVP 高。当 PAWP 低于 6mmHg，表示心脏前负荷过低，有效循环血量不足，存在低血容量。在一定范围内，前负荷增加可使心排出量增加。但当 PAWP 高于 18mmHg 时，说明心脏前负荷过高，应用利尿药或血管扩张药降低前负荷，使 PAWP 降低，有利于维持心排出量正常。

（4）心排出量（CO）：是指左心室或右心室每分钟射入主动脉或肺动脉的血容量。测定 CO 有利于判断心功能，并可计算心脏指数、外周血管总阻力等，对指导临床治疗具有重要的指导意义。正常成人的 CO 为 5～6L／min，每搏量（SV）为 60～90ml。根据 CO 和心脏前负荷可绘制心功能曲线图，用于指导临床液体治疗。

（5）心室舒张末期容量（EDV）：是目前临床判断心容量的有效指标，EDV = 每搏量（SV）/ 射直分数（EF）。左心 EDV 的测定采用超声心动图方法，右心 EDV 的测定采用漂浮导管测定。

4. 其他相关监测指标

（1）动脉血 pH、胃黏膜 pH 和血乳酸都是反映组织氧代谢状态的指标，如果组织灌注不足，无氧代谢增加，乳酸含量增加，动脉血 pH 和胃黏膜 pH 均降低。

（2）混合静脉血氧饱和度（SvO_2）和中心静脉血氧饱和度（$ScvO_2$）：SvO_2 是反映组织氧平衡的重要参数，既能反映氧合功能，又可反映循环功能的变化。SvO_2 正常值为 70%～75%；低于 60%，反映全身组织氧合受到威胁；低于 50% 表明组织缺氧严重；高于 80% 提示氧利用不充分。$ScvO_2$ 是指上腔静脉血或右心房血的 SO_2，与 SvO_2 具有很好的相关性，可以反映组织灌注和血氧饱和度，其正常值高于 75%。监测 SvO_2 和 $ScvO_2$，能够在病程早期判断和治疗潜在的组织缺氧，尤其是因低血容量引起的组织灌注不足导致的缺氧。

（3）血红蛋白（Hb）和血细胞比容（Hct）：贫血状态下，机体的代偿机制：①心排出量增加；②全身器官的血流再分布；③增加某些组织血管床的氧摄取率；④调节 Hb 与氧的结合能力。当术中出血量较多或液体转移量较大时，应监测血红蛋白含量和 Hct，以了解机体的氧供情况，以避免因组织灌注不足引起氧供降低，导致氧代谢障碍。

5. 有效循环血容量的评估　对容量的判断应强调综合评估，主要是指对病史、临床症状、各种监测结果或以血流动力学参数是否稳定为标准的综合分析。但这些指标都不是直接测定血管内的容量，在衡量血容量方面的敏感性也各不相同。

（1）病史、病因：对于判断体液失衡的性质及低血容量的严重程度具有重要意义。例如，创伤可造成出血及体液潴留，腹泻、呕吐可引起脱水、低钾血症等。

（2）基本病情的评估：包括出血部位、失血量，有无血气胸等。

（3）血流动力学监测：临床尚无直接监测血容量的方法，需要根据血流动力学监测结果进行综合评估，以做出正确的判断。

（二）液体治疗的原则

围手术期液体治疗是维持循环稳定的重要环节，应避免因体内液体过多或不足而影响患者的康复，以下就输液量、输液种类、输液方式和速度、出入量记录四方面进行分析。

1. 输液量　根据液体需要量与所失体液的性质确定补多少和补什么。但当有效循环血容量不足时应优先予以纠正，为血流动力学的稳定奠定容量基础。临床上常见两种情况：

（1）总体液无明显不足，但有效循环血容量不足。这时主要补充血管内容量，以胶体液为主，晶体液主要用于补充基础需要量和额外丢失量。

（2）总体液不足，有效循环血容量也不足。首先要纠正有效循环血容量的不足，以维持循环稳定，以补充胶体液为主；在补充血容量的同时，还需补充功能性细胞外液和细胞内液的不足，以补充晶体液为主。

2. 输液种类　临床用的溶液制剂有胶体液和晶体液两种，晶体液既能补充血容量，又能补充细胞外液及电解质，应用晶体液治疗有利于休克后肾衰竭的防治，但易产生组织水肿。胶体液对血浆扩容效应显著，输入后大部分留在血管内，小分子胶体液开始时也有利尿作用，大分子胶体液可存留在血管内维持血容量，如与高渗晶体液并用更有利于扩容治疗。

3. 输液方式和速度　输液的顺序主要根据病情和需要而定。如大量失血时应及早输血。输液的速度取决于如下因素：

（1）体液缺失的程度，特别是有效循环血容量和细胞外液缺失的程度。

（2）输入液体的种类。

（3）患者病情，特别是心、肺和肾脏功能。

（4）监测结果：输液过程中应进行监测与调整，严密观察患者的主诉，监测血压、心率、尿量，以及有无病情恶化或心力衰竭等表现。

4. 记录出入量 临床工作中通过对患者出入液量的观察及正确记录，能够及时了解病情动态变化，并根据患者的病情变化制订相应的治疗措施，有效控制因液体量过多或过少对患者治疗造成的不良后果，减少了合并症的发生。

（1）出入量记录的内容：入量即进入患者体内的量，包括饮食、水、输液量、输血量等。出量包括尿量、呕吐量、大便、胃肠减压、抽出液体（如腹腔积液、胸腔积液、胃液等）、各种引流量（如腹腔引流液、胆汁、尿液）、出血量等。注意出量记录除记录量外，还需要观察其颜色、性质并记录。出入量记录得越准确，越能反映患者病情。

（2）记录出入量的方法：液态出量是用有刻度的量杯或量筒准确计量后，及时记录在护理记录单上。单位用 ml 表示。大便只记录次数。

综上所述，对于老年髋部骨折患者围手术期的容量管理是比较复杂的过程，需要根据患者的病情和监测结果进行评估，制订合理的计划，在实施过程中和结束后及时进行再次评估。临床上对患者液体需要量的判断不可能完全精确，应加强动态观察，根据具体情况不断调整输液方案，直至恢复体液平衡。

（丁俊琴　李玉佳　张秀果　陈彩真）

第五章
老年骨折患者的麻醉

··

　　根据麻醉作用部位和所用药物的不同，临床麻醉分为全身麻醉、椎管内麻醉、局部麻醉、复合麻醉、基础麻醉。老年骨折患者普遍存在内科病史和生理储备受限，即使是行择期手术，对麻醉药和镇痛药的反应都不可预测。目前，根据《中国老年患者围手术期麻醉管理指导意见（2020 版）》，推荐老年患者选择全身麻醉、椎管内麻醉和区域阻滞麻醉。此三种麻醉方法在老年骨折患者手术中均有使用，但尚无确定性的结论表明哪种麻醉方法具有明显的优势。通常根据患者的机体功能状态、术后并发症、麻醉医师对麻醉方法的掌握程度以及手术需要来综合判断并选择合理的麻醉方式。

第一节　全身麻醉

一、概述

　　全身麻醉简称全麻，是指麻醉药经呼吸道吸入、静脉或肌内注射进入体内，产生中枢神经系统的暂时抑制，临床表现为神志消失、全身痛觉消失、遗忘、反射抑制和骨骼肌松弛。对中枢神经系统抑制的程度与血液内药物浓度有关，并且可以控制和调节。这种抑制是完全可逆的，当药物被代谢或从体内排出后，患者的神志及各种反射逐渐恢复。

　　1. **适应证**

　　（1）年龄较大、一般状况较差以及手术复杂的患者。

　　（2）椎管内麻醉禁忌或失败者。

　　2. **禁忌证**　无绝对禁忌证。

二、常用药物

1. 吸入麻醉药物

（1）恩氟烷：具有镇静、催眠、镇痛、顺行性遗忘作用，对肝肾功能无明显损害，适用于老年患者。

（2）七氟烷：具有心血管方面的稳定性，适用于老年患者及循环不稳定患者。

（3）地氟烷：麻醉诱导及苏醒迅速，无肝肾功能损害，适用于老年患者。

2. 静脉麻醉药

（1）咪达唑仑：短效的苯二氮䓬类药物，具有镇静、遗忘、抗焦虑作用。有一定的呼吸抑制作用。老年患者应减少其用量。

（2）丙泊酚：目前较常用的镇静催眠药之一，具有镇静、催眠及轻微镇痛作用。对心血管、呼吸有明显抑制作用，普遍用于全麻诱导和维持。由于大脑对丙泊酚作用的敏感性随年龄增长而增高，因此对老年人及术前循环功能不全者应减量。

（3）依托咪酯：起效快，催眠效能强，持续时间短，为老年患者麻醉诱导常用药物之一。

3. 肌肉松弛药

（1）去极化肌松药：以琥珀胆碱为代表，起效快，肌肉松弛完全且短暂。主要用于麻醉时气管插管。

（2）非去极化肌松药：以筒箭毒碱为代表，常用药物有维库溴铵、罗库溴铵、泮库溴铵、阿曲库铵等。临床用于全麻诱导插管和术中维持肌肉松弛。

（3）麻醉性镇痛药

1）吗啡：主要用于镇痛，对呼吸中枢有明显抑制作用，可导致老年患者过度镇静、呼吸抑制等不良反应。

2）哌替啶：具有镇静、催眠、解除平滑肌痉挛作用，对心肌及呼吸有抑制作用，效应对老年人更加明显。

3）芬太尼：是人工合成的强镇痛药，对呼吸有抑制作用。用于麻醉辅助用药或缓解插管时的心血管反应。老年患者对其需求量较低。

4）舒芬太尼：是强效镇痛药，镇痛效果是芬太尼的 5～10 倍，作用时间是芬太尼的 2 倍左右，老年患者应减少对其用量。

5）瑞芬太尼：是超短效的强镇痛药物，半衰期 9.5 分钟，多用于在全麻中静脉输注。

三、实施方法

1. 全身麻醉诱导

（1）吸入诱导法：常用面罩吸入诱导法，即将麻醉面罩扣于患者口鼻部，开启氧气和麻醉药蒸发器并逐渐增加吸入浓度，待患者意识消失并进入麻醉状态时，再静脉注射肌松药和其他辅助用药后行气管插管。

（2）静脉诱导法：老年患者诱导用药以小剂量缓慢静脉注射，少量递增，给予严密观察。开始诱导时，先以面罩吸入纯氧 2～3 分钟，根据病情选择合适的静脉麻醉和剂量。患者意识消失后注入肌松药，待全身骨骼肌以及下颌松弛，呼吸完全停止时，使用麻醉面罩进行人工呼吸，随后进行气管插管后再与麻醉机连接并行机械通气。

2. 全身麻醉的维持

（1）吸入性麻醉药维持：经呼吸道吸入一定浓度的麻醉药，以维持适当的麻醉深度。

（2）静脉麻醉药维持：经静脉给药维持适当的麻醉深度。

（3）复合全身麻醉：指两种或两种以上的全身麻醉药复合应用，以达到最佳临床麻醉效果。根据给药的途径不同，复合麻醉分为全静脉麻醉及静 - 吸复合麻醉。

四、麻醉护理

1. 麻醉期间的监测及护理

（1）常规监测及护理：麻醉期间，严密监测患者呼吸功能、循环功能、体温及全身情况等。

（2）常见的并发症及其护理

1）反流与误吸：全麻诱导时由于意识消失、咽反射消失，一旦产生反流物即会发生误吸，引起患者呼吸道梗阻，可导致窒息、缺氧，甚至危及生命。为预防反流和误吸的发生，麻醉前应做好禁饮、禁食，减少胃内容物，促进胃排空，降低胃液 pH 值及胃内压，同时加强对呼吸道的保护。处理方法，调整体位为头低侧卧位，清理并吸引咽喉及气管内分泌物。

2）呼吸抑制：由于麻醉药、麻醉性镇痛药、肌松药产生的中枢性或外周性呼吸抑制而诱发。表现为缺氧和二氧化碳潴留。处理方法，给予机械通气维持呼吸，并遵医嘱协助处理。

3）低血压：由于麻醉过深、缺氧、失血过多、术中牵拉内脏或迷走神经反射、变态反应而诱发。表现为收缩压下降超过基础值的30%，并发代谢性酸中毒。处理方法，首先减浅麻醉，补充血容量，排除缺氧，彻底外科止血，并对患者进行评估，必要时暂停手术操作，给予阿托品。

4）高血压：由于麻醉过浅、通气不足、不能及时控制手术刺激引起的应激反应而诱发。表现为收缩压高于基础值的30%。处理方法，解除诱发高血压的因素，术中保持麻醉深度适宜，必要时行控制性降压，酌情给予血管舒张药治疗；有高血压病史者，麻醉诱导前给予静脉注射芬太尼。

5）心律失常：由于麻醉过浅、心脏疾病、低血容量、缺氧及心肌缺血而诱发。表现以窦性心动过速和房性期前收缩常见。处理方法，针对诱因对症处理，术中保持麻醉深度适宜，维持血流动力学稳定。

6）低体温：由于麻醉期间体温调节中枢受抑制、术中输入大量库存血而诱发。表现为机体中心温度低于36℃，当患者体温低于32℃时出现心律失常、血压下降等表现，体温低于28℃时患者易发生心室纤颤。处理方法，重在预防，如果已发生低体温，采用主动升温措施升高体温至目标水平。

2. 麻醉恢复期的护理

（1）常规持续监测患者生命体征，注意患者皮肤、口唇色泽以及周围毛细血管床的反应，直至患者完全清醒，呼吸循环功能稳定。

（2）维持呼吸功能：①给予患者常规吸氧，待患者意识恢复拔出气管插管后送回病房。②保持患者呼吸道通畅，包括术后去枕平卧、头偏向一侧，及时清除口咽分泌物及异物，对于痰液黏稠、量多者，应鼓励其有效咳嗽，并使用抗生素及雾化吸入等，协助患者排痰及预防感染。

（3）维持循环功能稳定：应严密监测血压、心率、尿量的变化，出现异常及时报告医生并协助查明原因，对症处理。

（4）防止意外伤害：患者苏醒过程中常出现躁动不安甚至幻觉，容易发生意外伤害，应给予患者适当防护，必要时加以约束，防止发生坠床、不自觉地拔出管路等意外伤害。

（5）安全转运患者：在对患者进行转运前应补足容量，搬动患者应轻柔、缓慢。转运患者过程中应妥善固定各管道，防止意外脱出。有呕吐可能者，将其头偏向一侧；大手术、危重患者，在人工呼吸及监测循环、呼吸等生命体征下转运。

（胡靖　职红　朱莹）

第二节 椎管内麻醉

一、概述

椎管内麻醉是指将麻醉药物注入椎管的蛛网膜下腔或硬膜外腔，脊神经根受到阻滞使该神经根支配的相应区域产生麻醉作用，根据注入位置不同，可分为蛛网膜下腔阻滞麻醉（腰麻）、硬脊膜外腔阻滞麻醉、腰硬联合神经阻滞麻醉。

（一）蛛网膜下腔阻滞麻醉

1. 适应证 老年下肢骨折患者。

2. 禁忌证

（1）中枢神经系统疾病。

（2）全身严重感染、败血症、穿刺部位皮肤感染或有炎症者。

（3）严重低血容量者、凝血功能障碍者。

（4）脊柱外伤、脊椎严重畸形者或有明显腰背痛病史者。

（5）患有精神疾病者。

（二）硬脊膜外腔阻滞麻醉

1. 适应证

（1）老年下肢骨折手术以及操作简单、出血较少，且手术时间较短的骨盆骨折。

（2）手术时间不长，操作不复杂的椎间盘手术。

2. 禁忌证

（1）严重贫血，低血容量者。

（2）全身严重感染、败血症、穿刺部位皮肤感染或有炎症者。

（3）凝血功能障碍者。

（三）腰硬联合神经阻滞麻醉

1. 适应证 老年下肢骨折患者。

2. 禁忌证 蛛网膜下腔阻滞以及硬脊膜外腔阻滞麻醉禁忌证的患者。

二、常用药物

1. 普鲁卡因 对黏膜的穿透力弱，一般不用于表面麻醉，常局部注射用于浸润麻醉、传导麻醉、蛛网膜下腔麻醉和硬脊膜外腔阻滞麻醉。

2. 丁卡因 又称地卡因，化学结构与普鲁卡因相似，属于脂类局麻药。本药对黏膜的穿透力强，常用于表面麻醉。因毒性大，一般不用于浸润麻醉。

3. **布比卡因** 又称麻卡因，属酰胺类局麻药，化学结构与利多卡因相似，局麻作用较利多卡因强、持续时间长。本药主要用于浸润麻醉、传导麻醉和硬脊膜外腔阻滞麻醉。

4. **罗哌卡因** 其阻断痛觉的作用较强而对运动的作用较弱，作用时间短，对心肌的毒性比布比卡因小，有明显的收缩血管作用。适用于硬脊膜外腔阻滞麻醉、臂丛阻滞和局部浸润麻醉。

三、实施方法

（一）蛛网膜下腔阻滞麻醉

一般选在 $L_{3\sim4}$ 间隙。患者取侧卧位，两膝弯曲，大腿向腹部靠拢，头向胸部屈曲。有直入法和侧入法，老年人一般有棘上韧带钙化，选用侧位进针法，于棘突间隙中点旁开 1.5cm 处做局部浸润，穿刺针与皮肤成 75°对准棘突间刺入，经黄韧带有明显落空感，再进针刺破硬脊膜和蛛网膜又有第二次落空感达蛛网膜下腔，拔出针芯后有脑脊液流出。

（二）硬脊膜外腔阻滞麻醉

患者取侧卧位。取支配手术范围中央的脊神经相应棘突间隙为穿刺点。分为直入法及侧入法。直入法：在局麻下，针头穿过黄韧带时突然有落空感，测试有负压现象，回抽无脑脊液流出，证明在硬脊膜外腔隙内，即可将麻醉药注入。侧入法：避开棘上韧带和棘间韧带，经黄韧带进入硬膜外间隙。当穿刺针达到黄韧带后，根据阻力突然消失、负压现象且无脑脊液流出判断穿刺针已进入硬膜外间隙。可单次给药，也可连续给药。

（三）腰硬联合神经阻滞麻醉

患者取侧卧位。选取 $L_{2\sim3}$ 或 $L_{3\sim4}$ 为穿刺点，先行硬膜外穿刺后，再经硬膜外穿刺针置入蛛网膜下穿刺针，穿破硬脊膜时有突破感，拔针后脑脊液缓慢流出。蛛网膜下腔给药，老年患者注药速度应缓慢，结束后拔出蛛网膜下腔穿刺针，随后置入硬膜外导管，留置导管 3~4cm，退针并固定。当蛛网膜下腔阻滞作用开始消退，如手术需要则经硬膜外导管注入局麻药行硬膜外麻醉。

四、麻醉护理

（一）蛛网膜下腔阻滞麻醉

1. 麻醉期间的护理

（1）常规监测及护理：麻醉期间，严密监测患者病情变化、生命体征、术中出血情况等，常规监测患者皮肤和黏膜色泽、血氧饱和度等。遵医嘱建立静脉通路，保证患者循环容量。

（2）术中并发症的护理

1）血压下降和心率减慢：麻醉阻滞超过 T_4 后，易发生血压下降并伴有心率缓慢。血压下降者可先考虑补充血容量，给予快速输液，必要时静脉注射麻黄碱以维持血压，心率过缓者可静脉注射阿托品。

2）呼吸抑制：常见于胸段脊神经阻滞，表现为患者肋间肌麻痹，胸式呼吸受抑制，表现为胸闷、气促、咳嗽无力，严重者出现发绀等。全脊髓麻醉可引起患者呼吸停止、血压骤降甚至心搏骤停。给予患者借助面罩辅助呼吸，一旦呼吸停止立即行气管插管、机械通气。

3）恶心、呕吐：常见于血压骤降、麻醉平面过高、迷走神经功能亢进、患者对术中辅用的哌替啶的催吐作用较敏感等。一旦发生恶心、呕吐者，应针对诱因及时进行处理，采用药物预防和治疗。

2. 麻醉恢复期的护理

（1）常规监测与护理：密切监测患者生命体征，尤其关注患者的呼吸及循环功能。做好血压、脉搏、呼吸、血氧饱和度监测并记录，同时观察患者尿量、体温、肢体的感觉和运动情况，以及各种引流液的颜色、性状和量。如有异常及时报告医生，并遵医嘱处理。

（2）术后并发症的护理

1）头痛：主要由于脑脊液经穿刺孔流失，颅内压下降，颅内血管扩张而致，是蛛网膜下腔阻滞后最常见的并发症。常出现在术后 2～7 天，表现为患者枕部、顶部或颞部呈搏动性疼痛，抬头或坐立位时加重，平卧时减轻或消失。处理方法：轻中度头痛者嘱其去枕平卧休息 2～3 天，每日适当增加输液量或饮水量，遵医嘱给予小剂量镇痛或安定类药物；严重头痛者必要时采用硬膜外自体血填充法。

2）尿潴留：由于 $S_{2～4}$ 阻滞，副交感神经恢复延迟、排尿反射受抑制，切口疼痛及患者不习惯床上排尿所致。表现为尿液不能排出，排尿不畅、尿频，常伴有尿不尽感及尿路感染。处理方法：稳定患者情绪，必要时留置导尿。

（二）硬脊膜外腔阻滞麻醉

1. 麻醉期间的护理

（1）常规监测与护理：严密监测患者生命体征、手术情况及术中出血情况等，常规监测患者血氧饱和度等。遵医嘱建立静脉通路，保证患者足够的循环血量。

（2）术中并发症的护理

1）全脊椎麻醉：是硬膜外麻醉最危险的并发症。由于数倍量的局麻药全部或部分注入蛛网膜下腔，产生广泛阻滞。表现为患者迅速出现无痛觉、呼吸困难、低血压、意识丧失，甚至呼吸及心搏停止。处理方法：麻醉医生应严格遵守操作规范；一旦发生全脊椎麻醉应立即停药，加快输液速度，遵医嘱给予升压药，维持患者呼吸和循环功能稳定。

2）局麻药毒性反应：由于导管误入血管内或局麻药吸收过快所导致。表现为中枢毒性和心血管毒性，患者出现舌或口唇麻木、语言不清、肌肉抽搐、意识模糊、惊厥、昏迷、血压下降、心律失常，甚至心搏骤停及呼吸停止。处理方法：一旦发生应立即停药，尽早给予患者吸氧。必要时行气管插管，一旦呼吸心搏停止，应立即进行心肺复苏。

3）血压下降：由于交感神经被阻滞，阻力血管和容量血管扩张，回心血量减少所致。一旦发生，遵医嘱加快输液速度，以补充血容量，必要时静脉注射血管活性药物，提升血压。

4）恶心、呕吐：参见蛛网膜下腔阻滞麻醉患者的护理。

2. 麻醉恢复期的护理

（1）常规监测和护理：密切监测患者生命体征、尿量、肢体的感觉和运动情况，各种观察及记录引流量的颜色、性状和量。如有异常应及时报告医生，并遵医嘱协助处理。

（2）术后并发症的护理

1）脊神经根损伤：由于穿刺创伤而损伤脊神经根或脊髓所致。表现为在穿刺或置管时，患者出现电击样痛并向肢体传导，或出现局部感觉或（和）运动减弱或消失。处理方法：立即停止进针，采用对症治疗，数周或数月即可自愈。

2）硬膜外血肿：因硬膜外穿刺和导管置入损伤血管所致。表现为患者出现剧烈背痛，形成血肿压迫脊髓可并发截瘫。处理方法：尽早清除血肿，避免暴力及反复穿刺。

3）导管折断：由于椎板、韧带及椎旁肌群强直或置管技术不当、拔管用力不当等所致。表现为导管难以拔出或折断。处理方法：一旦发生导管折断，无感染或神经刺激症状者，可不取出，但应密切观察随访，并向患者及家属做好解释。

（三）腰硬联合神经阻滞麻醉

1. 麻醉期间的护理

（1）常规监测与护理：严密监测患者生命体征、手术情况及术中出血情况等，常规监测患者血氧饱和度等。遵医嘱建立静脉通路，保证患者足够的循环血量。

（2）术中并发症的护理

1）蛛网膜下腔阻滞或硬脊膜外腔阻滞失败：蛛网膜下腔阻滞失败原因常为穿刺针过长或过短、穿刺针未穿透硬脊膜、脑脊液回流困难、穿刺针损伤神经根。硬脊膜外腔阻滞失败原因常为置管困难、硬膜外导管误入血管。处理方法：根据原因进行处理或改用其他麻醉方法。

2）阻滞平面异常广泛：原因常为硬膜外局麻药经硬脊膜破损处渗入蛛网膜下腔、硬膜外腔压力变化促使脑脊液中局麻药扩散、脑脊液从硬膜外针眼溢出。处理方法：加强麻醉管理，合理应用局麻药物，同时密切观察患者生命体征，必要时加快血容量补充并适当使用升压药。

3）全脊椎麻醉：参照"硬脊膜外腔阻滞麻醉的护理"。

2. 麻醉恢复期的护理　参照"蛛网膜下腔阻滞麻醉的护理"及"硬脊膜外腔阻滞麻醉的护理"。

（胡靖　职红　朱莹　郝德慧）

第三节　局部麻醉

一、概述

局部麻醉也称部位麻醉，是指在患者神志清醒状态下，将局麻药应用于身体局部，使机体某一部分的感觉神经传导功能暂时被阻断，运动神经传导保持完好或同时有程度不等的被阻滞状态。局部麻醉包括表面麻醉、局部浸润麻醉、区域阻滞麻醉、神经阻滞麻醉等，本节重点介绍神经阻滞麻醉。神经阻滞麻醉适用于各年龄段的患者，对于老年骨折患者尤其适用。

1. 适应证

（1）四肢骨折的老年患者。

（2）椎体压缩性骨折的老年患者。

2. 禁忌证

（1）全身严重感染、败血症、穿刺部位皮肤感染或有炎症者。

（2）外周神经有严重疾病者。

（3）凝血功能障碍者。

二、常用药物

1. **利多卡因** 具有起效快、作用强而持久、穿透力强及安全范围较大等特点，同时无扩张血管作用及对组织几乎没有刺激性，可用于多种形式的局部麻醉。

2. **碳酸利多卡因** 具有麻醉起效快、阻滞完善所需时间短、对阻滞节段无影响、血药浓度安全范围窄等特点。

3. **左旋布比卡因** 为新型长效局麻药，作为布比卡因的异构体，在理论及动物实验的证据证明具有相对较低的毒性。

4. **其他** 普鲁卡因、丁卡因、布比卡因、罗哌卡因等，参照椎管内麻醉常用药物。

三、实施方法

根据手术位置超声下行区域阻滞，包括锁骨上入路臂丛神经阻滞、锁骨下入路臂丛神经阻滞、股神经阻滞、闭孔神经阻滞、股外侧皮神经阻滞、坐骨神经阻滞、腰丛阻滞、髂腹下－髂腹股沟神经阻滞、椎旁阻滞/肋间神经阻滞等。

四、麻醉护理

1. 麻醉期间的护理

（1）常规监测及护理：麻醉期间，严密监测患者病情变化、生命体征、术中出血情况等，常规监测患者皮肤和黏膜色泽、血氧饱和度等。遵医嘱建立静脉通路，保证患者循环容量。

（2）术中并发症的护理

1）局麻药毒性反应：参照硬脊膜外腔阻滞麻醉的护理。

2）呼吸抑制：多见于颈丛阻滞麻醉，应密切观察患者生命体征，给予患者面罩辅助呼吸，多数患者 1 ~ 2 小时后症状消退，做好解释。

3）血肿：多见于穿刺中损伤血管，可以给予适当按压止血。

4）气胸：可以进行 X 线检查，如果肺压缩超过 25%，需行胸腔穿刺抽气，必要时需做闭式引流。

2. 麻醉恢复期的护理

（1）常规监测与护理：密切监测患者生命体征，尤其关注患者的呼吸及循环功能。做好血压、脉搏、呼吸、血氧饱和度监测并记录，同时观察患者尿量、体温、肢体的感觉和运动情况，以及各种引流液的颜色、性状和量。如有异常及时报告医生，并遵医嘱处理。

（2）术后并发症的护理：术后并发症主要是神经损伤，常因穿刺针或导管直接损伤、注射局麻药的压迫效应、局麻药的直接毒性、手术体位不当所造成。表现为感觉、运动功能障碍，轻微的神经损伤是暂时性的，一般 5 天内恢复，如症状持续超过 5 天，请神经科医生会诊，并进行肌电图检查，制订相应的治疗方案。

（胡靖　职红　朱莹　郝德慧）

第四节　围手术期麻醉管理

一、麻醉前病情评估

1. 术前评估　术前访视与评估是老年患者麻醉实施前的重要环节，通过了解患者病情、解答患者对麻醉的疑问，可减轻患者对麻醉和手术的恐惧心理。与青壮年相比，老年人围手术期并发症发生率和死亡率较高。麻醉前根据患者的诊断、病史及相关的检查结果评估患者的病情，以有效识别高风险患者、选择性实施实验室和心脏检查、改善和控制术前相关疾病、制订术后镇痛方案，同时与手术医师沟通，制订最佳麻醉方案。

2. 总体评估　老年患者术前风险评估可根据美国麻醉医师学会（American Society of Anesthesiologists，ASA）分级（表 5-4-1），ASA 分级是目前预测手术死亡率较可靠的方法之一。高龄患者年龄越大其 ASA 分级越高。

表 5-4-1　ASA 分级

病情分级	标准
I	身体健康,发育营养良好,各器官功能正常
II	除外科疾病外,有轻度并存疾病,功能代偿健全
III	并存疾病较严重,体力活动受限,但尚能应付日常活动
IV	并存疾病严重,丧失日常活动能力,经常面临生命危险
V	无论手术与否,生命难以维持 24h 的濒死患者
VI	确诊为脑死亡,其器官拟用于器官移植手术

3. 器官特异性风险评估

（1）心功能评估：老年患者心脏呈退行性改变，主要为心室壁增厚，心肌纤维化加重以及瓣膜的纤维钙化。Goldman 心脏危险指数（表 5-4-2）是用于预测老年患者围手术期心脏并发症发生风险的经典评估指标。

表 5-4-2　Goldman 心脏危险指数

依据项目		计分
病史	年龄大于 70 岁	5
	6 个月内发生过心肌梗死	10
心脏检查	充血性心衰体征:颈静脉怒张或室性奔马律	11
	严重的主动脉狭窄	3
心电图	非窦性心律或存在房型期前收缩	7
	每分钟 5 次或以上的室性期前收缩	7
全身情况	一般情况不佳($PaO_2 < 60mmHg$,或 $PaO_2 > 50mmHg$,或 $K^+ < 3mmol/L$,或 $BUN > 18mmol/L$,或 $Cr > 260mmol/L$,谷草转氨酶升高,或慢性肝病征及非心脏原因卧床)	3
手术	急诊手术	4
	主动脉、胸腔、腹腔大手术	3
总分		53

（2）肺功能评估：呼吸系统的功能随年龄增长而减退，胸壁僵硬和顺应

性降低、呼吸肌力减弱、肺泡总表面积和弹性回缩力减低、肺活量减少，残气量增加。急性呼吸系统感染可导致术后并发症的发生率增高，建议处于急性呼吸系统感染期的患者将择期手术推迟到完全治愈 1～2 周后。有明确 COPD 病史及呼吸疾病活动性症状的患者，建议其进行胸部 X 线检查、肺功能测试和动脉血气分析。

（3）肝功能评估：老年患者肝体积缩小，肝血流灌注量降低，肝脏合成蛋白质及代谢药物的能力降低，严重时可引起肝细胞功能损害。有关肝功能损害程度，可采用 Child-Pugh 分级标准（表 5-4-3）加以评定，按该表计算累计分：A 级为 5～6 分，手术危险度小，预后最好；B 级为 7～9 分，手术危险度中；C 级为 10～15 分，手术危险度大，预后最差。

表 5-4-3　Child-Pugh 分级标准

临床生化指标	1 分	2 分	3 分
肝性脑病 / 级	无	1～2	3～4
腹腔积液	无	轻度	中、重度
总胆红素 /（μmol·L^{-1}）	< 34	34～51	> 51
白蛋白 /（g·L^{-1}）	> 35	28～35	< 28
凝血酶原时间延长 /s	< 4	4～6	> 6

（4）肾功能评估：老年患者肾组织萎缩，肾小球滤过率和肾浓缩功能降低，容易出现钠和水代谢的紊乱，麻醉药经肾的消除半衰期延长。血尿素氮和肌酐可作为老年患者肾功能评价的基础值。

（5）中枢神经系统评估：老年人灰质组织大量减少，脑脊液代偿性增加，脑血流量减少，对麻醉药物的敏感性以及发生围手术期谵妄和术后认知功能障碍的风险升高。

（6）内分泌系统评估：老年患者的糖耐量降低，术前应常规检查血糖水平，尤其应当注意评估糖尿病患者的血糖控制情况。

4. **实验室评估**　术前实验室检查需根据拟实施手术的类型及患者病情指导实施。常用检查为心电图、胸部 X 线片、血清电解质检测、尿液分析、全血细胞计数、凝血检查、血型鉴定和筛查等。

5. **用药史评估**　老年患者多有长期服药史，复合用药治疗是老年患者治疗的主要问题。术前应指导老年患者提供详细的用药清单，并仔细询问老年患者用药的剂量、疗效等。

二、术中麻醉管理

1. **辅助镇静与镇痛**　术中辅助镇静应从小剂量开始，可降低不良反应的发生率。术中辅助镇痛，如需给予老年患者阿片类镇痛药物，应从小剂量逐渐滴注，可选择对呼吸抑制影响最小的药物如舒芬太尼，同时要注意监测呼吸功能。

2. **术中监测**　常规监测项目包括心电图、无创血压、脉搏、血氧饱和度、呼气末二氧化碳、体温，其他监测项目可根据患者及术中具体情况采用。

3. **体温监测与控制低体温**　老年骨折患者应连续体温监测。手术室温度控制在 23 ~ 25℃之间，相对湿度 60% ~ 70%。患者体温应维持在 36℃以上，可使用被动隔离如使用棉毯、手术巾、塑料膜等，主动加温如对流皮肤加温、传导皮肤加温、充气加温。充气加温是围手术期最常用的方法，用于静脉输注及体腔冲洗的液体宜给予加温至 38 ~ 40℃。

4. **控制性降压**　老年患者术中血压降低不超过原水平的 40%。降压前应调整体位，手术野应稍高于身体其他部位的水平，但保持头部与心脏在同一水平位；遵医嘱建立静脉通路，配制降压药，并备好升压药，调节用量和速度等；术中监测患者血压变化并做好记录，血压波动大应及时向麻醉医师汇报，并遵医嘱做相应处理。

5. **液体管理**　老年患者围手术期易出现液体输注过负荷，术中保持静脉输注通路的有效性，妥善固定输液管路；随时观察穿刺部位，避免发生渗漏；实施目标导向液体管理策略可降低患者围手术期并发症。

6. **输血与凝血管理**　准确评估老年患者出血量并及时给予补充，预防失血性休克发生，是骨科手术中麻醉管理的关键。原则上有条件的情况下应监测血红蛋白浓度，尽量限制异体血的输注，可通过自体血液回收与输注降低异体血输注所带来的风险。

7. **压疮管理**　术中应保持患者受压部位皮肤干燥，根据患者不同手术类型、手术时间及手术床选用合适的体位垫，易发生压力性损伤的部位可选配翻身垫、预防性敷料，正确使用防压疮设备。在术中允许的情况下，每 2 小时适当调整体位，缩短局部组织受压的时间，并及时提醒术者注意操作姿势，防止患者局部组织受外力重压造成组织损伤。

8. **止血带管理** 止血带充气压根据患者手术部位、病情、手术时间、收缩压等决定。一般标准设定值为上肢 200～250mmHg，时间 < 60 分钟；下肢 300～350mmHg，时间 < 90 分钟。止血带的部位一般上肢置于上臂近端 1/3 处，下肢应置于大腿中上 1/3 处，距离手术部位 10～15cm 以上。遵医嘱使用气压止血带并确认核对，记录时间，如需继续使用，需放气 10～15 分钟后再充气并重新计时；结扎部位超过 2 小时者，应更换比原来较高位置结扎；止血带缠绕应轻微加压，以容纳一指为宜，并加以内衬垫保护皮肤；一般以不能扪及远端动脉搏动和出血停止为加压终点；止血带放气时应注意速度，观察患者生命体征，遵医嘱调节输液速度，并检查患者止血带处皮肤。

9. **深静脉血栓的预防** 深静脉血栓好发部位为下肢深静脉，常见于骨科大手术后，也是骨科围手术期的重要死亡原因之一。护士应了解骨折患者血栓相关病情，如高危因素、是否使用抗凝剂、放置血栓滤器等；适当摆放体位，如仰卧位时需在不影响手术的前提下将患者的腿部适当抬高，以利于双下肢静脉血回流，俯卧位时需注意避免腹部受压，侧卧位时需避免腋窝受压，腹侧用挡板支撑耻骨联合处，以避免股静脉受压；遵医嘱适当补液，术中酌情使用间歇式充气压力装置；避免同一部位、同一静脉反复穿刺，尽量不选择下肢静脉穿刺，尤其避免下肢留置针。

10. **骨水泥反应综合征的预防** 骨水泥反应综合征是指在骨水泥型假体置入过程中出现的急性低血压、低氧血症、心律失常、心搏骤停等并发症的总称。常发生在全髋、半髋关节置换术中。80 岁以上的骨折患者宜选择全身麻醉，早期使用皮质激素，适当提高血压，短时吸入纯氧，适当加快输液速度。术中护士应密切观察患者血压，尤其是骨水泥填充前后，及时通报监测数据，如发现异常遵医嘱处理；同时做好骨水泥植入综合征的预处理工作，提前备好各类血管活性药和其他抢救药品，如扩容类液体、激素等。

三、术后管理

1. **麻醉恢复** 早期恢复阶段患者从麻醉药物停止使用到保护性反射及运动功能恢复，一般待患者自然苏醒，不给予任何拮抗药。此阶段通常在麻醉后恢复室（postanesthesia care unit，PACU）进行，护士应常规监测患者生命体征、心电图、血压、血氧饱和度等。

2. **术后疼痛** 精准的疼痛评估是掌握并调整老年患者疼痛治疗的首要关键步骤。疼痛评估工具包括视觉模拟评分法、数字等级评定量表、语言等级评定量表、Wong-Baker 面部表情量表以及行为疼痛评分。针对患者不同疼痛原因，通过口服镇痛药、静脉自控镇痛、外敷 / 外涂镇痛药等方法，以及用药时间、剂量的不同实现个体化疼痛管理，并及时评估镇痛效果，同时辅以舒适体位、音乐放松、物理治疗、注意力转移等非药物干预措施，使患者的术后疼痛得到尽快缓解。

3. 术后谵妄

（1）定义：谵妄是以意识状态不稳定和注意力不集中为特征的精神状态的紊乱，可在数小时至数日内发生，认知功能发生改变不能用痴呆解释。术后谵妄（postoperative delirium，POD）是老年患者术后最常见的并发症之一。POD 一般是在术后 2 ~ 7 天发生，可能持续超过 1 周。

（2）危险因素：POD 是由多种易感因素和促发因素共同作用的结果。易感因素主要包括高龄（65 岁以上）、认知功能储备减少、生理功能储备减少、经口摄入减少、并存疾病、药物应用。促发因素主要包括药物、手术、收住 ICU、并发疾病。谵妄的发生通常是易感患者暴露于外界促发因素的结果。

（3）护理措施：术后密切观察患者的意识、生命体征等谵妄的先兆症状，及早发现并积极采取措施。术后常规鼻导管吸氧 1 ~ 3 天，可以有效降低或避免谵妄的发生。对于兴奋、躁动的患者，应专人护理，妥善安置各种管路。对于有明显狂躁症状的患者，及时给予药物镇静，避免应用可能诱发谵妄的药物。保持病房环境安静、清洁、干燥、舒适，避免环境因素的刺激。加强心理护理，鼓励家属多陪同患者，保证患者充足的睡眠与足量的营养摄入，早期加强康复训练。

4. 术后认知功能障碍

（1）定义：术后认知功能障碍（postoperative cognitive dysfunction，POCD）是指麻醉和术后出现以思维、记忆、注意力等认知功能受损为特征的中枢神经系统并发症，严重者同时伴有人格及社交能力的显著下降。POCD 是老年患者术后较常见的并发症之一。

（2）危险因素：术后认知功能障碍由多种因素协同作用引起。易发因素包括高龄、心脑精神疾病、长期服用某些药物、酗酒、感官缺陷、营养不良、心理因素等。促发因素包括应激反应、手术创伤、术中出血和输血、脑血流降低、脑血管微栓子的形成、低血压、术后低氧血症、电解质紊乱以及术后疼痛等。

（3）护理措施：术后密切观察患者的生命体征，维持呼吸循环的稳定，以防脑组织缺氧、缺血。重点关注患者的记忆力、注意力、语言理解力等认知功能的改变。对于烦躁不安的患者，应加强床旁安全防护。向患者提供安静舒适的住院环境，以减轻患者的焦虑，改善患者睡眠质量。使用抗精神病药物治疗期间，密切注意患者瞳孔、血压、血氧饱和度、呼吸等生命体征及意识和肢体活动情况，及时发现并发症征兆并给予针对性处理。

（胡靖　职红　朱莹）

第六章
常见老年合并症的管理

骨质疏松性骨折患者多为老年人，由于老年人机体各器官系统的功能退变，这类患者多病共存的情况较为常见。常见的合并症包括糖尿病、高血压病、冠心病、脑血管病、慢性肾脏病等。既往基础疾病加上骨折与手术对机体的双重打击，会导致患者手术风险增高、死亡率增加。《中国疾病预防控制工作进展（2015 年）》提到，我国合并慢性疾病导致的死亡人数已占到全国总死亡人数的 86.6%，其导致的疾病负担占总疾病负担的 70%。因此对于该类患者应重视合并症的管理，为平稳度过围手术期提供保障。

第一节　合并糖尿病的护理

一、概述

随着年龄的增长，老年人慢性疾病不断增多，特别是糖尿病的发病率逐渐增高。国家统计局 2018 年公布的数据显示，20% 以上的老年人是糖尿病患者（95% 以上是 2 型糖尿病），45% 以上的老年人处于糖尿病前期状态。由于老年人均有不同程度的骨质疏松，而髋部是骨质疏松的好发部位，易发生骨折，且糖尿病患者骨质疏松的发生率高，所以髋部骨折在老年糖尿病骨折患者中占较高比例。另一方面，围手术期血糖异常会增加感染、伤口不愈合等并发症的发生概率，甚至增加死亡风险。因此做好围手术期血糖管理十分重要。

二、临床表现

1. **典型症状**　糖尿病的典型症状是多饮、多尿、多食和消瘦，即"三多一少"。病情重者可出现食欲缺乏、恶心、呕吐、全身疲乏无力等症状。

2. 不典型症状 不少糖尿病患者，尤其是老年 2 型糖尿病患者症状不典型，仅有头晕、乏力等，甚至无症状。有的发病早期或糖尿病发病前阶段，可出现午餐或晚餐前的低血糖症状，被迫多进食，体重反而在短期内有轻度增加。有的出现外阴瘙痒、皮肤疖肿、脚气感染等，少数患者平时无明显不适，在感染、饮食不当、应激等情况下出现恶心、呕吐、呼吸困难、昏迷等，因酮症酸中毒或高渗性昏迷首次就诊。高血糖本身症状不明显，但伴慢性合并症时，可出现有关体征，如视物模糊、白内障、胫前色素斑、皮肤感觉减退、趾端坏疽等。

三、诊断及检查

1. 糖尿病诊断 血糖增高是诊断糖尿病的依据（表 6-1-1），也是病情变化和治疗效果的主要指标。

（1）空腹血浆葡萄糖（fasting plasma glucose, FPG）：FPG 3.9～6.0mmol/L 为正常，6.1～6.9mmol/L 为空腹血糖受损（IFG），≥ 7.0mmol/L 考虑为糖尿病。

（2）口服葡萄糖耐量试验（oral glucose tolerance test, OGTT）：2 小时血浆葡萄糖（2 hour plasma glucose, 2hPG）≤ 7.7mmol/L 为正常，7.8～11.0mmol/L 为糖耐量减低（IGT），≥ 11.1mmol/L 考虑为糖尿病。

表 6-1-1　糖尿病诊断标准（静脉血浆）

糖尿病
空腹至少 8h 后血糖 ≥ 7.0mmol/L
或者
随机血糖 ≥ 11.1mmol/L
或者
OGTT2h 血糖 ≥ 11.1mmol/L
空腹血糖异常（IFG）*
FPG ≥ 6.1mmol/L 但 < 7.0mmol/L
糖耐量减低（IGT）*
OGTT2h 血糖 ≥ 7.8mmol/L 但 < 11.1mmol/L

注：表中的异常结果在无应激情况下需在另一天重复测定上述指标中任一项，如仍属异常，才可以确诊。* 注意随机血糖不能用于诊断 IFG 和 IGT。

2. 糖尿病相关检查

（1）尿糖测定：尿糖阳性是诊断糖尿病的重要线索。中段尿及 24 小时尿糖反映数小时至 24 小时机体排出糖量，可作为疗效观察指标。在分析尿糖结果时应注意肾糖阈的影响。肾糖阈升高的人，血糖虽高，但尿糖可阴性，如肾小球动脉硬化；肾糖阈降低者，血糖不高也可出现糖尿，如妊娠期／肾性糖尿等。

（2）糖化血红蛋白水平：可反映近 2 ~ 3 个月平均血糖水平，补充了空腹血糖只反映瞬时血糖值的不足，是糖尿病病情控制的监测指标之一。

（3）胰岛素（或 C 肽）释放试验：方法同 OGTT。已诊断糖尿病者此试验可用馒头代替葡萄糖。1 型糖尿病患者胰岛素分泌缺乏，空腹及餐后均低，表现为持续低水平曲线。2 型糖尿病患者胰岛素分泌总水平可以正常、偏高或降低，但主要是延迟曲线。

（4）其他检查

1）血生化检查：①老年糖尿病患者常有高脂血症，可表现为甘油三酯、低密度脂蛋白胆固醇升高，高密度脂蛋白胆固醇降低，故应做血脂测定。②肝肾功能及电解质应定期检查。

2）必要时行血皮质醇、胰高血糖素、生长激素、甲状腺激素等测定以排除继发性糖尿病。

3）可进一步做心电图、尿白蛋白测定、眼底检查、神经传导速度检测和心血管超声等检查，以了解合并大血管和微血管病变情况。

3. 围手术期血糖的管理原则　围手术期血糖管理的要点在于控制高血糖，同时避免发生低血糖，维持血糖平稳。因禁食、降糖方案未及时调整或降糖治疗中断等因素造成的围手术期血糖波动比稳定的高血糖危害更大。严密的血糖监测、及时调整降糖治疗方案是保持围手术期血糖平稳的关键。我们应根据患者术前血糖水平、治疗方案、有无并发症、手术类型等因素，对高危人群进行全面评估，制订个体化的管理方案。

（1）围手术期血糖异常的筛查：围手术期血糖异常以高血糖为主，可分为合并糖尿病的高血糖和应激性高血糖两类。入院时应询问所有患者有无糖尿病病史，并行床旁快速检测，以及时发现糖尿病及糖代谢异常。若空腹血糖 ≥ 6.1 mmol/L 或随机血糖 ≥ 7.8 mmol/L，予以血糖监测每天 4 ~ 7 次，至少 24 ~ 48 小时，并监测糖化血红蛋白（HbAlc）。若空腹血糖 > 7.8 mmol/L，非空腹血糖 > 10.0 mmol/L，应予以降血糖干预治疗。

（2）血糖异常患者的围手术期干预

1）血糖监测方案：血糖监测的时间点应该与患者的营养摄取、用药方案、手术时间相匹配。围手术期血糖监测频率推荐，对正常饮食的患者，监测空腹血糖、三餐后血糖和睡前血糖；对禁食患者，每 4 ~ 6 小时监测 1 次血糖；对危重患者 / 大手术或持续静脉输注胰岛素的患者，术中血糖波动风险高，低血糖难以被发现，故应 1 ~ 2 小时监测 1 次血糖；对特殊的手术或临床情况，根据需要适当增加监测频率；若血糖 ≤ 3.9 mmol/L，应及时给予纠正低血糖措施，并增加血糖监测频度，直至低血糖得到纠正。

2）血糖控制目标：大量循证医学证据表明，血糖控制有利于减少外科重症患者术后感染等并发症，但控制过于严格（如降至"正常"范围）则增加低血糖风险，对降低总死亡率并无益处。推荐围手术期血糖控制在 7.8 ~ 10.0 mmol/L，不建议控制过严。正常饮食的患者控制餐前血糖 ≤ 7.8 mmol/L，餐后血糖 ≤ 10.0 mmol/L。高龄、有严重合并症、频繁发作低血糖的患者，血糖目标值也可适当放宽。原则上血糖最高不宜超过 13.9mmol/L。对围手术期患者的血糖控制目标见表 6-1-2。

表 6-1-2　围手术期患者的血糖控制目标

手术类型		血糖控制目标		
		糖化血红蛋白 / %	空腹血糖 / 餐前血糖 / (mmol·L⁻¹)	餐后 2h 血糖 / 不能进食时随机血糖 / (mmol·L⁻¹)
择期手术	普通大、中手术	术前 < 8.5	8 ~ 10	8 ~ 12，短时间 < 15 也可接受
	小手术		6 ~ 8（非老年、身体状况良好、无心脑血管并发症风险或单纯应激性高血糖患者）	8 ~ 10（非老年、身体状况良好、无心脑血管并发症风险或单纯应激性高血糖患者）
	精细手术		4.4 ~ 6	6 ~ 8
急诊手术			若术前血糖 > 10，应控制血糖水平，同时注意有无酸碱、水、电解质紊乱；术中及术后血糖控制目标与相应类型的择期手术相同	

3）血糖管理路径：老年髋部骨折合并糖尿病患者围手术期的血糖管理涉及多学科团队，需要各部门的合作。制订合理的管理路径可以提高工作效率，避免术前不必要的长时间禁食。糖尿病患者择期手术应尽量安排在当日第一台进行，禁食期间注意血糖监测，必要时输注含糖液体。手术当日监测

空腹血糖，如无法安排第一台手术者，每 4～6 小时监测 1 次血糖，患者前往手术室及转回病房即刻监测血糖。术中血糖波动风险高，低血糖表现难以发现，应 1～2 小时监测 1 次血糖。如持续静脉输注胰岛素的患者，每 0.5～1 小时监测 1 次。术后早期要关注机体对创伤的应激和营养液滴注的反应，严密监测血糖，以便医师及时调整胰岛素用量、确保患者血糖水平的稳定。血糖控制目标：禁食和餐前血糖 5～7.8 mmol/L、随机和睡前血糖 < 10 mmol/L。术后鼓励患者尽早恢复饮食，完全恢复后即改为监测血糖 4 次 /d。

四、治疗

（一）治疗原则

1. 老年 2 型糖尿病患者，病情轻者，可先行饮食治疗，效果不佳时再加用降糖药。

2. 2 型糖尿病患者经上述治疗效果不好或磺脲类药物继发性失效，或出现重要并发症，手术前后和应激时需要及时使用胰岛素治疗。

3. 各型糖尿病均应先施行饮食疗法，并辅以运动锻炼（除非禁止活动的患者）。

（二）饮食治疗

饮食治疗是一项重要的基础治疗措施，治疗的原则为控制总热量和体重、减少食物中脂肪，尤其是饱和脂肪酸含量，增加食物纤维含量，使食物中糖类、脂肪和蛋白质的所占比例合理。

（三）药物治疗

1. **原有降糖方案过渡至胰岛素治疗** 胰岛素是围手术期唯一安全的降糖药物。术前住院时间口服降糖药物治疗者，入院 3 天后即换用短效胰岛素皮下注射控制血糖，术前调整到适合的剂量。

2. **口服降糖药和非胰岛素注射剂的停药要求** 磺脲类和格列奈类口服降糖药可能造成低血糖，术前应停用至少 24 小时；二甲双胍有引起乳酸酸中毒的风险，肾功能不全者术前停用 24～48 小时。停药期间监测血糖，使用常规胰岛素控制血糖水平。

3. **入院前长期胰岛素治疗者的控制要求** 方案多为控制基础血糖的中长效胰岛素联合控制餐后血糖的短效胰岛素皮下注射。长时间大手术、术后无法恢复进食的糖尿病患者，手术日换用短效胰岛素持续静脉泵注控制血糖。胰岛素皮下注射适合病情稳定的非重症患者，常用于术前术后过渡期，注意避免短时间内反复给药造成降糖药效叠加。

4. 术中和术后 ICU 期间降糖药物的使用特点　术前已经使用静脉胰岛素的患者，术中和术后 ICU 期间首选持续静脉泵注胰岛素；应激性高血糖的患者可选择单次或间断静脉推注胰岛素，如血糖仍高，则予以持续泵注。通常使用短效胰岛素加入生理盐水，浓度 1U/ml 泵入，参照患者的血糖水平、术前胰岛素用量、手术刺激大小等因素来确定胰岛素的用量，密切监测，根据血糖升降适当调整泵入速度，注意个体化给药，避免发生低血糖。

五、护理

（一）饮食护理

建议总能量的摄入应遵循平衡膳食的原则，其中 45% ~ 60% 来自碳水化合物，25% ~ 35% 来自脂肪，15% ~ 20% 来自蛋白质。在保持总热量不变的原则下，凡增加一种食物时应同时减去另一种食物，以保证饮食平衡。

（二）口服降糖药物的护理

1. 磺脲类药物的护理　协助患者于早餐前半小时服用，严密观察药物的不良反应。最主要的不良反应是低血糖，常发生于老年患者，肝肾功能不全或营养不良者，作用时间长的药物（如格列本脲和格列美脲）较易发生，而且持续时间长，停药后可反复发生。

2. 双胍类药物的护理　不良反应有腹部不适、口中金属味、恶心、食欲缺乏、腹泻等，严重时发生乳酸血症。餐中或餐后服药或从小剂量开始可减轻不适症状。

3. α葡萄糖苷酶抑制剂类药物的护理　应与第一口饭同时服用，服用后常有腹部胀气、排气增多或腹泻等症状。如与促胰岛素分泌剂或胰岛素合用可能出现低血糖，其处理应直接给予葡萄糖口服或静脉注射，进食淀粉类食物无效。

4. 噻唑烷二酮类药物的护理　密切观察有无水肿、体重增加等不良反应的发生，此类药物诱发缺血性心血管疾病的风险增高，一旦出现应立即停药。

（三）注射胰岛素的护理

1. 用药准确　熟悉各种胰岛素的名称、剂型及作用特点，使用时应注意注射器与胰岛素浓度的匹配。

2. 用药顺序　长、短效或中、短效胰岛素混合使用时，应先抽吸短效胰岛素，再抽吸长效胰岛素，然后混匀。

3. 胰岛素的保存　未开封的胰岛素放于冰箱 4 ~ 8℃冷藏保存，正在使用的胰岛素在常温下（不超过 28℃）可使用 28 天，无需放入冰箱，应避免过冷、过热、太阳直晒，剧烈晃动等，否则可因蛋白质凝固变性而失效。

4. 注射部位的选择和更换 皮下注射胰岛素时，宜选择皮肤疏松部位，如上臂三角肌、臀大肌、大腿前侧、腹部等。腹部吸收最快，其次分别是上臂、大腿和臀部。注射部位要经常更换，长期注射同一部位可能导致局部皮下脂肪萎缩或增生、局部硬结。

5. 血糖监测 注射胰岛素的患者一般常规监测血糖 2~4 次 /d，如发现血糖波动过大或持续高血糖，应及时通知医生。

6. 胰岛素不良反应的观察及处理

（1）低血糖反应：表现为心悸、出汗、饥饿感、软弱无力、面色苍白、心率加快、四肢冰冷，甚至晕倒。一旦确定发生低血糖，应尽快给予糖分补充，解除脑细胞缺糖状态。同时了解低血糖发生的诱因，给予健康指导，以避免再次发生。

（2）过敏反应：表现为注射部位瘙痒，继而出现荨麻疹样皮疹，全身性荨麻疹少见。

（3）注射部位皮下脂肪萎缩或增生：采用多点、多部位皮下注射和及时更换针头可预防其发生。

（4）水肿：胰岛素治疗初期可因水钠潴留而发生轻度水肿，可自行缓解。

（5）视物模糊：部分患者出现，多为晶状体屈光改变，常于数周内自然恢复。

（四）相关并发症的护理

1. 高血糖危急状况的护理 手术是一种应激状态，可以增加胰岛素抵抗，使糖尿病患者的血糖水平升高，极易诱发糖尿病酮症酸中毒、糖尿病高血糖高渗综合征等急性并发症。围手术期间要加强对患者血糖和尿酮体的监测。当血糖 > 13.9 mmol/L 或出现恶心、呕吐的症状时，应监测尿酮体，以及时发现酮症酸中毒。关注患者液体平衡情况，如果成年人 1 天之中排尿不到 2 次或者尿量骤减时，提示有脱水风险，需要引起高度注意，应立即补充水分，预防出现高血糖高渗综合征。若患者服用的是二甲双胍类药物，出现了呕吐、腹泻、呼吸困难等情况，需要立即报告医生。因为二甲双胍有可能导致乳酸酸中毒的出现而使病情进一步加重。

2. 低血糖的识别与处理

（1）定义：低血糖是一种由多种原因引起的血糖浓度过低的状态，糖尿病患者血糖 ≤ 3.9 mmol/L 就是低血糖。低血糖可导致不适甚至危及生命，在围手术期管理中由于手术前后禁食状态、饮食规律打乱、手术应激及用药方案调整等，都有可能导致患者血糖波动，出现低血糖，应引起特别注意。

（2）识别低血糖：低血糖的临床表现与血糖水平以及血糖的下降速度有关，可表现为交感神经兴奋（心悸、出汗、饥饿感、无力、手抖、视物模糊、面色苍白等）和中枢神经症状（头痛、头晕、意识改变、认知障碍、抽搐和昏迷）。老年患者发生低血糖时常表现为行为异常或其他非典型症状。夜间低血糖常因难以发现而得不到及时处理，有些患者屡发低血糖后，可表现为无先兆症状的低血糖昏迷。

（3）紧急救治：怀疑发生低血糖时，立即测定血糖水平，以明确诊断；无法测定血糖时暂时按低血糖处理。意识清醒的患者一旦确认为低血糖发生，应立即采取"15 原则"处理，即给予 15g 的碳水化合物，15 分钟后再次检测血糖，若没有纠正，则重复以上措施。如果血糖已经纠正到 3.9mmol/L 以上，但距离下一次就餐时间在 1 小时以上，则继续给予含淀粉或蛋白质的食物，如 2 块饼干或一小碗米饭或面。如果出现意识障碍，给予 50% 葡萄糖液 20 ~ 40ml 静脉注射，或者胰高血糖素 0.5 ~ 1.0mg 肌内注射。复测血糖仍 ≤ 3.9mmol/L，继续给予 50% 葡萄糖 60ml 静脉注射。

（五）糖尿病知识健康教育

骨折患者围手术期高血糖会增加患者感染风险，同时延长住院时间和增加医疗费用，因此需要对患者进行有效的围手术期血糖管理干预。

1. 糖尿病一旦确诊，即应对患者进行糖尿病教育，包括糖尿病的一般知识、自我血糖和尿糖的监测、降糖药物的用法和用量、不良反应的观察和处理等以及各种并发症的表现及防治。为患者制订健康教育计划，重点强调围手术期期间注意事项，和患者家属共同建立教育目标，辅助调整患者饮食，告知患者应遵医嘱合理进行血糖监测，及时采取有效的降糖治疗方案，提高患者依从性，积极预防并发症的发生。

2. 术后康复护理的目标是保证良好的愈合，预防手术并发症发生。护理重点措施：监测血糖、尿糖、尿酮体、电解质等；供给合适的能量；防治术后感染；疼痛会导致胰岛素拮抗激素分泌增加，使血糖升高，应注意镇痛。

3. 由于患者年龄较大，因此建议为老年患者提供清楚的书面指导，内容包括血糖控制目标及自我血糖监测方案、饮食指导、切口护理指导、体力活动指导、胰岛素及其他用药指导、随访计划等，以提高患者的依从性。

（胡三莲　董芳辉　钱会娟）

第二节 合并高血压的护理

一、概述

高血压是老年人最常见的一种心血管疾病,在我国老年人群中发病率高,知晓率、治疗率、控制率低,据统计老年高血压患者占高血压患者的60%~70%。高血压是导致脑卒中、冠心病、肾功能不全和动脉瘤等疾病的主要危险因素,这些并发症又是老年人致残、致死的主要原因。合并高血压的老年人如需要手术时,围手术期常发生血压大幅波动,可能导致心、脑、肾等重要器官并发症。因此,术前对高血压的明确诊断及合理、有效的治疗,术中和术后妥善处理,有助于高血压患者顺利平稳度过围手术期。

二、诊断

老年高血压的诊断与成人是一样的,但老年高血压患者部分是由成人高血压延续而来的,另一部分是单纯老年收缩期高血压(表6-2-1)。然而随着年龄增大,平均舒张压水平呈下降趋势,而收缩压增高,因此部分原属于成人高血压的延续者也可能转为舒张压不高的老年收缩期高血压。

表6-2-1 血压水平分类和定义

分类	收缩压 / mmHg		舒张压 / mmHg
正常血压	< 120	和	< 80
正常高值血压	120 ~ 139	和 / 或	80 ~ 89
高血压	≥ 140	和 / 或	≥ 90
1 级高血压(轻度)	140 ~ 159	和 / 或	90 ~ 99
2 级高血压(中度)	160 ~ 179	和 / 或	100 ~ 109
3 级高血压(重度)	≥ 180	和 / 或	≥ 110
单纯收缩期高血压(ISH)	≥ 140	和	< 90

注:当收缩压和舒张压分属于不同分级时,以较高的级别作为标准。以上标准适用于任何年龄的成年男性和女性。

三、危险分层

高血压的危险性不仅取决于血压高低,还与下列诸多方面有关:①其他危险因素;②靶器官损害;③并存其他疾病,如心脑血管病、肾病及糖尿病

（表 6-2-2）。

按危险度将患者分为 4 组，指导医生决定治疗时机、治疗策略并估计预后。

1. 低危组 男性年龄 < 55 岁、女性年龄 < 65 岁，高血压 1 级、无其他危险因素者。典型情况下，10 年随访中患者发生主要心血管事件的危险 < 15%。

2. 中危组 高血压 2 级或 1～2 级同时有 1～2 个危险因素，患者是否给予药物治疗，开始药物治疗前应经多长时间的观察仍需十分缜密的判断。典型情况下，该组患者随后 10 年内发生主要心血管事件的概率为 15%～20%，若患者属高血压 1 级，兼有一种危险因素，10 年内发生心血管事件概率约 15%。

3. 高危组 高血压水平属 1 级或 2 级，兼有 3 种或更多危险因素、兼患糖尿病或靶器官损害或高血压水平属 3 级但无其他危险因素患者属高危组。典型情况下，随后 10 年间发生主要心血管事件的概率为 20%～30%。

4. 极高危组 高血压 3 级同时有 1 种以上危险因素或兼患糖尿病或靶器官损害，或高血压 1～3 级并有临床相关疾病。典型情况下，10 年间发生主要心血管事件的概率 ≥ 30%，应迅速开始最积极的治疗。

表 6-2-2 危险因素

心血管疾病的危险因素	靶器官损害	糖尿病	并存临床情况
(1) 收缩压和舒张压水平 1～3 级	(1) 左心室肥厚	(1) 空腹血糖 ≥ 7.0mmol/L	(1) 脑血管疾病:缺血性脑卒中
(2) 年龄:男性 > 55 岁;女性 > 65 岁	(2) 动脉壁增厚	(2) 餐后血糖 ≥ 11.1mmol/L	(2) 脑出血:短暂性脑缺血发作
(3) 吸烟	(3) 血清肌酐轻度增高 男性 115～133μmol/L; 女性 107～124μmol/L		(3) 心脏疾病:心肌梗死史、心绞痛;冠状动脉血运重建;充血性心力衰竭
(4) 血脂异常:TC ≥ 5.7mmol/L 或 LDL-C > 3.6mmol/L 或 HDL-C < 1.0mmol/L	(4) 微量白蛋白尿:尿白蛋白 30～300mg/24h		(4) 肾脏疾病:糖尿病肾病、肾功能受损(血清肌酐) 男性 > 133μmol/L; 女性 > 124μmol/L; 蛋白尿 > 300mg/24h
(5) 早发心血管病家族史: 一级亲属,发病年龄 < 50 岁	(5) 尿白蛋白/肌酐比 男性 ≥ 2.5mg/mmol; 女性 ≥ 3.5mg/mmol		

心血管疾病的危险因素	靶器官损害	糖尿病	并存临床情况
(6)腹型肥胖或肥胖 男性腰围（WC）≥ 85cm； 女性腰围 WC ≥ 80cm； 肥胖：BMI ≥ 28kg/m² (7) 高 敏 C 反 应 蛋 白 ≥ 3mg/L 或 C 反应蛋白 ≥ 10mg/L			(5)视网膜病变：出血 或渗血、视盘水肿

四、老年高血压特点

1. **血压波动大** 由于老年人身体功能下降，血管变僵硬，调节功能变差，使老年高血压患者的血压更易随情绪、季节和体位的变化而出现明显波动，因此不能以一次血压测量结果来判断血压是否正常。

2. **起病隐匿，进展缓慢** 病程长达 10 多年至数十年，因初期症状很少，约半数患者因体检或其他疾病就医时测量血压后，才偶然发现血压增高，不少患者一旦知道患有高血压后，反而产生各种各样的神经症状，如头晕、失眠、健忘、耳鸣、乏力、多梦、易激动等。约 1/3 ~ 1/2 高血压患者因头痛、头胀或心悸而就医，也有部分患者直到出现高血压的严重并发症和靶器官功能损害时才就医。

3. **脉压增大** 脉压是反映动脉血管弹性的指标，脉压增大也是老年高血压的重要特点。脉压 > 40 mmHg 诊断为脉压增大，老年人的脉压可达 50 ~ 100 mmHg。有研究显示，老年人脉压增高是比收缩压和舒张压更重要的危险因素。脉压水平与脑卒中复发密切相关，脉压越大，脑卒中再发危险越高。

五、治疗

大量研究说明，经降压治疗后，在患者能耐受的前提下，血压水平降低越多，危险性亦降低得越多。

1. **降压目标** 普通高血压患者血压降至 < 140/90mmHg，年轻人或糖尿病及肾病患者降至 < 130/80mmHg，老年人收缩压降至 < 150mmHg，如能耐受，还可进一步降低。

2. **非药物治疗** 改善生活方式对降低血压、控制心血管危险因素和并存临床情况的作用已得到广泛认可，所有患者都应采用。主要包括以下措施：减重；减少钠盐的摄入；补充钾和钙；多吃蔬菜、水果，减少膳食脂肪；戒烟；限制饮酒；适当运动；减轻精神压力，保持心理平衡。

3. 药物治疗

（1）药物种类：目前常用于降压的药物主要有以下 5 类，即利尿药、β-受体拮抗剂、血管紧张素转换酶抑制剂（ACEI）、血管紧张素 II 受体拮抗剂（ARB）、钙通道阻滞剂。推荐应用长效制剂，其作用可长达 24 小时，每日服用 1 次，这样可以减少血压的波动、降低主要心血管事件的发生危险，防治靶器官损害，并提高用药的依从性。

（2）使用方法：为达到目标血压，大多数患者常需要联用两种及两种以上药物。常用降压药组合有利尿剂和 β- 受体拮抗剂，利尿剂和 ACEI 或ARB，钙通道阻滞剂（二氢吡啶）和 β- 受体拮抗剂，钙通道阻滞剂和 ACEI或 ARB，钙通道阻滞剂和利尿剂，α- 受体拮抗剂和 β- 受体拮抗剂。降压药的选择（表 6-2-3）须根据患者的危险因素、靶器官受损情况、心血管疾病、肾脏疾病及糖尿病、患者的支付能力、以往用药经验及意愿。

1）冠心病者　稳定型心绞痛时首选 β- 受体拮抗剂或长效钙通道阻滞剂或 ACEI；急性冠脉综合征时选用 β- 受体拮抗剂和 ACEI；心肌梗死后患者用 β- 受体拮抗剂、ACEI 和抗醛固酮利尿剂。

2）心力衰竭者　症状较轻者用 ACEI 和 β- 受体拮抗剂；症状较重的将ACEI、β- 受体拮抗剂、ARB 和醛固酮受体拮抗剂与袢利尿剂合用。

3）糖尿病者　为避免对肾和心血管的损害，要求将血压降至130/80mmHg以下，因此常需要联合用药。首选 ACEI 或 ARB，必要时用钙通道阻滞剂、噻嗪类利尿剂、β- 受体拮抗剂。ACEI 对 1 型糖尿病防止肾损害有益。

4）慢性肾病者　ACEI、ARB 有利于防止肾病进展，重度患者可能需合用袢利尿剂。

表 6-2-3　主要降压药的临床参考

类别	适应证	禁忌证
利尿药 （噻嗪类）	充血性心力衰竭, 老年高血压, 单纯收缩期高血压	痛风
利尿药 （袢利尿药）	肾功能不全 充血性心力衰竭	

类别	适应证	禁忌证
利尿药 （抗醛固酮药）	充血性心力衰竭 心肌梗死后	肾衰竭, 高钾血症
β- 受体拮抗剂	心绞痛, 心肌梗死后快速心律失常, 充血性心力衰竭, 妊娠	Ⅱ～Ⅲ度房室传导阻滞, 哮喘, 慢性阻塞性肺疾病
钙通道阻滞剂 （二氢吡啶）	老年高血压, 周围血管病 妊娠, 单纯收缩期高血压 心绞痛, 颈动脉粥样硬化	
钙通道阻滞剂 （维拉帕米, 地尔硫䓬）	心绞痛, 颈动脉粥样硬化 室上性心动过速	Ⅱ～Ⅲ度房室传导阻滞, 充血性心力衰竭
血管紧张素转换酶	充血性心力衰竭, 心肌梗死后 左心室功能不全, 非糖尿病肾病 1 型糖尿病肾病, 蛋白尿	妊娠, 高钾血症, 双侧肾动脉狭窄
血管紧张素Ⅱ受体拮抗剂	2 型糖尿病肾病, 蛋白尿, 糖尿病微量白蛋白尿, 左心室肥厚	妊娠, 高钾血症, 双侧肾动脉狭窄
α- 受体拮抗剂	前列腺增生, 高血脂	直立性低血压

4. 围手术期高血压危象的处理

（1）高血压危象概述：高血压危象包括高血压急症和高血压亚急症。高血压急症指动脉血压急剧升高（BP > 180/120mmHg）并伴发进行性靶器官功能不全的表现。高血压急症需立即进行降压治疗以阻止靶器官进一步损害。高血压急症包括高血压脑病、颅内出血、急性心肌梗死、急性左心衰竭伴肺水肿、不稳定型心绞痛、主动脉夹层动脉瘤。高血压亚急症是血压严重升高但不伴靶器官损害。高血压急症应在 1 小时内降低血压但不需要降到正常值。有学者认为只要舒张压 140～150mmHg，和／或收缩压大于 220mmHg 无论有无症状均应视为高血压危象，应及时治疗。

（2）治疗方法

1）迅速降压：是唯一有效的措施，以防止心、脑、肾等重要脏器的进一步损害，选择的药物应具有快速、高效，仅对阻力血管有作用而对其他平滑肌或心肌无作用，对中枢神经或自主神经无作用和不良反应小等特点。常用药有硝普钠、硝酸甘油、尼卡地平和拉贝洛尔等。通常用硝酸甘油静脉输注，开始速率 1μg/（kg·min），观察效应，调节剂量一般达 3～6μg/（kg·min）就能使血压降至所需要的水平。停药后血压回升较硝普钠为慢，平均需 9 分钟（4～22 分钟），短时间降压，1～3 分钟出现降压作用，持续 5～10 分钟，需要时可重复注射。硝普钠静脉输注速度开始按 0.25～5μg/（kg·min），2～3 分钟后血压下降，降压速度直接与输注速度有关，调整剂量后，一般于 4～6 分钟就可使血压下降于预期目标。停药后一般在 1～10 分钟血压即回升。硝普钠应在有经验的上级医师指导下使用，必须同时用有创血压监测，以便及时根据血压调节剂量，以免发生低血压。降压目标是在 1 小时内使平均动脉压迅速下降但不超过 25%，在以后的 2～6 小时内血压降至 160/100～110mmHg。如果患者耐受，临床情况稳定，可在 24～48 小时内降至正常水平。如果患者有夹层动脉瘤，且能耐受，血压应控制收缩压 < 100mmHg。

2）镇静：目的是降低机体代谢率，防止高血压惊厥，可用咪达唑仑或 25% 硫酸镁等控制抽搐。

3）降低颅内压：20% 甘露醇 250ml 快速静脉滴注，或呋塞米 20～40mg 静脉注射，必要时可重复使用。

六、围手术期注意事项

1. **病情评估**　术前访视时，应了解患者高血压的严重程度，持续时间，用药情况及是否合并糖尿病、心肌缺血、心律失常、心衰、脑血管病变、肾功能损害等并发症。术前常规检查如心电图、心脏彩超、肾功能检查（血肌酐、血尿素氮）、血糖监测、血气分析和电解质监测（特别是血钾）有助于术前评估。

目前大多数麻醉医师和心脏病专家主张重度高血压病患者的基础血压高于 180/110mmHg 的患者，在血压未得到良好控制前不应进行择期手术。对有心脑血管并发症的严重高血压的择期手术患者，应严格调控血压至接近正常范围，并稳定 4～5 周后再手术。另一方面，由于对患者进行了充分的监护和治疗，不需要因为轻度和中度高血压而取消手术。对终末器官有病变以及在围手术期易发生心血管意外风险的患者，往往术前即有先兆征象，如频发心绞痛和心律失常，曾有充血性心力衰竭、心肌梗死或卒中史、高龄并发糖尿病或高血压未控制等，术中易发生心血管意外，麻醉前需要引起充分重视，术中更应防止血压波动。

2. **术前抗高血压药的应用**　抗高血压药应用至术晨，有利于围手术期血压平稳，但应注意抗高血压药在麻醉期间对血流动力学的影响。利尿剂可进一步减少血容量引起低血压，还可引起低钾血症诱发心律失常。β- 受体拮抗剂可抑制血容量降低后的反射性心率加快，减弱心脏代偿功能。钙通道阻滞剂与氟类吸入麻醉药合用，可明显抑制心脏传导系统功能。中枢性降压药可减少麻醉药用量。术前接受抗高血压药物治疗的患者可在麻醉期间发生严重的循环抑制，表现为血压下降、心率减慢，主要是高血压病患者的病理生理变化所致，即使术前停用抗高血压药物，上述现象仍可发生。实践证明，术前停用抗高血压药物，血压可严重升高，以致可能并发心肌缺血、心肌梗死、心力衰竭和脑血管意外等，所以主要的问题是应该加强麻醉管理。目前主张抗高血压药应用到手术当天，把血压控制在适当的水平。术中和术后发生高血压应该静脉给药治疗，保持血压在基础值的 80% ~ 120%，直至重新开始口服给药。

3. **术前用药**　即使术前血压控制得比较好，由于患者对手术存在恐惧和焦虑，引起自主神经功能紊乱，交感神经处于长期的兴奋状态，使患者伴有睡眠障碍，进而导致血压在夜间紊乱，不利于血压的控制。术前一晚必要时给予充分镇静药物治疗，保证充足的睡眠。术日密切监测血压，出现异常对症处理，力求患者进入手术室时保持安静、合作，血压处于较稳定状态。

七、护理

1. **运动与休息**　根据年龄和血压水平适量进行功能锻炼。保持病室安静，减少探视，保证足够的睡眠。

2. **饮食护理**　限制钠盐、胆固醇类食物的摄入，食盐量以每日不超过 6g 为宜，减少膳食脂肪，补充适量的优质蛋白质。

3. **病情观察**　定时监测血压，每日 1 ~ 2 次，如血压过高、过低时及时通知医生，并做好记录。如血压急剧升高，伴有剧烈头痛、呕吐、大汗、视物模糊、面色及神志改变、肢体运动障碍等症状时，立即通知医生，持续血压监测。观察患者服用药物后的不良反应。

4. **用药观察**

（1）利尿剂：尽量日间用药，小剂量应用。注意观察有无乏力、嗜睡、电解质紊乱等现象发生。常用药物有氢氯噻嗪、呋塞米等。

（2）ACEI 制剂：注意观察患者有无干咳，注意监测血钾水平。常用药物有卡托普利、依那普利等。

（3）血管紧张素Ⅱ受体拮抗药：不良反应少。常用药物有厄贝沙坦、替米沙坦等。

（4）β- 受体拮抗剂：要注意血压和心率的监测，心率 < 55 次 /min 者要

及时告知医生处理，急性心衰患者慎用。常用药物有比索洛尔、美托洛尔缓释片等。

（5）钙通道阻滞剂：硝苯地平可产生面部潮红、踝部水肿、便秘、牙龈增生等。常用药物有硝苯地平缓释片、硝苯地平控释片、氨氯地平等。

5. 高血压急症的护理

（1）协助患者采取舒适或正确的体位，减少搬动、限制探视，安抚患者，保持环境安静，避免一切不良刺激，稳定患者情绪。

（2）保持呼吸道通畅，必要时给予氧气吸入。

（3）立即建立两条静脉通路，遵医嘱正确使用降压药、脱水药，必要时应用镇静药。

（4）密切观察病情变化及血压情况，做好详细记录和交接班。

（5）做好患者生活护理。

6. 安全护理

告知患者在联合用药或药物加量时应注意避免发生直立性低血压，如厕或外出时须有人陪伴，病床加用床栏及悬挂防跌倒/坠床警示牌。

7. 心理护理

及时发现和疏导患者的负性心理、急躁情绪，了解患者的顾虑，并鼓励其保持心态平衡。

8. 健康指导

（1）疾病知识指导：向患者及家属解释引起高血压的各种因素及高血压对健康的危害，以引起患者的足够重视，鼓励患者坚持长期饮食、运动、药物治疗。

（2）饮食指导：指导患者坚持低盐、低脂、低胆固醇饮食，补充适量蛋白质，肥胖者控制体重。食盐量以每日不超过 6g 为宜，少食用各种咸菜及腌制食品。减少膳食脂肪，补充适量优质蛋白质，限制饮酒，多吃蔬菜和水果。

（3）休息指导：合理休息，视血压情况安排适当的运动。

（4）运动指导：根据年龄及病情选择合适的运动项目。

（5）用药指导：终生服药，规律服药。

（6）改变不良生活方式：保持大便通畅，预防便秘，戒烟限酒，劳逸结合，保证充足的睡眠，保持乐观的心情。

（崔怡 李玉佳 陈彩真 于静静）

第三节　合并冠心病的护理

一、概述

冠状动脉粥样硬化性心脏病（coronary athero-sclerotic heart disease），简称冠状动脉性心脏病或冠心病（coronary heart disease，CHD），是因冠状动脉粥样硬化使冠状动脉管腔狭窄，或在管腔狭窄的基础上合并冠状动脉痉挛、动脉粥样硬化斑块破裂出血，甚至血栓形成，使管腔堵塞，造成冠状动脉供血不足、心肌缺氧缺血、心肌损伤甚至坏死而引起的心脏疾病。2010年，我国城市冠心病死亡率为 86.34/10 万，农村为 69.24/10 万，男性高于女性。这提示我国冠心病发病率高，致死率高，且逐年递增。据统计，围手术期心肌缺血发生率在 20% ~ 63%，其中 6.3% ~ 6.9% 的患者发生心肌梗死。而老年人具有独特的身心特点，脏器功能逐渐衰弱，手术过程中更容易出现心脑血管意外。因此护理人员应了解冠心病的基础知识，配合医生做好术前评估、病情观察及护理。

二、冠状动脉的解剖及狭窄程度的分级

1. **冠状动脉解剖及供血范围**　左、右冠状动脉分别开口于左、右主动脉窦，左冠状动脉起始段为左主干，向下分为左前降支及回旋支；左前降支供血：左心室前壁中下部，室间隔前 2/3 及二尖瓣前外乳头肌和左心房；回旋支供血：左心房、左心室前壁上部、左心室外侧壁及心脏膈面的左半部或全部和二尖瓣后内乳头肌；右冠状动脉供血：右心室、室间隔后 1/3 和心脏膈面的右侧或全部。这三支冠状动脉分支之间及分支中各小支间有许多吻合支，平时处于不开放状态，当某一支动脉管腔狭窄或堵塞时，其邻近的吻合支开放，有效地进行代偿性的侧支循环，改善心肌供血。

2. **冠状动脉粥样硬化狭窄程度的分级**　病理学上采用四级分类法，根据管腔横断面的狭窄面积分类：Ⅰ级管腔狭窄面积 < 25%，Ⅱ级管腔狭窄面积 26% ~ 50%，Ⅲ级管腔狭窄面积 51% ~ 75%，Ⅳ级管腔狭窄面积 > 75%。狭窄程度有Ⅱ级以下者多无缺血症状，Ⅲ级以上者，发生冠状动脉供血不足，引起心肌缺血，诊断为冠心病。冠状动脉的左前降支、回旋支及右冠状动脉合称为三支，加上左主干为四支。粥样硬化病变可累及一至四支，其中左前降支病变最常见也最严重，其次为右冠状动脉，左主干病变也不少见。

三、冠心病易患因素

1. **年龄** 50 岁以上发病者较多。

2. **性别** 男性发病率较女性高，女性绝经后发病增加，至 70 岁以后男女发病情况接近。

3. **高脂血症** 总胆固醇增高、低密度脂蛋白胆固醇增高、高密度脂蛋白胆固醇降低及甘油三酯增高者均为易患因素。

4. **高血压病**。

5. **吸烟**。

6. **糖尿病** 患有糖尿病本身能促发冠心病，同时伴有高血压或高脂血症者更易促发冠心病

7. **肥胖** 老年人随着年龄的增长及活动的减少易于肥胖，肥胖伴有高血压病、高脂血症及糖耐量不正常者，冠心病的发病率增高。

四、冠心病常见类型

（一）心绞痛

1. **定义** 心绞痛（angina pectoris）是指因心肌缺血、缺氧而引起的发作性心前区疼痛。分为劳力性心绞痛、自发性心绞痛和混合型心绞痛。

2. **分类**

（1）劳力性心绞痛：是指因劳累、运动或其他增加心肌需氧情况下所引起的心绞痛发作，又分为稳定性心绞痛、初发型劳力性心绞痛和恶化型劳力性心绞痛。稳定型心绞痛在临床上最常见，心绞痛发作典型，多有明确诱因，在 1~3 个月内反复发作的频率、持续时间及疼痛性质大多相同，经休息或含服硝酸甘油可缓解，发作时心电图多有典型的缺血性 ST 段及 T 波改变。初发型劳力性心绞痛病程在 1~3 个月以内，是指初次发生劳力性心绞痛，或以往有过心绞痛史已数月不发作，而又有发作者。恶化型劳力性心绞痛是指稳定型心绞痛在短期内疼痛发作的频率增加、程度加重、疼痛持续的时间延长，发作时心电图 ST 段明显压低，T 波倒置，发作后可恢复。

（2）自发性心绞痛：心绞痛发作与心肌需氧量无明显关系，疼痛持续时间一般较长、程度较重，含服硝酸甘油后不易缓解。

（3）混合型心绞痛：劳累性和自发性心绞痛混合出现。初发型、恶化型劳力性心绞痛与各型自发性心绞痛合称为不稳定性心绞痛（unstable angina pectoris）。

3. **症状**　胸骨后或左前胸发作性疼痛，有紧缩或压迫感，重者伴出汗、疼痛，疼痛可放射到左肩、臂及左手尺侧；不典型的疼痛可发生在背部、上腹部、咽部、颌骨及牙齿；疼痛性质轻微，仅觉胸部不适、隐痛或胸骨后烧灼感。老年人典型发作者少，疼痛多不典型，有时表现为胸闷、憋气或气短。心绞痛发作的诱因：体力劳动、情绪激动、愤怒或焦虑、饱餐受凉，特别是在逆冷风行走或上坡时快速性心律失常发作等情况均可诱发心绞痛。典型的疼痛一般持续 3 ~ 5 分钟，舌下含服硝酸甘油或去除有关发作诱因后能很快缓解。

4. **辅助检查**

（1）心电图：发作时在以 R 波为主的导联上可记录到 ST 段水平型压低 ≥ 1mV，伴有或不伴有 T 波对称性倒置。发作缓解后心电图改变可恢复如常。变异型心绞痛发作时有关导联 ST 段抬高，与之相应导联的 ST 段压低。

（2）动态心电图检查（Holter 监测）：可连续记录并分析在活动或安静状态下的心电图改变，提高对短暂心肌缺血的检出率。因这种检查对 ST 段的改变受一些因素的影响，如体位变动、过度换气、服用强心苷或抗心律失常药物等，应结合临床症状及其他检查判断是否作为支持心绞痛诊断的一个依据。

（3）心电图运动试验：对静息时心电图正常者，给心脏增加负荷后，诱发心肌缺血，心电图出现改变有助于诊断。运动试验可发生危及生命的并发症，如急性心肌梗死、急性肺水肿、严重的心律失常甚至心室颤动，因此对老年人做这种检查更要慎重，掌握好适应证及禁忌证。由于一些老年人尤其是高龄老年人，体力较弱，平时活动较少，使进行此项检查受到很多限制。

（4）超声心动图检查：如有节段性室壁运动异常，可根据其部位及异常程度判断冠状动脉及心肌的受累范围。

（5）放射性核素检查：如见到沿冠状动脉分支血流分布的节段有明确的放射线稀疏或缺损区，可协助诊断冠心病心肌缺血。

（6）选择性冠状动脉及左心室造影。

（二）急性心肌梗死

1. **定义**　急性心肌梗死（acute myocardialinfarction，AMD）是指在冠状动脉粥样硬化的基础上，由于冠状动脉痉挛、斑块破裂出血、血栓形成等原因，使冠状动脉急性阻塞，产生持续而严重的心肌缺血，导致局部心肌坏死。

2. **前驱症状及诱因**　老年人在急性心肌梗死前多无前驱症状，只有少数患者在发病前几天突然发生心绞痛，或原有心绞痛病史，发作变频繁，疼痛程度较前加重。老年人因体力劳动及受风寒等情况较少，一些患者往往找不出明确的诱因，一般常见的诱因如情绪激动、精神创伤、劳累及饱餐等亦较年纪较轻者少；而突然失血、麻醉、手术、快速性心律失常等诱因则较年纪较轻者多。此外，发热、感染是高龄老年人最常见的诱因，部分患者因感染疾病的症状掩盖了急性心肌梗死的症状及体征，造成临床诊断上的困难。感染发热使血液处于高凝状态，可加速血栓形成；在感染、发热，尤其是急性呼吸道感染情况下，心率加快，心肌氧耗增加，在冠心病的基础上，造成心肌缺氧、缺血加重，易诱发急性心肌梗死。

3. **临床症状** 老年人急性心肌梗死发病时的症状有很多特点，与年纪较轻者差别较大，主要有以下几种表现：

（1）症状典型者：胸骨后剧烈疼痛，呈压榨样或紧缩样，有濒死感，烦躁不安，疼痛持续时长，伴面色苍白及出汗，经休息及含服硝酸甘油后疼痛不缓解。在老年人中症状典型者不多，不到30%，高龄老年人更少。

（2）症状不典型者：无胸痛，或仅觉心前区隐痛、胸闷、气短等，亦有表现为下颌、颈部或上腹部疼痛、恶心、呕吐者，有因肠系膜动脉硬化、肠系膜动脉供血不足引起肠胀气、腹胀症状明显者。

（3）无疼痛症状者

1）无疼痛症状者分为以下三种情况：①无症状，健康查体时做心电图发现有急性或陈旧性心肌梗死者。还有一些老年人，无症状，平时健康情况尚好，因其他疾病来门诊就诊，常规心电图检查发现有心肌梗死者。②生前一直无心肌梗死症状及病史，死后经尸检证实患过心肌梗死者。③少数高龄老年患者由于衰老或有脑血管疾病，不能表达症状，客观上亦未发现有明确的急性心肌梗死症状，经常规心电图检查发现者。

2）无疼痛症状特点：发病急骤，以更严重的症状为最初表现，初发表现即为猝死、急性左心衰竭肺水肿、严重的心律失常、休克、心脏破裂、晕厥等；老年人在原有脑动脉硬化的基础上，发生急性心肌梗死时，因心排出量突然减低，而使脑供血不足，可无任何先兆而晕倒，亦可引起脑血管痉挛或血栓形成。

3）无疼痛症状者漏诊类型：以共存疾病症状为主要表现者，如一些老年人，尤其是高龄老年人，常患有多脏器疾病，如在患有肺炎、消化道出血、晚期肿瘤、脑血管疾病、脑软化、帕金森病及麻醉或手术后等情况下发生的急性心肌梗死，往往因这些疾病的症状掩盖了急性心肌梗死的症状，这部分老年人的急性心肌梗死极易漏诊。

4. 体征 无并发症的急性心肌梗死者多无特殊体征，心浊音界可有轻度扩大，心率加快或减慢，听诊第一心音减弱，伴有心力衰竭者可听到第四心音、第三心音奔马律；此外，有并发症及共存疾病的体征。

5. 相关检查

（1）实验室检查

1）心肌酶学检查：由于心肌组织急性缺血损伤、坏死，将心肌中的酶释放到血液中，测定血清中的心肌酶增高，是急性心肌梗死的诊断标准之一，并可反映心肌坏死范围的大小及程度。心肌酶谱主要包括：① CK（或 CPK，肌酸磷酸激酶）：发病 6 小时开始升高，24 小时达高峰，2～3 天后恢复正常；② AST（或 SGOT，谷草转氨酶）：6～12 小时开始升高，24～48 小时达高峰，3～6 天恢复正常；③ LDH（乳酸脱氢酶）：8～12 小时开始升高，24～72 小时达高峰，1～2 周恢复正常；④ α-HBDH（α-羟丁酸脱氢酶）：12～18 小时开始升高，2～3 天达高峰，10～20 天恢复正常。以上几种酶中，以 CK 的敏感性及特异性为最高，此外还可测定 CK 的同工酶，CK-MB 主要存在于心肌中，CK-MM 主要存在于骨骼肌及心肌中，如增高均有意义；LDH 有五种同工酶，其中 LDH_1 来自心肌，增高时亦有意义。

2）白细胞计数及分类：白细胞计数增多，嗜酸性粒细胞比例降低或消失，5～7 天后可恢复正常。

3）红细胞沉降率加速，2～3 周后可恢复正常。

4）血糖：原患有或不患有糖尿病者，均可发生应激性血糖增高。

（2）心电图检查

1）急性 Q 波心肌梗死：最早期改变可出现 T 波高尖，其后 ST 段升高，凸面向上呈弓背状，与直立的 T 波形成单向曲线，之后升高的 ST 段逐渐降低，T 波倒置，并出现异常 Q 波；与梗死相对应的导联可见 ST 段压低，T 波倒置。

2）急性无 Q 波心肌梗死：梗死导联的 R 波电压进行性降低，不出现异常 Q 波，ST 段压低，T 波倒置并逐渐加深呈对称型。

3）心电图定位：急性心肌梗死时，心电图检查除做常规 12 导联外，应加做 V_7～V_9 及 V_{3R}～V_{5R} 导联，共 18 导联，以便于做出比较准确的定位诊断。定位诊断依据心电图改变所出现的导联做出。前间壁：V_1～V_3；前壁 V_3～V_5；侧壁 V_5、V_6、Ⅰ、aVL；下壁：Ⅱ、Ⅲ、aVF；正后壁：V_1、V_2 R 波增高或 R/S > 1，ST 段压低，T 波倒置，V_7～V_9 ST 段及 T 波呈急性心肌梗死改变，并出现异常 Q 波；右室：V_{4R} 呈 Qr 型，$STV_{3R} \sim V_{5R}$ 抬高，ST 段及 T 波呈急性心肌梗死的衍变过程。老年人以下壁、前间壁、前壁 Q 波心肌梗死及无 Q 波心肌梗死为多见。

（3）其他检查：胸部摄片，超声心动图及放射性核素检查，冠状动脉及左心室造影。

6. 诊断　典型的临床症状，特征性的心电图改变及心肌酶谱的动态变化，三项中有两项即可诊断。老年人，尤其是高龄老年人，急性心肌梗死的临床症状是极其变化无常的，临床症状明显诊断即可成立。典型者有 1/4 ~ 1/3，表现不典型的包括虽无疼痛但以其他形式表现者，一般报告多为 30% ~ 35%，真正无痛者约 10%。

五、治疗

（一）心绞痛

1. 基础疾病治疗　心绞痛治疗应首先纠正危险因素，治疗高血压、糖尿病、高脂血症，戒烟，体重超重者应适当降低体重，减轻心脏负担，调整生活方式，尽量避免引起心绞痛发作的诱因。

2. 基本治疗原则　心绞痛发作时应立即休息，停止活动，给予快速作用的硝酸酯类药物治疗，在心绞痛发作的缓解期可用作用较持久的硝酸酯类、β- 受体拮抗剂及钙通道阻滞剂等药物治疗。对心绞痛发作频繁、不稳定型心绞痛者应严格限制体力活动、卧床休息，在心脏监护病房住院观察、治疗。

3. 药物治疗

（1）硝酸酯类（nitrate esters）：松弛血管平滑肌，扩张冠状动脉，使血管阻力降低，缓解血管痉挛，并能扩张侧支循环血管，改善心肌供血。此外，还能舒张动脉血管，降低外周血管阻力，减轻左心室后负荷及扩张周身静脉血管，减少回心血量，减轻左心室前负荷，减少心肌氧耗量，改善心肌供氧。

1）硝酸甘油（nitroglycerin）舌下含服：为速效短效制剂，心绞痛发作时舌下含服，经口底黏膜吸收，1 ~ 2 分钟起效，作用可持续 20 ~ 30 分钟，每次剂量 0.3 ~ 0.6mg。

2）硝酸甘油静脉滴注：对频繁反复发作者可持续静脉滴注，开始剂量 5 ~ 10μg/min，增加剂量，老年人不超过 20 ~ 30μg/min。治疗过程中注意观察血压及心率变化。

3）硝酸甘油贴膜的应用：该贴膜为一扁平多层系统贴膜，贴在皮肤上通过释放膜持续不断地以均匀的速度释放硝酸甘油，经皮肤吸收，常用的有两种剂型：含硝酸甘油 25mg、24 小时释放 5mg，含硝酸甘油 50mg、24 小时释放 10mg。贴在皮肤上 2 小时内硝酸甘油的血浓度即达到平稳状态，作用持续 24 小时，半衰期短，取下 1 小时后血浓度即很低。因起效较慢，不用于心绞痛发作时立即镇痛。为避免长期连续使用产生耐药性，两次用药之间应间隔 8～12 小时。直流电转复电除颤时，需将贴膜取下。

4）硝酸异山梨醇酯（isosorbide dinitrate）的应用：如硝酸异山梨酯、硝酸异山梨酯喷雾剂等。心绞痛发作时消心痛 5mg 舌下含服，30 秒起效，口服剂量为 5～10mg，每日 3 次。

5）硝酸异山梨酯喷雾剂的应用：每喷含硝酸异山梨酯 1.25mg，心绞痛发作时 1～3 喷，经口腔黏膜吸收，几秒后即起效，作用持续 1.5 小时，特别适合老年人，尤其适用于唾液减少、用口呼吸、舌下含服硝酸甘油片剂溶解速度慢者。

6）二硝酸异山梨醇静脉滴注：二硝酸异山梨醇注射液（1mg/ml），50ml 加入 450ml 液体中静脉滴注，2～5mg/h。

7）硝酸异山梨醇缓释制剂的应用：缓释长效制剂 20mg，每日 2 次，口服。

8）单硝基异山梨醇酯的应用：该药为缓释长效制剂，每个胶囊含 50mg，每日 1 次，口服。

硝酸酯类药物可产生耐药性，停药数小时后即消失，采用间歇给药，如日间给药夜间停用，可避免耐药性的发生。

硝酸酯类药物的不良反应：搏动性头痛，与扩张脑血管有关，头晕、恶心、心动过速、皮肤潮红等。快速制剂舌下含服或静脉滴注时，可引起直立性低血压，甚至晕厥，尤其易发生于老年人，初次用药时应采取卧位，从小剂量开始，注意观察血压及心率变化，饮酒后可加重不良反应的发生。对有血压偏低、心动过速或过缓及有脑血管疾病者要慎用；对低血压休克、颅内压增高、青光眼及对此类药物过敏者禁用。

（2）β- 肾上腺素能受体拮抗剂（beta-adrenergic receptor blocking agent）：简称受体拮抗剂，使心率减慢、心肌收缩力减弱，降低心肌氧耗量，改善心肌供血供氧，增加对运动的耐受力，减少心绞痛发作次数及硝酸甘油的用量。受体拮抗剂的血药浓度和药效的个体差异很大，原因之一是不同种族肝脏羟基化代谢作用强弱不同，我国代谢作用弱者较多，所需的药量较小，老年人的肌酐消除率及肝代谢均随年龄的增长而降低，用药应从小剂量开始，根据患者具体情况调整剂量，以最小的剂量达到满意的效果为宜。β-受体拮抗剂的种类很多，目前在老年人中常用的有以下两种，所述药物剂量均为我国老年人，尤其是高龄老年人的剂量。

1）阿替洛尔（atenolol）：口服后在胃肠道吸收较差，吸收率50%，口服后2~4小时达峰值，半衰期8~9小时，主要以原形经肾排泄，肾功能不全时半衰期延长，易蓄积而出现各种不良反应，应减少剂量。此药为水溶性，不易通过血-脑脊液屏障，脑组织中含量低，很少发生中神经系统的不良反应。口服剂量一般为：12.5mg每日1次，或6.25mg每日1~2次，高龄老年患者甚至每次服用3.125mg，每日1~2次方可达到疗效。

2）美托洛尔（metoprolol）：口服后在消化道吸收迅速而完全，半衰期3~4小时，口服后经门静脉入肝脏，几乎全部被肝脏代谢，代谢物从尿中排出，其在尿中的排泄率不受剂量、年龄和肾功能的影响。肝功能不全尤其是肝硬化患者，血药浓度可明显升高而产生蓄积作用。此药为脂溶性，可通过血-脑脊液屏障，出现中枢神经系统的不良反应，如多梦、失眠等。口服受体拮抗剂的不良反应：心率减慢、抑制房室传导、负性肌力作用诱发或加重充血性心力衰竭，剂量12.5~25mg，每日1~2次。

（3）钙通道阻滞剂（calcium channel blocker）：阻滞钙离子的细胞内流，对心脏有负性肌力作用，使心肌收缩力降低，氧耗量减少。有的钙通道阻滞剂如维拉帕米及地尔硫䓬有负性频率及负性传导作用，心率减慢亦可降低心肌氧耗量。对血管的作用可舒张血管平滑肌，扩张冠状动脉，解除冠状动脉痉挛，改善侧支循环，并能扩张周身小动脉，使外周阻力减小，有降压作用，并减轻心脏的后负荷。

1）硝苯地平：对血管平滑肌作用强，能扩张冠状动脉与外周血管，增加冠状动脉血流，降低血压，对心脏传导系统无明显影响，亦无抗心律失常作用，口服吸收90%，舌下含后3分钟、口服后20分钟起效，作用持续时间6~8小时，代谢产物无药理活性，经肾排出。可与地高辛及受体拮抗剂合用。舌下含服一次5~10mg，口服10~20mg，每日3~4次。不良反应有头痛、头晕、血压降低、心悸、面部潮红、恶心、呕吐、钠潴留与下肢踝部水肿。

2）硝苯地平控释片：每片含硝苯地平30mg，在24小时内以恒速持续释放硝苯地平，使血药浓度逐渐增高。不良反应较硝苯地平轻，每日只需服药一次30mg。

3）氨氯地平（amlodipine）：是新一代的长效、碱性二氢吡啶类钙通道阻滞剂，起效缓慢，作用时间长，口服吸收良好，服后 6 ~ 12 小时血药浓度达高峰，半衰期 35 ~ 45 小时，通过肝脏代谢为无活性代谢物，由尿排出。常用剂量为 5mg 每日 1 次，根据临床反应可加至 10mg 每日 1 次。肝功能障碍者半衰期延长，应慎用；此药的血药浓度与肾功能损害程度无相关性，肾功能不全者或老年人均可使用正常剂量。

4）地尔硫䓬：有较强的扩张冠状动脉及侧支循环作用，降低血压、心率及心肌氧耗量、延长窦房结与房室结的传导时间，对变异型及劳力性心绞痛均有显著疗效。口服吸收完全，30 分钟后血药浓度达高峰，半衰期 5 小时，65% 由肝脏代谢灭活，一般用量为 30mg 每日 3 次。因老年人肝血流减少，肝清除率降低，作用时间延长，心率较慢或 PR 间期延长者易发生心动过缓或 Ⅱ ~ Ⅲ 度房室传导阻滞，应减量使用（30mg 每日 2 次或 15mg 每日 3 次）。对有窦房结或房室结功能障碍、房室传导阻滞、心功能不全、肝功能损伤者应慎用或不用。

5）维拉帕米：负性肌力及负性传导作用在钙通道阻滞剂中最为明显，扩张动脉、增加冠状动脉血流。口服 30 ~ 45 分钟后达作用高峰，半衰期 3 ~ 5 小时，在肝脏代谢，经肾脏排出。用药剂量个体差异较大，老年人肝血流减少，有严重肝病者药物清除率降低，需减少用量。此药有明显的负性肌力及负性传导作用，对老年人易导致窦性心动缓慢、房室传导阻滞及心功能不全，故不常规用于治疗心绞痛。

（4）联合用药：如单独用以上各类药物治疗心绞痛疗效不理想时，可采取联合用药。硝酸酯类可与 β- 受体拮抗剂或钙通道阻滞剂合用，受体拮抗剂可与钙通道阻滞剂中的硝苯地平类合用，而不宜与地尔硫䓬或维拉帕米合用。

（二）急性心肌梗死

1. 治疗原则 尽快缓解疼痛、缩小心肌缺血范围、挽救濒死心肌、防止梗死面积扩大、保护和维持心脏功能，及时发现并治疗各种并发症。

2. 一般治疗

（1）卧床安静休息，进行心电、血压监测，观察心率及心律变化并注意呼吸、神志、出汗及末梢循环等情况，保持静脉通道畅通，监测尿量，每日记录出入量。

（2）吸氧：经导管给氧 3 ~ 5L/min，有慢性呼吸道疾病者根据病情及动脉血气分析调节吸氧流量。

（3）缓解疼痛及精神紧张：含服硝酸甘油及静脉滴注硝酸甘油或二硝酸异山梨酯。疼痛剧烈者给予哌替啶 25 ~ 50mg 肌内注射或吗啡 3 ~ 5mg 静脉注射，必要时 5 ~ 15 分钟后可再次给药；亦可用 5 ~ 8mg 肌内注射。吗啡的主要不良反应有恶心、呕吐、低血压、呼吸抑制，老年人对吗啡的耐受力降低，使用时应密切注意观察不良反应的发生并及时处理，对有慢性阻塞性肺部疾病者慎用。

（4）禁烟酒。

（5）饮食：宜少盐、低脂、清淡、易消化饮食。不吃易引起腹胀及过冷、过热的食物，避免饱餐。不宜用力大便，必要时用缓泻剂保持大便通畅。

（6）睡眠不好或焦虑者给予镇静剂。

（7）卧床休息期间做下肢被动运动，以防静脉血栓形成。

3. 药物治疗　常用药物有硝酸酯类药物、β- 受体拮抗剂、血管紧张素转换酶抑制剂（ACEI）及抗血小板、抗凝剂。

4. 预后　有以下因素者预后较差：

（1）多支冠状动脉病变，累及范围广、梗死面积大者。

（2）急性心肌梗死后梗死区延展，新老梗死病变共存或梗死壁扩张者。

（3）有严重并发症：充血性心力衰竭包括急性左心衰竭、严重心律失常、心源性休克、心脏破裂者死亡率高。老年人有严重并发症者比年纪较轻者多，高龄老年人更多。

（4）急性心肌梗死后早期心电图出现新的束支传导阻滞或Ⅲ度房室传导阻滞者。

（5）有梗死后心绞痛者预后差，再梗死率与病死率高，为无梗死后心绞痛的 3 ~ 4 倍。

（6）再梗死者预后较差，再次梗死之间间隔愈短预后愈差。

（7）无 Q 波急性心肌梗死近期预后要优于 Q 波心肌梗死，而远期预后不好。无 Q 波心肌梗死梗死区的冠状动脉通畅率高于 Q 波心肌梗死，存活心肌数量较多但易受损，是灌注不足的心肌，梗死后心绞痛及再梗死率较高，发生缺血性心律失常引起猝死者亦较多。有国外报道，无 Q 波急性心肌梗死 70 例，平均年龄 79 ± 6 岁，住院期间死亡率 10%。同期住院的 Q 波急性心肌梗死 56 例，平均年龄 77 ± 5 岁，并发充血性心力衰竭、休克及心脏破裂者较多，住院期间死亡率为 25%，而出院一年后无 Q 波心肌梗死组的死亡率高达 36%，两组总的死亡率相似。

5. 二级预防　老年人急性心肌梗死后的再梗死率高，病死率亦高，为争取较好的预后，应重视心脏的康复，加强二级预防。

急性心肌梗死患者出院前应做心电图、动态心电图、超声心动图、胸部X线片及心脏放射性核素等检查，并化验血糖、血脂及肝肾功能。对心脏情况进行全面评估，以制订进一步治疗及预防计划。

（1）首先要纠正易患因素：戒烟，超重者适当减轻体重，治疗高脂血症、高血压及糖尿病。

（2）改变生活方式：生活规律，勿紧张及过劳，避免发生突然的情绪激动。饮食宜合理，降低总脂肪、饱和性脂肪及总胆固醇摄入，适当限制食盐；体重超重者限制总热量。

（3）继续药物治疗：根据患者具体情况，有适应证者继续服用β-受体拮抗剂，以降低心肌氧耗，改善心肌供血，控制心绞痛发作，提高运动耐量，降低再梗死率及死亡率。ACEI可改善冠状动脉及侧支循环，有利于心肌供血，有充血性心力衰竭、左心室射血分数小于40%者宜长期服用。继续服用抗血小板药物阿司匹林。

（4）继续治疗各种并发症及共存疾病。

（5）根据心脏功能及体力对活动耐受情况，逐步增加体力活动，如散步、活动肢体的健身操、打简化太极拳等，使之能恢复到合乎其年龄的正常体力活动，以促进改善心脏功能，提高体力及全身健康状况。

（6）保持乐观的心态，增强对疾病康复的信心。对疾病有顾虑及心理有压力的老年人容易产生焦虑甚至发生抑郁症，家人应注意对其身心的全面关心和照顾，使患者消除悲观情绪及与社会隔离的感觉，逐步恢复正常的亲友交往及社交活动。

六、围手术期评估方法

2014年欧洲心脏病学会（European Society of Cardiology，ESC）与欧洲麻醉学会（European Society for Anesthesia，ESA）在非心脏手术中心血管疾病（cardiovascular disease，CVD）的评估及防治的最新指南指出了当前非心脏手术中CVD并发症带来的治疗损失，而且统计结果显示，随着欧洲老龄化等问题日趋严重，非心脏手术CVD并发症比例也相应升高。美国心脏病协会（American Heart Association，AHA）指南提出不稳定冠脉综合征（不稳定型心绞痛和近期心肌梗死）、心力衰竭失代偿期、严重心律失常、严重瓣膜疾病明显影响心脏事件发生率。

1. **相关评估量表**　区别心脏疾病的类型、判断心功能、掌握心脏氧供需状况是进行心血管系统评价的重要内容。代谢当量（metabolic equivalent of task，MET）是老年患者围手术期心血管事件的重要危险因素（表6-3-1）。1977年Goldman等将术前各项危险因素与围手术期心脏并发症的风险结合制订了Goldman心脏指数，用于评估40岁以上患者非心脏手术围手术期心脏并发症发生的风险（表6-3-2），是老年患者围手术期心脏事件的经典评估指标。

表6-3-1　MET活动当量评价

代谢当量	活动程度
1 MET	吃饭,穿衣服,在电脑前工作
2 MET	下楼梯,做饭
3 MET	以 3.2 ~ 4.8km/h 走 1 ~ 2 条街区
4 MET	能在家中干活(清洁工作或洗衣服),园艺劳动
5 MET	能上 1 层楼梯,跳舞,骑自行车
6 MET	打高尔夫球、保龄球
7 MET	单打网球,打棒球
8 MET	快速上楼梯,慢跑
9 MET	快速跳绳,中速骑自行车
10 MET	快速游泳,快跑
11 MET	打篮球,踢足球,滑雪
12 MET	中长距离快跑

注：根据Duke活动指数和AHA活动标准估计不同活动程度代谢能量需要，以MET为单位。心脏病施行非心脏手术时，若MRT＜4则患者耐受力差，手术危险性大；MET≥4临床危险性小。

表6-3-2　Goldman心脏危险指数

依据	项目	计分
病史	年龄超过 70 岁	5
	6 个月内发生过心肌梗死	10

续表

依据	项目	计分
心脏检查	充血性心衰体征：颈静脉怒张或室性奔马律	11
	明显主动脉瓣狭窄	3
心电图	非窦性心律或存在房性期前收缩	7
	每分钟 5 次或以上的室性期前收缩	7
全身情况	一般情况不佳（$PaO_2 < 60mmHg$，或 $PaCO_2 > 50mmHg$，或 $K^+ < 3mmol/L$，或 $BUN > 18mmol/L$，或 $Cr > 260mmol/L$，GOT 升高，或慢性肝病征及非心脏原因卧床）	3
手术	急诊手术	4
	主动脉、胸腔、腹腔大手术	3
总分		53

注：PaO_2：动脉氧分压；$PaCO_2$：动脉二氧化碳分压；BUN：尿素氮；Cr：肌酐；GOT：血清谷草转氨酶；1mmHg=0.133kPa。

总分 ≥ 26 分，只做危及生命的手术；总分在 13～25 分之间，术前应请心内科医生会诊，改善状况后择期手术；总分 ≤ 13 分则危险性较小。至今 Goldman 分级已经有了许多改良版本，较经典的是 Detsky 心脏指数（表 6-3-3）。

表 6-3-3 Detsky 心脏指数

危险因素	得分
年龄 > 70 岁	5
发生心肌梗死 6 个月以内	10
发生心肌梗死超过 6 个月	5
心绞痛 * Ⅲ级	10
心绞痛 * Ⅳ级	20
发生不稳定型心绞痛 6 个月以内	10
肺水肿 1 周内	10
肺水肿曾发生过	5

续表

危险因素	得分
可疑临界性主动脉狭窄	20
窦性或窦性心律伴房性期前收缩以外心律	5
室性期前收缩 > 5 次 /min	5
急诊手术	10
一般情况较差:PaO_2 < 60mmHg,$PaCO_2$ > 50mmHg,HCO_3^- < 20mmol/L,K^+ < 3.0mmol/L, 血肌酐 265μmol/L, 血尿素氮 > 17.9mmol/L, 慢性肝病, 长期卧床; 其中一项以上	5

注:* 心绞痛分级（加拿大心脏学会）Ⅲ级，走 300～500m 或爬 1～2 层楼时心绞痛；Ⅳ级，即使无心绞痛也不能进行任何体力活动。

改良心脏风险指数（表 6-3-4），简单明了，在老年患者术后重大心血管事件的预测中具有重要作用，其内容如下：①高风险手术。②心衰病史。③缺血性心脏病病史。④脑血管疾病史。⑤需要胰岛素治疗的糖尿病。⑥血清肌酐浓度 > 176.8μmol/L。如果达到或超过 3 项指标，围手术期重大心脏并发症风险将显著增高。可以结合 Goldman 心脏风险指数以及患者全身总体状态进行评估。

表 6-3-4　改良心脏危险指数

序号	危险因素
1	缺血性心脏病病史
2	充血性心力衰竭史
3	脑血管病史(脑卒中或短暂性脑缺血发作)
4	需要胰岛素治疗的糖尿病
5	慢性肾脏疾病(血肌酐 > 176.8μmol/L)
6	腹股沟以上血管、腹腔、胸腔手术

注:心因性死亡、非致死性心肌梗死、非致死性心搏骤停发生风险:0 个危险因素 =0.4%，1 个危险因素 =0.9%，2 个危险因素 =6.6%，≥ 3 个危险因素 =11%。

2. 心脏评估步骤　2014 年 ACC/AHA 指南推荐围手术期冠心病的心脏

评估步骤如下：

第一步，对于有冠心病或冠心病危险因素并拟行手术的患者，首先评估手术的紧急性。

第二步，如果手术紧急或择期，明确患者是否有急性冠脉综合征。如果有，则根据不稳定型心绞痛/非 ST 段抬高型心肌梗死和 ST 段抬高型心肌梗死的临床实践指南和药物治疗指导指南（GDMT）进行心脏病学评估和治疗。

第三步，如果患者有稳定型冠心病的危险因素，结合临床或外科风险估计围手术期主要心脏不良事件（MACE）的风险。可使用美国外科医师协会的 NSQIP 风险计算器结合修订的心脏危险指数（RCRI）估计手术风险。

第四步，如果患者出现 MACE 的风险较低，不需要进行进一步检测，患者可以开始手术。

第五步，如果患者出现 MACE 的风险升高，使用如 Duke 体能状态指数（DASI）等客观检测方法或量表评估患者体能，如果患者具有中度、较好的或优秀的体能（≥ 4METs），不需要进一步评估即可进行手术。

第六步，如果患者体能差（< 4METs）或未知，临床医师应咨询患者和围手术期团队，以明确进一步的检测是否会影响围手术期治疗和患者的选择，如选择原来的手术或接受冠状动脉旁路移植手术（CAGB）或经皮冠状动脉介入治疗（PCI）的意愿均依据检测的结果。

第七步，如果检测不影响决策选择或治疗，可按 GDMT 进行手术或考虑替代的治疗策略，如无创治疗或对症治疗。

七、护理

1. 一般护理

（1）休息和活动：在心血管医生进行评估和危险分析后，在心电、血压、血氧的监测下，在康复师指导下进行有氧运动、抗阻运动、柔韧性运动、平衡性训练，以提高患者的活动耐力，如慢跑、快步走、打太极拳、练气功等不剧烈的活动，辅以中医养生、改善睡眠。心绞痛发作时应立即休息，不稳定型心绞痛者，应卧床休息。缓解期应保持适当的体力劳动，以不引起心绞痛为宜。

（2）饮食护理：由营养师评估后指导患者合理膳食，改变不良饮食习惯，限酒，控制体重。可给予低盐、低脂、高维生素、易消化饮食。少量多餐，粗细搭配。

（3）严格戒烟。

（4）保持大便通畅：指导患者养成按时排便的习惯，增加食物中纤维素的含量，适当多饮水，合理运动，以防便秘。

2. 病情观察　严密监测血压、心率及心律的变化，观察有无心律失常、急性心肌梗死等并发症的发生，心绞痛发作时应观察胸痛的部位、性质、程度、持续时间。

3. 用药护理　注意药物的疗效及不良反应。含服硝酸甘油以后 1～2 分钟开始起作用，半小时后作用消失。硝酸甘油可引起头痛、血压下降，偶伴晕厥。用药注意事项如下：

（1）随身携带硝酸甘油片，注意有效期，以防药效降低。

（2）对于规律性发作的劳力性心绞痛，可进行预防用药，在外出、就餐、排便等活动前含服硝酸甘油。

（3）胸痛发作时每隔 5 分钟含服硝酸甘油 0.5mg，直至疼痛缓解。如果疼痛持续 15～30 分钟仍未缓解（或连续含服 3 片后），应警惕急性心肌梗死的发生。

（4）胸痛发作含服硝酸甘油后最好平卧，必要时吸氧。

（5）静脉滴注硝酸甘油时应监测患者心率、血压的变化，掌握好用药浓度和输液速度，防止低血压的发生。

（6）青光眼、低血压时忌用硝酸甘油。

4. 心理护理　帮助患者调整心态，减轻压力，逐渐改变急躁、易怒的性格，保持心理平衡。关心患者，取得患者信任，使他们充分表达自己的感受，并利用社会支持系统，鼓励家属或朋友与患者交谈，解除患者忧虑，增加患者的安全感。患者心绞痛发作时应专人守护，给予心理安慰，指导其深呼吸、放松肌肉，必要时遵医嘱给予镇静剂。

5. 健康教育

（1）疾病知识指导：告知患者及家属过劳、情绪激动、饱餐、用力排便、寒冷刺激等都是心绞痛发作的诱因，应注意尽量避免。戒烟、限酒。

（2）饮食指导：指导患者合理膳食，摄入低热量、低盐、低脂、低胆固醇饮食，多食蔬菜、水果和粗纤维食物如芹菜、糙米等，避免暴饮暴食，注意少量多餐。

（3）休息指导：合理休息，视病情安排适当的活动，以不感到疲劳、不加重症状为宜。

（4）运动指导：运动方式以有氧运动方式为主，注意运动的强度和时间，因病情和个体差异而不同，必要时在医护人员监测下进行。

（崔怡 李玉佳 李春柳 陈彩真）

第四节 合并脑血管病的护理

一、概述

脑血管疾病（cerebrovascular disease）是指脑血管病变所引起的脑功能障碍。广义上，脑血管病变包括由于栓塞和血栓形成导致的血管腔闭塞、血管破裂、血管壁损伤或通透性发生改变、凝血机制异常、血液黏度异常或血液成分异常变化引起的疾病。脑卒中（stroke）是指急性起病，由于脑局部血液循环障碍所导致的神经功能缺损综合征，症状持续时间至少 24 小时；如脑缺血的症状持续数分钟至数小时，最多不超过 24 小时，且无 CT 或 MRI 显示的结构性改变则称为短暂性脑缺血发作。脑卒中所引起的神经系统局灶性症状和体征，与受累脑血管的血供区域一致。

与西方发达国家相比，我国脑血管病的发病率和死亡率明显高于心血管病。我国城市脑卒中的年发病率、年死亡率和时间点患病率分别为 219/10 万、116/10 万和 719/10 万；农村地区分别为 185/10 万、142/10 万和 394/10 万。据此估算，全国每年新发脑卒中患者约为 200 万人，每年死于脑卒中的患者约 150 万人，存活的患者人数为 600 万～700 万。

我国脑血管疾病的地理分布表明，除西藏自治区外，呈现北高南低、东高西低的发病趋势。脑卒中的发病具有明显的季节性，寒冷季节发病率高，尤其是出血性脑卒中的季节性更为明显。而关于脑卒中发病昼夜节律的研究发现，脑卒中的发病高峰时间是临近中午的一段时间。

根据国内的流行病学资料统计，脑卒中的发病率和死亡率男性显著高于女性，男女之比为（1.1～1.5）：1。随着社会的进步和人民生活水平的提高，以及人口的老龄化趋势，脑卒中的发病年龄有提前趋势，但高发年龄逐渐向后推迟。还有研究表明，脑血管疾病的发病情况与社会经济状况、职业及种族等有关。

二、脑血管病的危险因素

对脑血管疾病的调查研究表明，脑卒中的危险因素可分为可干预性和不可干预性。可干预性危险因素是脑卒中一级预防主要针对的目标，包括高血压、心脏病、糖尿病、血脂异常、高同型半胱氨酸血症、短暂性脑缺血发作、吸烟、酗酒、肥胖、无症状性颈动脉狭窄、口服避孕药、肺炎衣原体感染、情绪应激、抗凝治疗等，其中控制高血压是预防脑卒中发生的最重要的环节。不可干预性危险因素包括年龄、性别、种族、遗传因素等。

对高危人群及患者进行脑血管病预防的同时，还应该对公众加强宣传教育，针对不同的危险因素制订个体化的健康教育方案，使其充分了解脑卒中的发病因素，并认识到脑卒中后对于个人、家庭及社会的危害，从而加强自我保健意识，同时帮助个人建立合理的生活方式，如戒烟，减少酒精的摄入量，合理膳食，以食用低脂肪、富含优质蛋白质、碳水化合物、维生素和微量元素的食物为原则，适当增加体力活动，进行规律的体育锻炼。对高危患者需定期体检，增加患者对药物治疗的依从性。

三、脑血管疾病的分类

脑血管疾病的分类方法对临床进行疾病诊断、治疗和预防有很大的指导意义。长期以来分类方法较多：按病程发展可分为短暂性脑缺血发作、进展性脑卒中和完全性脑卒中；按脑的病理改变可分为缺血性脑卒中和出血性脑卒中，前者包括脑血栓形成和脑栓塞，后者包括脑出血和蛛网膜下腔出血。1995 年中华医学会神经病学分会全国第四届脑血管学术会议，将我国脑血管病进行了分类，见表 6-4-1。

表 6-4-1　1995 年脑血管疾病分类（简表）

Ⅰ. 短暂性脑缺血发作	（6）其他
1. 颈内动脉系统	（7）原因未明
2. 椎 - 基底动脉系统	Ⅲ. 椎 - 基底动脉供血不足
Ⅱ. 脑卒中	Ⅳ. 脑血管性痴呆
1. 蛛网膜下腔出血	Ⅴ. 高血压脑病
2. 脑出血	Ⅵ. 颅内动脉瘤
3. 脑梗死	Ⅶ. 颅内血管畸形
（1）动脉粥样硬化性血栓性脑梗死	Ⅷ. 脑动脉炎
（2）脑栓塞	Ⅸ. 其他动脉疾病
（3）腔隙性梗死	Ⅹ. 颅内静脉病、静脉窦及脑部静脉血栓形成
（4）出血性梗死	Ⅺ. 颅外段动静脉疾病
（5）无症状性梗死	

（一）短暂性脑缺血发作

1. 定义 短暂性脑缺血发作（transient ischemic attack，TIA）是指由颅内动脉病变引起的一过性或短暂性、局灶性脑缺血或视网膜功能障碍，临床症状一般持续 10～15 分钟，多在 1 小时内恢复，不遗留神经功能缺损的症状和体征，影像学（CT、MRI）检查无相关病灶。

2. 症状 TIA 好发于 50～70 岁，男多于女，患者多伴有高血压、动脉粥样硬化、糖尿病或高脂血症等脑血管病的危险因素。

（1）颈内动脉系统 TIA：常见症状是对侧发作性的肢体单瘫、偏瘫和面瘫，病变对侧单肢或偏身麻木。特征性症状是病变侧单眼一过性黑矇或失明，对侧偏瘫及感觉障碍（眼动脉交叉瘫）；同侧 Horner 征（霍纳综合征），对侧偏瘫（Horner 征交叉瘫）；优势半球受累可出现失语，非优势半球受累可出现体象障碍。

（2）椎 - 基底动脉系统 TIA：最常见症状是眩晕、恶心和呕吐，大多数不伴耳鸣，为脑干前庭系统缺血的表现。少数伴耳鸣，是迷路动脉缺血的症状。特征性症状是引起跌倒发作，突然出现双下肢无力而倒地，但可随即自行站起，整个过程意识清醒；短暂性全面遗忘症，突然起病的一过性记忆丧失，伴时间、空间定向力障碍，无意识障碍，患者的自知力存在，症状持续数分钟或数小时后缓解，遗留有完全的或部分的对发作期事件的遗忘。

3. 辅助检查 一般颅脑 CT 和 MRI 检查可正常。在 TIA 发作时，MRI 弥散加权成像（DWI）和灌注加权成像（PWI）可显示脑局部缺血性改变；SPECT 和 PET 检查可发现局部脑血流量减少和脑代谢率降低。常规化验例如血常规、血流变、血脂、血糖和同型半胱氨酸等，对查找病因、判定预后及预防脑卒中是十分必要的；通过超声对颈动脉和椎 - 基底动脉的颅外段进行检查，常可显示动脉硬化斑块和狭窄。

4. 预后 TIA 患者发生脑卒中的概率明显高于一般人群。一次 TIA 后 1 个月内发生脑卒中的概率为 4%～8%，1 年内 12%～13%，5 年内则达 24%～29%。TIA 患者发生脑卒中在第 1 年内较一般人群高 13～16 倍，5 年内也达 7 倍之多。

不同病因的 TIA 患者预后不同。表现为大脑半球症状的 TIA 和伴有颈动脉狭窄的患者有 70% 的人预后不佳，2 年内发生脑卒中的概率是 40%。当眼动脉受累时，可有单眼一过性失明。椎 - 基底动脉系统 TIA 发生脑梗死的比例较少。

（二）脑梗死

脑梗死（cerebral infarction）又称缺血性脑卒中（cerebral ischemic stroke），是指因脑部血液循环障碍，缺血、缺氧所致的局限性脑组织的缺血性坏死或软化。

1. 动脉粥样硬化性血栓性脑梗死

（1）定义：动脉粥样硬化性血栓性脑梗死是脑梗死中最常见的类型。在脑动脉粥样硬化等原因引起的血管壁病变的基础上，管腔狭窄、闭塞或有血栓形成，造成局部脑组织因血液供应中断而发生缺血、缺氧性坏死，引起相应的神经系统症状和体征。

（2）症状：中老年患者多见，病前有脑梗死的危险因素，如高血压、糖尿病、冠心病及血脂异常等。常在安静状态下或睡眠中起病，部分病例在发病前可有 TIA 发作。临床表现决定于梗死灶的大小和部位，主要为局灶性神经功能缺损的症状和体征，如偏瘫、偏身感觉障碍、失语、共济失调等，部分可有头痛、呕吐、昏迷等脑功能受损症状。患者一般意识清醒，在发生基底动脉血栓或大面积脑梗死时，病情严重，出现意识障碍，甚至有脑疝形成，最终导致死亡。

（3）辅助检查

1）血液检查及心电图：血液检查包括血常规、血流变、肾功能、血电解质、血糖及血脂。这些检查有利于发现脑梗死的危险因素。

2）颅脑 CT：对急性脑卒中患者，颅脑 CT 平扫是最常用的检查，它对于发病早期脑梗死与脑出血的识别很重要。脑梗死发病 24 小时内一般无影像学改变，24 小时后梗死区呈低密度影像。发病后尽快进行 CT 检查，有助于早期脑梗死与脑出血的鉴别。脑干和小脑梗死及较小梗死灶，CT 难以检出。

3）MRI 检查：与 CT 相比，此检查可以发现脑干、小脑梗死及小灶梗死。功能性 MRI，如弥散加权成像（DWI）可以早期（发病 2 小时以内）显示缺血组织的部位、范围，甚至可显示皮质下、脑干和小脑的小梗死灶，诊断早期梗死的敏感性为 88%～100%，特异性达 95%～100%。

（4）预后：本病急性期的病死率为 5%～15%。存活的患者中，致死率约为 50%。影响预后的因素较多，最重要的是神经功能缺损的严重程度，其他还包括患者的年龄及脑卒中的病因等。

2. 脑栓塞

（1）定义：脑栓塞（cerebral embolism）是指血液中的各种栓子（如心

脏内的附壁血栓、动脉粥样硬化的斑块、脂肪、肿瘤细胞、纤维软骨或空气等）随血流进入脑动脉而阻塞血管，当侧支循环不能代偿时，引起该动脉供血区脑组织缺血坏死，出现局灶性神经功能缺损。脑栓塞占脑卒中的 15%~20%。

（2）症状

1）任何年龄均可发病。

2）多有风湿性心脏病、心房颤动及大动脉粥样硬化等病史。

3）多在活动中发病，发病急骤，常在数秒或数分钟之内达到高峰。

4）多表现为完全性卒中，意识清醒或轻度意识障碍；栓塞血管多为主干动脉，大脑中动脉、基底动脉尖常见。

5）易继发出血。

6）前循环的脑栓塞占 4/5，表现为偏瘫、偏身感觉障碍、失语或局灶性癫痫发作等。

7）后循环的脑栓塞占 1/5，表现为眩晕、复视、交叉瘫或四肢瘫、共济失调、饮水呛咳及构音障碍等。

（3）辅助检查

1）颅脑 CT 及 MRI：可显示脑栓塞的部位和范围。CT 检查在发病后的24~48 小时内病变部位出现低密度的改变，发生出血性梗死时可见在低密度的梗死区出现 1 个或多个高密度影。

2）脑脊液检查：大面积梗死脑脊液压力增高，如非必要，应尽量避免此检查。亚急性感染性心内膜炎所致脑脊液含细菌栓子，白细胞增多；脂肪栓塞所致脑脊液可见脂肪球；出血性梗死时脑脊液呈血性或镜检可见红细胞。

3）其他检查：应常规进行心电图、胸部 X 线片和超声心动图检查。怀疑感染性心内膜炎时，应进行血常规、红细胞沉降率和血细菌培养等检查。特殊检查还包括 24 小时 Holter 监护、经食管超声心动图等。颈动脉超声、MRA、CTA 和 DSA 检查对评价颅内外动脉的狭窄程度、动脉粥样硬化性斑块和动脉夹层有意义。

（4）预后：急性期的病死率为 5%~15%，多死于严重脑水肿引起的脑疝、肺炎和心力衰竭等。脑栓塞容易复发，10%~20% 在 10 天内发生第 2 次栓塞，复发者病死率更高。

3. 腔隙性脑梗死

（1）定义：腔隙性脑梗死（lacunar infarction）是指大脑半球或脑干深部

的小穿通动脉，在长期高血压的基础上，血管壁发生病变，导致管腔闭塞，形成小的梗死灶。常见的发病部位有壳核、尾状核、内囊、丘脑及脑桥等。

（2）症状：多见于中老年人，有长期高血压病史。急性或逐渐起病，一般无头痛，也无意识障碍。本病常反复发作，引起多发性腔隙性脑梗死，称为腔隙状态。常累及双侧皮质脊髓束和皮质脑干束，出现假性延髓性麻痹、认知功能损害、痴呆、帕金森综合征等表现。Fisher 将本病的症状归纳为 21 种综合征。临床较为常见的有 4 种：

1）纯运动性轻偏瘫：是最常见的类型，约占 60%。偏瘫累及同侧面部和肢体，瘫痪程度大致均等，不伴有感觉障碍、视野改变及语言障碍。病变部位在内囊、放射冠或脑桥等处。

2）构音障碍 - 手笨拙综合征：约占 20%，表现为构音障碍、吞咽困难、病变对侧面瘫、手轻度无力及精细运动障碍。病变常位于脑桥基底部或内囊。

3）纯感觉性脑卒中：约占 10%，表现为偏身感觉障碍，可伴有感觉异常，病变位于丘脑腹后外侧核。

4）共济失调性轻偏瘫：表现为偏瘫，合并有瘫痪侧肢体共济失调，下肢常重于上肢。病变多位于脑桥基底部、内囊或皮质下白质。

（3）辅助检查：影像学检查是确诊的主要依据。颅脑 CT 可发现病变部位出现低密度改变，对于小病灶或病灶位于脑干时，应进行颅脑 MRI 检查。

（4）预后：本病预后良好，病死率和致残率均低，但容易反复发作。

（三）脑出血

1. **定义**　脑出血（intracerebral hemorrhage，ICH）是指原发性非外伤性脑实质内出血，也称自发性脑出血，占急性脑血管病的 20%～30%，年发病率为（60～80）/10 万人，急性期病死率为 30%～40%，是急性脑血管病中病死率最高的。在脑出血中，大脑半球出血约占 80%，脑干和小脑出血占 20%。绝大多数是高血压病伴发的脑小动脉病变在血压骤升时破裂所致，称为高血压性脑出血。

患者往往于情绪激动、用力时突然发病。绝大多数患者发病当时血压明显升高，导致血管破裂，引起脑出血。其次是脑血管畸形、脑淀粉样血管病、溶栓抗凝治疗所致脑出血等。

2. **症状**

（1）基底节区出血：约占全部脑出血的 70%，其中以壳核出血最为常见，其次为丘脑出血。由于此区出血常累及内囊，并以内囊损害体征为突出表现，故又称内囊区出血。壳核出血又称内囊外侧型出血，丘脑出血又称内囊内侧型出血。

1）壳核出血：系豆纹动脉尤其是其外侧支破裂所致。表现为对侧肢体轻偏瘫、偏身感觉障碍和同向性偏盲（"三偏"），优势半球出血常出现失语，凝视麻痹（呈双眼持续性向出血侧凝视），也可出现失用、体像障碍、记忆力和计算力障碍、意识障碍等。大量出血患者可迅速昏迷，反复呕吐，二便失禁，在数小时内恶化，出现上部脑干受压征象，双侧病理征，呼吸深快不规则，瞳孔扩大、固定，可出现去脑强直发作甚至死亡。

2）丘脑出血：系丘脑膝状动脉和丘脑穿通动脉破裂所致。临床表现与壳核出血相似，亦有突发对侧偏瘫、偏身感觉障碍、偏盲等。但与壳核出血不同处为偏瘫多为均等或基本均等，对侧半身浅感觉减退，感觉过敏或自发性疼痛；特征性眼征表现为眼球向上注视麻痹，常向内下方凝视、眼球会聚障碍和无反应性小瞳孔等；可有言语缓慢而不清、重复言语、发声困难、复述差、朗读异常等丘脑性失语及记忆力减退、计算力下降、情感障碍、人格改变等丘脑性痴呆；意识障碍多见且较重，出血波及丘脑下部或破入第三脑室可出现昏迷加深、瞳孔缩小、去皮质强直等中线症状。本型死亡率较高。

3）尾状核头出血：较少见，临床表现与蛛网膜下腔出血相似，常表现为头痛、呕吐，有脑膜刺激征，无明显瘫痪，可有对侧中枢性面瘫、舌瘫。有时可因头痛在 CT 检查时偶尔被发现。

（2）脑干出血：脑桥是脑干出血的好发部位，偶见中脑出血，延髓出血极少见。

1）脑桥出血：表现为突然头痛、呕吐、眩晕、复视、注视麻痹、交叉性瘫痪或偏瘫、四肢瘫等。出血量较大时，患者很快进入意识障碍、针尖样瞳孔、去大脑强直、呼吸障碍，并可伴有高热、大汗、应激性溃疡等；出血量较少时可表现为一些典型的综合征，如 Foville 综合征、Millard-Gubler 综合征和闭锁综合征等。

2）中脑出血：表现为突然出现复视、上睑下垂、一侧或两侧瞳孔扩大、眼球不同轴、水平或垂直震颤、同侧肢体共济失调，也可表现为 Weber 或 Benedikt 综合征。严重者很快出现意识障碍、去大脑强直。

3）延髓出血：轻者可表现为不典型的 Wallenberg 综合征；重症可突然出现意识障碍，血压下降，呼吸节律不规则，心律失常，继而死亡。

（3）小脑出血：好发于小脑上动脉供血区，即半球深部齿状核附近。发病初期患者大多意识清醒或有轻度意识障碍，表现为眩晕、频繁呕吐、枕部剧烈头痛和平衡障碍等，但无肢体瘫痪是其常见的临床特点；轻症者表现出一侧肢体笨拙、行动不稳、共济失调和眼球震颤，无瘫痪；两眼向病灶对侧凝视，吞咽及发声困难，四肢锥体束征，病侧或对侧瞳孔缩小、对光反射减弱；晚期瞳孔散大，中枢性呼吸障碍，最后因枕骨大孔疝死亡；暴发型则常突然昏迷，在数小时内迅速死亡。如出血量较大，病情迅速进展，发病时或发病后 12～24 小时出现昏迷及脑干受压征象，可有面神经麻痹、两眼凝视病灶对侧、肢体瘫痪及病理反射出现等。

（4）脑叶出血：脑叶出血也称为皮质下白质出血，可发生于任何脑叶。一般症状均略轻，预后相对较好。脑叶出血除表现为头痛、呕吐外，不同脑叶的出血，临床表现亦有不同。

1）额叶出血：前额疼痛、呕吐、痫性发作较多见；对侧偏瘫、共同偏视、精神异常、智力减退等；优势半球出血时可出现 Broca 失语。

2）顶叶出血：偏瘫较轻，而对侧偏身感觉障碍显著；对侧下象限盲；优势半球出血时可出血混合型失语，左右辨别障碍，失算、失认、失写。

3）颞叶出血：表现为对侧中枢性面舌瘫及上肢为主的瘫痪；对侧上象限盲；有时有同侧耳前部疼痛；优势半球出血时可出现 Wernicke 失语；可有颞叶癫痫、幻嗅、幻视。

4）枕叶出血：主要症状为对侧同向性偏盲，并有黄斑回避显现，可有一过性黑矇和视物变形；有时有同侧偏瘫及病理征。

（5）脑室出血：占脑出血的 3%～5%，分为原发性和继发性脑室出血。原发性是指脉络丛血管出血或室管下 1.5cm 内出血破入脑室，继发性是指脑实质出血破入脑室者。在此仅描述原发性脑室出血。出血量较少时，仅表现头痛、呕吐、脑膜刺激征阳性，无局限性神经体征。临床上易被误诊为蛛网膜下腔出血，需通过颅脑 CT 扫描来确定诊断。出血量大时，很快进入昏迷或昏迷逐渐加深，双侧瞳孔缩小、呈针尖样，四肢肌张力增高，病理反射阳性，早期出血去脑强直发作，脑膜刺激征阳性，常出现下丘脑受损的症状和体征，如上消化道出血、中枢性高热、大汗、应激性溃疡、急性肺水肿、血糖增高、尿崩症，预后差，多迅速死亡。

3. 辅助检查

（1）颅脑 CT：是确诊脑出血的首选检查。早期血肿在 CT 上表现为圆形或椭圆形的高密度影，边界清楚。CT 可准确显示出血的部位、大小、脑水肿情况及是否破入脑室等，有助于指导治疗和判定预后。

（2）颅脑 MRI：对幕上出血的诊断价值不如 CT，对幕下出血的检出率优于 CT。MRI 的表现主要取决于血肿所含血红蛋白量的变化。MRI 比 CT 更易发现脑血管畸形、肿瘤及血管瘤等病变。

（3）脑血管造影：MRA、CTA 和 DSA 等可显示脑血管的位置、形态及分布等，并易于发现脑动脉瘤、脑血管畸形及 Moyamoya 病等脑出血病因。

（4）脑脊液检查：在无条件进行 CT 检查时，对病情不十分严重，无明显颅内压增高的患者可进行腰椎穿刺。脑出血时脑脊液压力常升高，呈均匀血性。当病情危重，有脑疝形成或小脑出血时，禁忌做腰椎穿刺检查。

（5）同时要进行血常规、尿常规、血糖、肝肾功能、凝血功能、血电解质及心电图等检查，有助于了解患者的全身状态。

4. 预后 与出血部位、出血量及是否有合并症有关。

（四）蛛网膜下腔出血

1. 定义 蛛网膜下腔出血（subarachnoid hemorrhage，SAH）是指脑底部或脑表面血管破裂后，血液流入蛛网膜下腔引起相应临床症状的一种脑卒中，又称为原发性蛛网膜下腔出血。继发性蛛网膜下腔出血是指脑实质内出血、脑室出血、硬膜外或硬膜下血管破裂血液流入蛛网膜下腔者。本节内容仅叙述原发性蛛网膜下腔出血。蛛网膜下腔出血占所有脑卒中的 5%～10%，发病率为（6～20）/10 万。

2. 症状 突然发生剧烈头痛，呈胀痛或爆裂样疼痛，难以忍受，可为局限性头痛或全头痛，有时上颈段也可出现疼痛，持续不能缓解或进行性加重；多伴有恶心、呕吐；可有意识障碍或烦躁、谵妄、幻觉等精神症状；少数出血可有部分性或全面性癫痫发作；也可以头晕、眩晕等症状起病。发病数小时后可见脑膜刺激征阳性，部分患者眼底镜检查可发现玻璃体膜下出血、视盘水肿或视网膜出血，少数可出现局灶性神经功能缺损体征，如动眼神经麻痹、轻偏瘫、失语或感觉障碍等。部分患者特别是老年患者，头痛、脑膜刺激征等临床表现常不典型，但精神症状可较明显。原发性中脑周围出血患者症状较轻，CT 表现为中脑或脑桥周围脑池积血，血管造影未发现动脉瘤或其他异常，一般不发生再出血或迟发性血管痉挛等情况，临床预后良好。

3. 主要并发症 本病常见的并发症为再出血、脑血管痉挛、脑积水等。

（1）再出血：是一种严重的并发症。再出血的病死率约为 50%，发病后 24 小时内再出血的风险最大，以后 4 周内再出血的风险均较高。累计再出血率于病后 14 天为 20%～25%，1 个月时为 30%，6 个月时为 40%，以后每年为 2%～4%。临床表现为在病情稳定或好转的情况下，突然发生剧烈头痛、恶心、呕吐、意识障碍加深、抽搐、原有症状和体征加重或重新出现等。入院昏迷、高龄、女性及收缩压超过 170mmHg 的患者再出血的风险较大。

（2）脑血管痉挛：20%～25% 的 SAH 患者出现脑血管痉挛，引起迟发性缺血性损伤，可继发脑梗死。血管痉挛一般于蛛网膜下腔出血后 3～5 天开始，5～14 天为高峰期，2～4 周后逐渐减少。缺血症状的发生与初期 CT 显示脑池积血的量有关。临床表现为意识改变、局灶性神经功能损害征（如偏瘫）或两者均有。动脉瘤附近脑组织损害的症状通常最严重。

（3）脑积水：15%～20% 的患者可出现急性梗阻性脑积水，多发生于出血后 1 周内，因蛛网膜下腔和脑室内血凝块堵塞脑脊液循环通路所致。有学者报道，SAH 急性期 CT 显示脑室扩大的患者达 35%～70%。轻者表现为嗜睡、精神运动迟缓和近记忆损害，重者出现头痛、呕吐、意识障碍等。急性梗阻性脑积水，大部分可因出血被吸收而好转，仅 3%～5% 的患者在 SAH 后遗留交通性脑积水，表现为精神障碍或痴呆、步态异常和尿失禁，脑脊液压力正常，故也称颅压脑积水。颅脑 CT 或 MRI 显示脑室扩大。

（4）其他：SAH 后，5%～10% 的患者出现癫痫发作，其中 2/3 发生于 1 个月内，其余发生于 1 年内。5%～30% 的患者出现低钠血症，主要由抗利尿激素分泌改变和游离水潴留引起。少数严重患者因下丘脑损伤可出现神经源性心功能障碍和肺水肿，与儿茶酚胺水平波动和交感神经功能紊乱有关。

4. 辅助检查

（1）颅脑 CT：是诊断 SAH 的首选方法，CT 平扫最常表现为基底池弥散性高密度影像。CT 还可显示局部脑实质出血或硬膜下出血、脑室扩大、较大而有血栓形成的动脉瘤和血管痉挛引起的脑梗死。动态 CT 检查还有助于了解出血的吸收情况，有无再出血等。CT 对蛛网膜下腔出血诊断的敏感性在 24 小时内为 90%～95%，3 天为 80%，1 周为 50%。

（2）颅脑 MRI：当病后数天 CT 的敏感性降低时，MRI 可发挥较大作用。由于血红蛋白分解产物如去氧血红蛋白和正铁血红蛋白的顺磁效应，4 天后 T_1 像能清楚地显示外渗的血液，T_1 像血液的高信号表现可持续至少 2 周。因此，当病后 1～2 周，CT 不能提供蛛网膜下腔出血的证据时，MRI 可作为诊断蛛网膜下腔出血和了解破裂动脉瘤部位的一种重要方法。

（3）脑脊液（CSF）检查：CT 检查已确诊者，腰椎穿刺不作为常规检查。脑脊液为均匀血性，压力增高（＞ 200mmH$_2$O），蛋白含量增多。

（4）脑血管影像学检查：有助于发现颅内动脉瘤和发育异常的血管。

（5）经颅多普勒（TCD）检查：可动态检测颅内主要动脉流速，发现脑血管痉挛倾向和痉挛程度。

5. **预后** 约 10% 的患者在接受治疗以前死亡。30 天内病死率约为 25% 或更高。再出血的病死率约为 50%，2 周内再出血率为 20%～25%，6 个月后的年复发率为 2%～4%。影响预后最重要的因素是发病后的时间间隔及意识水平，死亡和并发症多发生在病后 2 周内；6 个月时的病死率在昏迷患者中是 71%，在清醒患者中是 11%。年老的患者较年轻患者预后差；动脉瘤性 SAH 较非动脉瘤性 SAH 预后差。

四、治疗

（一）短暂性脑缺血发作

1. **病因治疗** 对病因明确的患者，应针对病因进行积极治疗，如控制高血压、糖尿病、高脂血症，治疗颈椎病、心律失常、血液系统疾病等。

2. **抗血小板聚集治疗** 抗血小板聚集剂可减少微栓子的发生，预防复发，常用药物有阿司匹林和噻氯匹定。

3. **抗凝治疗** 抗凝治疗适用于发作次数多、症状较重、持续时间长，且每次发作症状逐渐加重又无明显禁忌证的患者，常用药物有肝素、低分子量肝素和华法林。

4. **危险因素的干预** 控制高血压、糖尿病；治疗冠状动脉性疾病和心律不齐、充血性心力衰竭、瓣膜性心脏病；控制高血脂；停用口服避孕药；停止吸烟；减少饮酒；适量运动。

5. **手术治疗** 如颈动脉狭窄超过 70% 或药物治疗效果较差，反复发作者可进行颈动脉内膜剥脱术或血管内支架及血管成形术。

6. **其他治疗** 可给予钙通道阻滞剂（如尼莫地平、西比灵）、脑保护治疗和中医中药（如丹参、川芎、红花、血栓通等）治疗。

（二）脑梗死

脑梗死的治疗不能一概而论，应根据不同的病因、发病机制、临床类型、发病时间等确定治疗方案，实施以分型、分期为核心的个体化和整体化治疗原则。在一般内科支持治疗的基础上，可酌情选用改善脑循环、脑保护、抗脑水肿降颅压等措施。在时间窗内有适应证者可行溶栓治疗。

1. **动脉粥样硬化性血栓性脑梗死**

（1）一般治疗

1）保持呼吸道通畅及吸氧。

2）调控血压：①调控高血压：约 70% 的缺血性脑卒中患者急性期血压升高。有关调控血压的推荐意见有，准备溶栓者，血压应控制在收缩压 < 180mmHg、舒张压 < 100mmHg；缺血性脑卒中后 24 小时内血压升高的患者应谨慎处理，应先处理紧张、焦虑、疼痛、恶心、呕吐及颅内压增高等情况。血压持续升高收缩压 ≥ 200mmHg 或舒张压 ≥ 100mmHg，或者有严重的心功能不全、主动脉夹层、高血压脑病，可予缓慢降压治疗，并严密观察血压变化；有高血压病史且正在服用降压药者，如病情平稳，可在脑卒中 24 小时后开始恢复使用降压药物。②调控低血压：脑卒中患者低血压可能的原因有主动脉夹层、血容量减少以及心排出量减少等，应积极查明原因，给予相应处理，必要时采用扩容、升压措施。

3）降颅压治疗：严重脑水肿和颅内压增高是急性重症脑梗死的常见并发症，是死亡的主要原因之一。常用的降颅压药物为甘露醇、呋塞米和甘油果糖。20% 甘露醇的常用剂量为 125 ~ 250ml，每 4 ~ 6 小时使用 1 次；呋塞米（10 ~ 20mg，每 2 ~ 8 小时 1 次）有助于维持渗透压梯度；还可用白蛋白佐治，但价格昂贵；甘油果糖也是一种高渗溶液，常用 250 ~ 500ml 静脉滴注，每日 1 ~ 2 次。

（2）超早期溶栓治疗：包括静脉溶栓和动脉溶栓治疗。静脉溶栓操作简便，准备快捷，费用低廉。动脉溶栓因要求专门（介入）设备，准备时间长，费用高，故推广受到限制，其优点是溶栓药物用药剂量小，出血风险比静脉溶栓时低。

（3）其他治疗：超早期治疗时间窗过后或不适合溶栓患者，可采用降纤、抗凝、抗血小板凝集、扩血管、扩容药物，中医药，各种脑保护剂治疗，并及早开始康复训练。

2. 脑栓塞

（1）原发病治疗：积极治疗引起栓子产生的原发病，如风湿性心脏病、颈动脉粥样硬化斑块、长骨骨折等。心脏瓣膜病的介入和手术治疗、感染性心内膜炎的抗生素治疗和控制心律失常等，可消除栓子来源，防止复发。

（2）脑栓塞治疗：与脑血栓形成的治疗相同，包括急性期的综合治疗，尽可能恢复脑部血液循环，进行物理治疗和康复治疗等。本病易并发脑出血，溶栓治疗应严格掌握适应证。

1）心源性栓塞：因心源性脑栓塞容易再复发，所以急性期应卧床休息数周，避免活动量过大，减少再发的危险。

2）感染性栓塞：感染性栓塞应用足量、有效的抗生素，禁行溶栓或抗凝治疗，以防感染在颅内扩散。

3）脂肪栓塞：应用肝素、低分子右旋糖酐、5%NaHCO₃ 及脂溶剂（如乙醇溶液）等静脉滴注溶解脂肪。

4）空气栓塞：指导患者采取头低左侧卧位，进行高压氧治疗。

（3）抗凝和抗血小板聚集治疗：应用肝素、华法林、阿司匹林，能防止被栓塞的血管发生逆行性血栓形成和预防复发。研究证据表明，脑栓塞患者抗凝治疗导致的梗死区出血，很少对最终转归带来不利影响。当发生出血性梗死时，应立即停用溶栓、抗凝和抗血小板聚集的药物，防止出血加重，并适当应用止血药物、脱水降颅内压、调节血压等。脱水治疗过程中应注意保护心功能。

3. 腔隙性脑梗死 目前尚无有效的治疗方法，主要是预防疾病的复发。

（1）有效控制高血压及各种类型脑动脉硬化是预防本病的关键。

（2）阿司匹林等抑制血小板聚集药物效果不稳定，但常应用。

（3）活血化瘀类中药对神经功能恢复有益。

（4）控制其他可干预危险因素，如吸烟、糖尿病、高脂血症等。

（三）脑出血

1. 保持呼吸通畅 注意气道管理，清理呼吸道分泌物，保证正常换气功能，有肺部感染时应用抗生素，必要时行气管切开。

2. 降低颅内压 可选用 20% 甘露醇 125～250ml 静脉滴注，每 6～8 小时 1 次和 / 或甘油果糖注射液 250ml 静脉滴注，12 小时 1 次或每日 1 次。呋塞米 20～40mg 静脉注射，每 6 小时、8 小时或 12 小时 1 次。也可根据病情应用白蛋白 5～10g 静脉滴注，每天 1 次。

3. 血压的管理 应平稳、缓慢降压，不能降低过急、过快，否则易致脑血流灌注不足，出现缺血性损害而加重病情。

4. 高血压性脑出血的治疗 可不用止血药，有凝血障碍的可酌情应用止血药，如巴曲酶、6- 氨基己酸、氨甲苯酸等。

5. 亚低温疗法 应用冰帽等设备降低头部温度，降低脑氧耗量，保护脑组织。

6. 中枢性高热者可用物理降温。

7. 防治并发症 脑出血的并发症有应激性溃疡、电解质紊乱等。可根据病情选用质子泵阻断剂（如奥美拉唑等）或 H₂- 受体拮抗剂（如西咪替丁、法莫替丁等），根据患者出入量调整补液量，并补充氯化钾等，维持水、电解质平衡。癫性发作可给予地西泮 10～20mg 缓慢静脉注射或苯巴比妥钠

100～200mg 肌内注射控制发作，一般不需长期治疗。

8. 外科手术治疗 必要时进行外科手术治疗。对于内科非手术治疗效果不佳，或出血量大，有发生脑疝征象的，或怀疑为脑血管畸形引起出血的，可外科手术治疗（去骨瓣减压术、小骨窗开颅血肿清除术、钻孔血肿抽吸术、脑室外引流术、微创穿刺颅内血肿碎吸引流术等）。手术指征：①基底节中等量以上出血（壳核出血≥30ml，丘脑出血≥15ml）；②小脑出血≥10ml 或直径≥3cm 或出现明显脑积水；③重症脑室出血。

（四）蛛网膜下腔出血

急性期治疗原则为防治再出血、制止继续出血，防治继发性脑血管痉挛，减少并发症，寻找出血原因，治疗原发病和预防复发。

1. 一般处理 住院监护，绝对卧床 4～6 周，镇静、镇痛，避免引起颅内压增高的因素，如用力排便、咳嗽、打喷嚏和情绪激动等，可选用足量镇静镇痛药、缓泻剂等对症处理。

2. 脱水降颅内压 可选甘露醇、呋塞米、白蛋白等。

3. 预防再出血 可给予 6- 氨基己酸（EACA）等抗纤溶药物治疗，维持 2～3 周。

4. 应用尼莫地平等钙通道阻滞剂 预防脑血管痉挛发生，推荐尼莫地平 30～40mg 口服，每日 4～6 次，连用 3 周。

5. 放脑脊液疗法 腰椎穿刺缓慢放出血性脑脊液，每次 10～20ml，每周 2 次，可有效缓解头痛症状，并可减少脑血管痉挛及脑积水发生，但有诱发脑疝、动脉瘤破裂再出血、颅内感染等可能，应严格掌握适应证。

6. 外科手术或介入治疗 对于动脉瘤或动静脉畸形引起的 SAH，可外科手术治疗或考虑介入栓塞等治疗，是根除病因、预防复发的有效方法。

五、护理

（一）短暂性脑缺血发作

1. 一般护理 发作时卧床休息，注意枕头不宜太高，以枕高 15～20cm 为宜，以免影响头部的血液供应；转动头部时动作宜轻柔、缓慢，防止颈部活动过度诱发 TIA；平时应适当运动或体育锻炼，注意劳逸结合，保证充足的睡眠。

2. 饮食护理 指导患者进食低盐、低脂、清淡、易消化、富含蛋白质和维生素的饮食，多吃蔬菜、水果，戒烟酒，忌辛辣油炸食物和暴饮暴食，避免过分饥饿。合并糖尿病的患者还应限制糖的摄入，严格执行糖尿病饮食。

3. 症状护理

（1）对肢体乏力或轻偏瘫等步态不稳的患者，应注意保持周围环境的安全，移开障碍物，以防跌倒；教会患者使用扶手等辅助设施；对有一过性失明或跌倒发作的患者，如厕、沐浴或外出活动时应有防护措施。

（2）对有吞咽障碍的患者，进食时宜取坐位或半坐位，喂食速度宜缓慢，药物宜压碎，以利吞咽，并积极做好吞咽功能的康复训练。

（3）对有构音不清或失语症的患者，护士在实施治疗和护理活动过程中，注意言行不要损患者自尊，鼓励患者用有效的表达方式表达自己的需要，并指导患者积极进行语言康复训练。

4. 用药护理 详细告知药物的作用机制、不良反应及用药注意事项，并注意观察药物疗效情况。

（1）血液病，有出血倾向，严重的高血压和肝肾疾病，消化性溃疡等均为抗凝治疗禁忌证。

（2）抗凝治疗前需检查患者的凝血机制是否正常，抗凝治疗过程中应注意观察有无出血倾向，发现皮疹、皮下瘀斑、牙龈出血等立即报告医师处理。

（3）肝素 50mg 加入生理盐水 500ml 静脉滴注时，速度宜缓慢，10～20 滴/min，维持 24～48 小时。

（4）注意观察患者肢体无力或偏瘫程度是否减轻，肌力是否增加，吞咽障碍、构音不清、失语等症状是否消退，如果上述症状呈加重趋势，应警惕缺血性脑卒中的发生；若为频繁发作的 TIA 患者，应注意观察每次发作的持续时间、间隔时间以及伴随症状，并做好记录，配合医师积极处置。

5. 心理护理 帮助患者了解本病治疗与预后的关系，消除患者的紧张、恐惧心理，使其保持乐观的心态，积极配合治疗，并自觉改变不良生活方式，建立良好的生活习惯。

6. 安全护理

（1）床头悬挂警示牌提示患者小心跌倒、防坠床。

（2）楼道内行走、如厕、沐浴有人陪伴，穿防滑鞋。保洁员清洁地面后及时提示患者。

（3）呼叫器置于床头，告知患者出现头晕、肢体无力等表现时及时通知医护人员。

7. 健康教育

（1）保持心情愉快、情绪稳定，避免精神紧张和过度疲劳。

（2）指导患者了解肥胖、吸烟、酗酒及饮食因素与脑血管病的关系，改变不合理饮食习惯，选择低盐、低脂、充足蛋白质和丰富维生素饮食。少食甜食、限制钠盐，戒烟酒。

（3）养成良好的生活习惯，生活起居有规律，坚持适度运动和锻炼，注意劳逸结合，经常发作的患者应避免重体力劳动，尽量不要单独外出。

（4）按医嘱正确服药，积极治疗高血压、动脉硬化、心脏病、糖尿病、高脂血症和肥胖症，定期监测凝血功能。

（5）定期门诊复查，尤其出现肢体麻木、乏力、眩晕、复视或突然跌倒应随时就医。

（二）脑梗死

1. 动脉粥样硬化性血栓性脑梗死

（1）一般护理：急性期不宜抬高患者床头，宜取头低位或放平床头，以改善头部的血液供应；恢复期枕头也不宜太高，患者可自由采取舒适的主动体位；应注意患者肢体位置的正确摆放，指导和协助患者被动运动和按摩患侧肢体，鼓励和指导患者主动进行有计划的肢体功能锻炼，如指导和督促患者进行 Bobath 握手和桥式运动，做到运动适度，方法得当，防止运动过度而造成肌腱牵拉伤。

（2）生活护理：卧床患者应保持床单位整洁和皮肤清洁，预防压疮。二便失禁的患者应用温水擦洗臀部、肛周和会阴部皮肤，更换干净衣服和被褥，防止出现湿疹和破损；对尿失禁的男患者可考虑使用体外导尿，如用集尿器连接引流袋等；留置导尿管的患者，保持尿管通畅，定期更换尿袋，接头处要避免反复打开，以免造成逆行感染，给予间断夹闭尿管，促进膀胱功能恢复，并注意观察尿量、颜色、性质是否有改变，发现异常及时报告医生处理。

（3）饮食护理：饮食以低脂、低胆固醇、低盐（高血压者）、适量糖类、丰富维生素为宜。少食肥肉、猪油、奶油、蛋黄、带鱼、动物内脏及糖果甜食等；多吃瘦肉、鱼虾、豆制品、新鲜蔬菜、水果和含碘食物，提倡食用植物油，戒烟酒。有吞咽困难的患者，药物宜压碎以利吞咽，教会患者用吸管饮水，以减轻或避免饮水呛咳；进食时宜取坐位或半坐位，给予糊状食物从健侧缓慢喂入；必要时鼻饲流质，并按鼻饲要求做好相关护理。

（4）安全护理：对有意识障碍和躁动不安的患者，床铺应加护栏，以防坠床，必要时使用约束带加以约束。对步行困难、步态不稳等运动障碍的患者应注意其活动时的安全保护。

（5）用药护理：告知药物的作用与用法，注意观察药物的疗效与不良反应，发现异常情况，及时报告医师处理。

1）使用溶栓药物进行早期溶栓治疗需经 CT 扫描证实无出血灶，患者无出血。溶栓治疗的时间窗为症状发生后 3～6 小时。使用低分子肝素、巴曲酶、降纤酶、尿激酶等药物治疗时可发生变态反应及出血倾向，用药前应按药物要求做好皮肤敏感试验，检查患者凝血机制，使用过程中应定期查血常规和注意观察有无出血倾向，发现皮疹、皮下瘀斑、牙龈出血或女患者经期延长等立即报告医生处理。

2）盐酸尼卡地平扩血管作用强，需缓慢静脉滴注，6～8 滴 /min，100ml 液体通常需 4～6 小时滴完。如输液速度过快，极易引起面部潮红、头晕、头痛及血压下降等不良反应。前列腺素 E 滴速为 10～20 滴 /min，必要时加利多卡因 0.1g 同时静脉滴注，可减轻前列腺素 E 对血管的刺激，如滴速过快，则可导致患者头痛、穿刺局部疼痛、皮肤发红，甚至发生条索状静脉炎。葛根素连续使用时间不宜过长，以 7～10 天为宜。据报道，此药连续使用时间过长时，易出现发热、寒战、皮疹等超敏反应，故使用过程中应注意观察患者有无上述不适。

3）使用甘露醇脱水降颅内压时，需快速静脉滴注，常在 15～20 分钟内滴完，必要时还需加压快速滴注。滴注前需确定针头在血管内，该药外渗可引起局部皮肤组织坏死。甘露醇连续使用时间不宜过长，因长期使用可致肾功能损害和低血钾，故应定期检查肾功能和电解质。

4）右旋糖酐 -40 可出现过敏反应，使用过程中应注意观察患者有无恶心、面色苍白、血压下降和意识障碍等不良反应，发现异常及时通知医师并积极配合抢救。必要时，于使用前取本药 0.1ml 做皮肤敏感试验。

（6）心理护理：疾病早期，患者常因突然出现瘫痪、失语等产生焦虑、情感脆弱、易激惹等情感障碍；疾病后期，则因遗留症状或生活自理能力降低而形成悲观、抑郁、痛苦、绝望等不良心理。应针对患者不同时期的心理反应予以心理疏导和心理支持，关心患者的生活，尊重他们的人格，耐心告知病情、治疗方法及预后，鼓励患者克服焦虑或抑郁心理，保持乐观的心态，积极配合治疗，争取达到最佳康复水平。

（7）健康教育

1）保持正常心态和有规律的生活，戒除不良嗜好，合理饮食。

2）康复训练要循序渐进，持之以恒，要尽可能做些力所能及的家务劳动，日常生活活动不要依赖他人。

3）积极防治原发性高血压、糖尿病、高脂血症、心脏病。原发性高血压患者服用降压药时，要定时服药，不可擅自服用多种降压药或自行停药、换药，防止血压骤降骤升；使用降糖、降脂药物时，也需按医嘱定时服药。

4）定期门诊复查，检查血压、血糖、血脂、心脏功能以及智力、瘫痪肢体、语言的恢复情况，并在医师的指导下继续用药和进行康复训练。

5）如果出现头晕、头痛、视物模糊、言语不利、肢体麻木、乏力、步态不稳等症状时，请随时就医。

2. 脑栓塞

（1）个人卫生的护理：个人卫生是脑栓塞患者自身护理的关键，定时擦身、更换衣裤、晒被褥等。注意患者的口腔卫生也是非常重要的。

（2）营养护理：患者需要多补充蛋白质、维生素、纤维素和电解质等营养。如果有吞咽障碍尚未完全恢复的患者，可以吃软的固体食物。多吃新鲜的蔬菜和水果，少吃油腻、不易消化、辛辣刺激性食物。

（3）心理护理：老年脑栓塞患者生活自理能力较弱，容易出现情绪躁动的情况，甚至会有失去治疗信心的情况，此时患者应保持良好的心理素质，提升治疗信心，以有利于疾病的治愈，身体的康复。

（4）健康教育

1）疾病预防指导：对有发病危险因素或病史者，指导进食高蛋白、高维生素、低盐、低脂、低热量、清淡饮食，多食新鲜蔬菜水果、谷类、鱼类和豆类，保持能量供需平衡，戒烟、限酒；应遵医嘱规则用药，控制血压、血糖、血脂和抗血小板聚集；告知改变不良生活方式，坚持每天进行30分钟以上的慢跑、散步等运动，合理休息和娱乐；对有 TIA 发作史的患者，指导在改变体位时应缓慢，避免突然转动颈部，洗澡时间不宜过长，水温不宜过高，外出时有人陪伴，气候变化时注意保暖，防止上呼吸道感染。

2）疾病知识指导：告知患者和家属本病的常见病因和控制原发病的重要性；指导患者遵医嘱长期抗凝治疗，预防复发；在抗凝治疗中定期门诊复诊，监测凝血功能，及时在医护人员指导下调整药物剂量。

3）康复指导：告知患者和家属康复治疗的知识和功能锻炼的方法，帮助分析和消除不利于疾病康复的因素，落实康复计划，并与康复治疗师保持联系，以便根据康复情况及时调整康复训练方案。如吞咽障碍的康复方法，包括：①唇、舌、颊部肌和颈部屈肌的主动运动和肌力训练；②先进食糊状或胶冻状食物，少量多餐，逐步过渡到普通食物；③进食时取坐位，颈部稍前屈（易引起咽反射）；④软腭冷刺激；⑤咽下食物练习呼气或咳嗽（预防误咽）；⑥构音器官的运动训练（有助于改善吞咽功能）。

4）鼓励生活自理：鼓励患者从事力所能及的家务劳动，日常生活不过度依赖他人；告知患者和家属功能恢复需经历的过程，使患者和家属克服急于求成的心理，做到坚持锻炼，循序渐进。嘱家属在物质和精神上对患者提供帮助和支持，使患者体会到来自多方面的温暖，树立战胜疾病的信心。同时也要避免患者产生依赖心理，提升自我照顾能力。

3. 腔隙性脑梗死

（1）一般护理：轻症患者注意生活起居有规律，坚持适当运动，劳逸结合；晚期出现智力障碍时，要引导患者在室内或固定场所进行活动，外出时一定要有人陪伴，防止受伤和走失。

（2）饮食护理：给予富含蛋白质和维生素的低脂饮食，多吃蔬菜和水果，戒烟酒。

（3）症状护理

1）对有肢体功能障碍和感觉障碍的患者，应鼓励和指导患者进行肢体功能锻炼，尽量坚持生活自理，并注意用温水擦洗患侧皮肤，促进感觉功能恢复。

2）对有延髓性麻痹进食困难的患者，应给予制作精细的糊状食物，进食时取坐位或半坐位，进食速度不宜过快，应给患者充分的进食时间，避免进食时看电视或谈笑，以免分散注意力，引起窒息。

3）对有精神症状的患者，床应加护栏，必要时加约束带固定四肢，以防坠床、伤人或自伤。

4）对有智力障碍的患者，外出时需有人陪护，并在其衣服口袋中放置填写患者姓名、联系电话等个人信息的卡片，以防走失。

5）对缺乏生活自理能力的患者，应加强生活护理，协助其沐浴、进食等，保持皮肤和外阴清洁。对有延髓性麻痹致进食呛咳的患者，如果体温增高，应注意是否有吸入性肺炎发生；同时还应注意观察患者是否有尿频、尿急、尿痛等现象，防止发生尿路感染。

（4）用药护理：告知药物的作用与用法，注意观察药物的疗效与不良反应，发现异常情况及时报告医生处理。

1）对有痴呆、记忆力减退或精神症状的患者应注意督促其按时服药，同时注意观察药物疗效与不良反应。

2）静脉注射扩血管药物时，尽量使用微量输液泵缓慢注射，并注意观察患者有无面色潮红、头晕、血压下降等不适，如有异常应报告医生及时处理。

3）服用安理申的患者应注意观察有无肝肾功能受损的表现，定时检查肝肾功能。

（5）心理护理：关心体贴患者，鼓励患者保持情绪稳定和良好的心态，避免焦躁、抑郁等不良心理，积极配合治疗。

（6）健康教育

1）避免进食过多动物油、黄油、奶油、动物内脏、蛋黄等高胆固醇饮食，多吃豆制品、鱼等优质蛋白食品，少吃糖。

2）做力所能及的家务，以防自理能力快速下降；坚持适度的体育锻炼和体力劳动，以改善血液循环，增强体质，防止肥胖。

3）注意安全，防止跌倒、受伤或走失。

4）遵医嘱正确服药。

5）定期复查血压、血脂、血糖等，如有症状加重须及时就医。

（三）脑出血

1. 一般护理　患者绝对卧床休息 4 周，抬高床头 15°～30°，以促进脑部静脉回流，减轻脑水肿；取侧卧位或平卧头侧位，防止呕吐物反流引起误吸。脑出血急性期患者应尽量就地治疗，避免不必要的搬动，并注意保持病房安静，严格限制探视。翻身时，注意保护头部，动作宜轻柔缓慢，以免加重出血，避免咳嗽和用力排便。神经系统症状稳定 48～72 小时后，患者即可开始早期康复锻炼，但应注意不可过度用力或憋气。恢复期的康复训练不可急于求成，应循序渐进，持之以恒。

2. 饮食护理　急性期患者给予高蛋白、高维生素、高热量饮食，并限制钠盐摄入（< 3g/d）。有意识障碍、消化道出血的患者宜禁食 24～72 小时，然后酌情给予鼻饲流质，如牛奶、豆浆、藕粉、蒸蛋或混合匀浆等，每天 4～5 次，每次约 200ml。恢复期患者应给予清淡、低盐、低脂、适量蛋白质、高维生素食物，戒烟酒，忌暴饮暴食。

3. 症状护理

（1）对神志不清、躁动或有精神症状的患者，床位加护栏并适当约束，防止跌倒。

（2）注意保持呼吸道通畅，及时清除口鼻分泌物，协助患者轻拍背部，以促进痰痂的脱落排出，但急性期应避免刺激咳嗽，必要时可给予负压吸痰、吸氧及定时雾化吸入。

（3）协助患者完成生活护理：按时翻身，保持床单干燥、整洁，保持皮肤清洁卫生，预防压疮的发生；如有闭眼障碍的患者，应涂四环素眼膏，并用湿纱布盖眼，保护角膜；昏迷和鼻饲患者应做好口腔护理，每天2次。有二便失禁的患者，注意及时用温水擦洗外阴及臀部，保持皮肤清洁、干燥。

（4）有吞咽障碍的患者，喂饭、喂水时不宜过急，遇呕吐或呛咳时应暂停喂食喂水，防止食物呛入气管引起窒息或吸入性肺炎，对昏迷等不能进食的患者可酌情予以鼻饲流质。

（5）注意保持瘫痪肢体功能位置，防止足下垂，帮助患者被动运动关节和按摩肢体，防止手足挛缩、变形及神经麻痹，病情稳定后应尽早开始肢体功能锻炼和语言康复训练，以促进神经功能的早日康复。

（6）中枢性高热的患者先行物理降温，如温水擦浴、酒精擦浴、冷敷等，效果不佳时可给予退热药，并注意监测和记录体温的情况。

（7）密切观察病情，尤其是生命体征、神志、瞳孔的变化，及早发现脑疝的先兆表现，一旦出现，应立即报告医生及时抢救。

4. 用药护理 告知药物的作用与用法，注意观察药物的疗效与不良反应，发现异常情况，及时报告医生处理。

（1）颅内高压使用20%甘露醇静脉滴注脱水时，要保证绝对快速输入，注意防止药液外漏，并注意尿量与血电解质的变化，尤其应注意有无低血钾的发生。①患者每天补液量可按尿量加500ml计算，在1 500～2 000ml以内，如有高热、多汗、呕吐或腹泻者，可适当增加入液量。②每天补钠50～70mmol/L，补钾40～50mmol/L，防止低钠血症，以免加重脑水肿。

（2）严格遵医嘱服用降压药，不可骤停和自行更换，亦不宜同时服用多种降压药，避免血压骤降或过低致脑血供不足。应根据患者的年龄、基础血压、病后血压等情况判定最适血压水平，缓慢降压，不宜使用强降压药（如利舍平）。

（3）用地塞米松消除脑水肿时，因其易诱发上消化道应激性溃疡，应观察有无呃逆、上腹部饱胀不适、胃痛、呕血、便血等，注意胃内容物或呕吐物的性状，以及有无黑便；鼻饲流质的患者，注意观察胃液的颜色是否为咖啡色或血性，必要时可做大便隐血试验检查，如发现异常及时通知医生处理。

（4）躁动不安的患者可根据病情给予小量镇静药；患者有抽搐发作时，可用地西泮静脉缓慢注射，或苯妥英钠口服。

5. 心理护理 主动关心患者与家属，耐心介绍病情及预后，消除其紧张、焦虑、悲观、抑郁等不良情绪，保持患者及家属情绪稳定，使其积极配合抢救与治疗。

6. 健康教育

（1）避免情绪激动，消除不安、恐惧、愤怒、抑郁等不良情绪，保持正常心态。

（2）给予低盐、低脂、适量蛋白质、富含维生素与纤维素的清淡饮食，多吃蔬菜、水果，少食辛辣刺激性强的食物，戒烟酒。

（3）生活有规律，保持排便通畅，避免排便时用力过度和憋气。

（4）坚持适度锻炼，避免重体力劳动，如坚持做保健体操、慢散步、打太极拳等。

（5）尽量做到日常生活自理，康复训练时注意克服急于求成的心理，做到循序渐进、持之以恒。

（6）定期复查血压、血糖、血脂、血常规等项目，积极治疗原发性高血压、糖尿病、心脏病等原发疾病。如出现头痛、呕吐、肢体麻木无力、进食困难、饮水呛咳等症状时需及时就医。

（四）蛛网膜下腔出血

1. 一般护理　头部稍抬高（15°～30°），以减轻脑水肿；尽量少搬动患者，避免振动其头部；即使患者神志清楚，无肢体活动障碍，也必须绝对卧床休息4～6周，在此期间，禁止患者洗头、如厕、淋浴等一切下床活动；避免用力排便、咳嗽、打喷嚏、情绪激动、过度劳累等诱发再出血的因素。

2. 安全护理　对有精神症状的患者，应注意保持周围环境的安全，对烦躁不安等不合作的患者，床应加护栏，防止坠床，必要时遵医嘱予以镇静药物。有记忆力、定向力障碍的老年患者，外出时应有人陪护，注意防止患者走失或其他意外发生。

3. 饮食护理　给予清淡易消化、含丰富维生素和蛋白质的饮食，多食蔬菜、水果。避免辛辣等刺激性强的食物，戒烟酒。

4. 头痛护理　注意保持病室安静舒适，避免声光刺激，减少探视，指导患者采用放松术减轻疼痛，如缓慢深呼吸，听轻音乐，全身肌肉放松等。必要时可遵医嘱给予镇痛药。

5. 运动和感觉障碍的护理　应注意保持良好的肢体功能位，防止足下垂、爪形手、髋外翻等后遗症。恢复期指导患者积极进行肢体功能锻炼。用温水擦洗患肢，改善血液循环，促进肢体知觉的恢复。

6. 心理护理　关心患者，耐心告知病情，特别是绝对卧床与预后的关系。详细介绍DSA检查的目的、程序与注意事项，鼓励患者消除不安、焦虑、恐惧等不良情绪，保持情绪稳定，安静休养。

7. 用药护理 告知药物的作用与用法，注意观察药物的疗效与不良反应，发现异常情况，及时报告医生处理。

（1）使用 20% 甘露醇脱水治疗时，应快速滴注，并确保输液过程中无外渗。

（2）尼莫同静脉滴注时常刺激血管引起皮肤发红或剧烈疼痛，应通过三通与 5% 葡萄糖注射液或生理盐水同时缓慢滴注，5～10ml/h，并密切观察血压变化，如果出现不良反应或收缩压 < 90mmHg，应报告医生适当减量、减速或停药处理；如果无三通联合输液，一般将 50ml 尼莫同针剂加入5% 葡萄糖注射液 500ml 中静脉滴注，速度为 15～20 滴 /min，6～8 小时输完。

（3）使用 6- 氨基己酸止血时应特别注意有无双下肢肿胀、疼痛等临床表现，谨防深静脉血栓形成，有肾功能障碍者应慎用。

8. 健康教育

（1）预防再出血：告知患者情绪稳定对疾病恢复和减少复发的意义，使患者了解并能遵医嘱绝对卧床，并积极配合治疗和护理。告知患者和家属再出血的表现，发现异常及时就诊。

（2）疾病知识指导：向患者和家属介绍疾病的病因、诱因、临床表现、应进行的相关检查、病程和预后、防治原则和自我护理的方法。SAH 患者一般在首次出血后 3 天内或 3～4 周后进行 DSA 检查，以避开脑血管痉挛和再出血的高峰期。应告知数字减影血管造影（DSA）的相关知识，使患者和家属了解进行 DSA 检查以明确和去除病因的重要性，积极配合。

（许蕊凤　孔丹　郭馨卉　梅雅男）

第五节　合并慢性肾脏病的护理

一、概述

肾脏增龄性改变是所有物种生命的自然进程，通常始于 40 岁，50 岁左右为加速期，表现为肾单位逐渐丢失，肾小球、肾小管功能及血流动力学改变，水电解质紊乱等。老年人因慢性肾脏病（CKD）的不断进展，肾脏功能逐渐下降，如未能及时有效救治，导致病情恶化，将发展成为慢性肾功能不全、肾衰竭，最终形成尿毒症。慢性肾脏疾病是一个全球性健康问题，中国成人的患病率已超过 10%。

二、慢性肾病的病因

主要有原发性肾小球肾炎、高血压肾小动脉硬化、糖尿病肾病、继发性肾小球肾炎、肾小管间质病变（慢性肾盂肾炎、慢性尿酸性肾病、梗阻性肾病、药物性肾病等）、缺血性肾病、遗传性肾病（多囊肾、遗传性肾炎）等。

三、慢性肾衰竭急剧加重的危险因素

通常 CKD 进展缓慢，呈渐进性发展，但在某些诱因下短期内可急剧加重、恶化，主要危险因素包括累及肾脏的疾病复发或加重、有效血容量不足、肾脏局部血供急剧减少、严重高血压未能控制、应用肾毒性药物、泌尿道梗阻以及严重感染、高钙血症、肝衰竭、心力衰竭等。

四、慢性肾病的分期（表 6-5-1）

表 6-5-1　慢性肾病的分期

分期	描述	GFR/ml·(min·1.73m²)⁻¹	说明
1	GFR 正常	> 90	GFR 无异常，重点诊治原发病
2	GFR 轻度降低	60 ~ 89	减慢 CKD 进展，降低心血管病风险
3	GFR 中度降低	30 ~ 59	减慢 CKD 进展，评估治疗并发症
4	GFR 重度降低	15 ~ 29	综合治疗，治疗并发症
5	终末期肾脏病	< 15 或透析	透析前准备及透析治疗

五、临床表现

在 CKD 的不同阶段，其临床表现各异。在 CKD3 期之前，患者可以无任何症状，或仅有乏力、腰酸、夜尿增多等轻度不适；少数患者可有食欲缺乏、代谢性酸中毒及轻度贫血。CKD3 期以后，上述症状更趋明显，进入 CKD5 期以后则进一步加重，有时可出现高血压、心衰、严重高钾血症、酸碱平衡紊乱、消化道症状、贫血、矿物质骨代谢异常、甲状旁腺功能亢进和中枢神经系统障碍等，甚至会有生命危险。

188

1. 水电解质酸碱平衡紊乱

（1）代谢性酸中毒：与肾小管分泌氢离子障碍或肾小管对 HCO_3^- 重吸收能力下降有关。多数患者能耐受轻度酸中毒，如动脉血 $HCO_3^- < 15mmol/L$ 有明显状，可表现为食欲缺乏、呕吐、虚弱无力、呼吸深长等。

（2）水钠代谢紊乱：水钠潴留导致稀释性低钠血症，可表现为不同程度的皮下水肿和 / 或体腔积液，常伴有血压升高，严重可导致左心衰竭和脑水肿。

（3）钾代谢紊乱：慢性肾功能不全患者易发生高钾血症，尤其是钾摄入过多、酸中毒、感染、创伤、溶血、出血、输血等情况更易发生高钾血症。某些药物易引起高钾血症如 ACEI/ARB（血管转化酶抑制剂 / 血管紧张素 Ⅱ 受体拮抗剂）、保钾利尿剂等，在肾功能不全患者使用时应特别注意。

（4）钙磷代谢紊乱：肾脏排磷减少可出现高磷血症、低钙血症。低钙血症主要与钙摄入不足、活性维生素 D 缺乏、高磷血症、代谢性酸中毒等因素有关。低钙血症、高磷血症、活性维生素 D 缺乏等可引起继发性甲状旁腺功能亢进和骨性营养不良。

2. 蛋白质、糖类、脂质和维生素代谢紊乱

（1）蛋白质代谢紊乱：一般表现有蛋白质代谢产物蓄积（氮质血症），也可有白蛋白、必需氨基酸水平下降。

（2）糖代谢异常：主要表现为糖耐量减低和低糖血症两种表现，前者多见。糖耐量减低可表现空腹血糖或餐后血糖水平升高。

（3）脂代谢紊乱：多数表现为从轻度到中度高甘油三酯血症，少数患者表现为轻度高胆固醇血症。

（4）维生素代谢紊乱：在慢性肾衰竭中较为常见，如血清维生素 A 水平升高、维生素 B_6 及叶酸缺乏等。

3. 心血管系统疾病　是慢性肾脏患者的常见并发症和最主要死因，进入终末期肾病阶段，心血管事件及动脉粥样硬化性心血管病的发生比普通人群高 15 ~ 20 倍。

（1）高血压和左心室肥厚：多由于水钠潴留、肾素 - 血管紧张素增高和 / 或某些舒张血管因子产生不足有关。

（2）心力衰竭：多与水钠潴留、高血压及尿毒症心肌病变有关，发生急性左心衰时可表现为呼吸困难、不能平卧、肺水肿等症状，但一般无明显发绀。

（3）尿毒症性心肌病：与代谢废物潴留及贫血等因素有关，部分患者出现冠状动脉粥样硬化性心脏病，表现为心律失常。

（4）心包积液：慢性肾衰竭中常见，其原因多与尿毒症毒素蓄积、低蛋白血症、心力衰竭等有关，少数情况下也可能与感染、出血有关。

（5）血管钙化和动脉粥样硬化：由于高磷血症钙分布异常和"血管保护性蛋白"缺乏而引起血管钙化。动脉粥样硬化发展迅速，透析患者较非透析患者为重，全身动脉均可发生粥样硬化和钙化。

4. 呼吸系统症状 体液过多或酸中毒时均可出现气短、气促，严重酸中毒时可出现呼吸深而长。体液过多、心功能不全可引起肺水肿或胸腔积液、尿毒症肺水肿（蝴蝶翼）等。

5. 胃肠道症状 是最早期出现、最常见的症状。主要表现为食欲缺乏、恶心、呕吐、腹胀、口腔有氨臭味；消化道出血也较常见，多由于胃黏膜糜烂或消化性溃疡所致。

6. 血液系统表现 主要表现为肾性贫血、出血倾向和血栓形成倾向。贫血最多见，主要是由于肾组织促红细胞素分泌减少所致，故又称肾性贫血。晚期有出血倾向，主要与血小板功能减退有关，最严重者发生脑出血。

7. 神经肌肉系统症状 早期有疲乏、失眠、注意力不集中等表现；晚期有周围神经病变，感觉神经较运动神经显著，最常见的是肢端袜套样分布的感觉丧失，并可有神经肌肉兴奋性增加（肌震颤、肌痉挛等）以及肌萎缩、肌无力等；透析失衡综合征：与透析相关，常发生在初次透析的患者。尿素氮降低过快，细胞内外渗透压失衡，引起颅内压增高和脑水肿所致，表现为恶心、呕吐、头痛，严重者出现惊厥。

8. 内分泌功能紊乱

（1）肾脏本身内分泌功能：如 $1,25(OH)_2$ 维生素 D_3、红细胞生成素不足和肾内肾素 - 血管紧张素 Ⅱ 过多。

（2）外周内分泌腺功能紊乱：大多数患者均有继发性甲状旁腺功能亢进（血 PTH 升高）、胰岛素受体障碍、胰高血糖素升高等。约 1/4 患者有轻度甲状腺素水平降低。部分患者可有性腺功能减退，表现为性腺成熟障碍或萎缩、性欲缺乏、闭经、不育等，可能与血清性激素水平异常等因素有关。

9. 骨骼病变 肾性骨病是指由于 CKD 所致的矿物质与骨代谢异常综合征。由于钙、磷及维生素 D 代谢障碍，继发甲状旁腺功能亢进、酸碱平衡紊乱等因素而引起。可在脊柱、骨盆、股骨等处发生骨质疏松。基于此种原因，慢性肾衰竭患者发生骨折的风险更大。

六、诊断

1. 慢性肾脏病的诊断 虽然各种慢性肾脏病发展至后期有相似的表现，但仍应该尽可能根据患者的病史、肾功能检查及相关临床表现等明确肾功能不全的原因，以利于判断预后及系统性疾病所致肾脏以外脏器损伤的治疗，以及预后判断。诊断依据包括如下：

（1）肾脏损伤时间≥3个月。肾损伤的定义是肾脏结构或功能的异常，伴有或不伴有肾小球滤过率的下降，有下列证据：①组织病理学异常；②肾脏损伤的标志，包括血或尿成分的异常，或影像学检测的异常。

（2）肾小球滤过率<60ml/（min·1.73m²），时间超过3个月，伴有或不伴有肾脏损伤。

2. 肾性骨病的诊断 有慢性肾脏病病史，出现骨痛、近端肌无力等突出表现，结合血清电解质及微量元素检查、血气分析、X线检查等结果进行诊断。

七、治疗

1. 延缓慢性肾衰竭的发生

（1）坚持病因治疗：如对高血压、糖尿病肾病、肾小球肾炎等疾病，坚持长期合理治疗。

（2）避免和消除肾功能急剧恶化的因素。

（3）阻断和抑制肾单位渐进性损害的各种途径，保护健存肾单位，将患者血电解质、血糖、尿蛋白定量、血肌酐上升幅度、GFR下降幅度等指标都控制在理想范围内。

2. 营养治疗

（1）限制蛋白质饮食：CKD1～2期患者，无论是否有糖尿病，推荐蛋白摄入量为0.8～1g/（kg·d）。从CKD3期起至没有进行透析治疗的患者，推荐蛋白摄入量为0.6～0.8g/（kg·d）。血液透析及腹膜透析的患者蛋白摄入量为1.0～1.2g/（kg·d）。

（2）保证热量摄入：一般为30～35kcal/（kg·d）。

3. 慢性肾衰竭及其并发症的药物治疗

（1）纠正酸中毒和水电解质紊乱：纠正代谢性酸中毒，主要为口服碳酸氢钠；为防止出现水、钠潴留，需适当限制钠摄入量，也可根据需要应用利尿剂；CKD3期以上的患者应适当限制钾摄入，以防止高钾血症的发生。

（2）高血压的治疗：合理控制高血压以保护心、肾、脑等靶器官，一般非透析患者应控制血压于 130/80mmHg 以下，维持透析患者血压不超过 140/90mmHg，ACEI、ARB、钙通道阻滞剂、祥利尿剂、β- 受体拮抗剂、血管扩张剂等均可应用。

（3）贫血的治疗：当血红蛋白（Hb）< 110g/L 或血细胞比容（Hct）< 33% 时，应检查贫血原因。如有缺铁，应予补铁治疗，必要时可应用 ESA 治疗，包括人类重组红细胞生成素（rHuEPO）、达依泊丁等，直至 Hb 上升至 110 ~ 120g/L。

（4）低钙血症、高磷血症和肾性骨营养不良的治疗：当 GFR < 50ml/min 后，即应适当限制磷摄入量（< 800mg/d）。当 GFR < 30ml/min 时，在限制磷摄入的同时，需应用磷结合剂口服，以碳酸钙、枸橼酸钙较好。对明显高磷血症（血清磷 > 2.26mmol/L）或血清钙磷乘积 > 5.24mmol/L 者，则应暂停应用钙剂，以防转移性钙化的加重。此时可考虑短期服用氢氧化铝制剂或司维拉姆，待钙磷乘积 < 5.24mmol/L 时，再服用钙剂。

对明显低钙血症患者，可口服 1,25-$(OH)_2D_3$（钙三醇）；连服 2 ~ 4 周后，如血钙水平和症状无改善，可增加用量。治疗中均需要监测血 Ca、P、PTH 浓度，使透析前 CRF 患者血 IPTH 保持在 35 ~ 110pg/ml；使透析患者血钙磷乘积 < 4.52mmol/L，血 PTH 保持在 150 ~ 300pg/ml。

（5）防治感染：平时应注意防止上呼吸道感染，预防各种病原体的感染。抗生素的选择和应用原则与一般感染相同，唯剂量要调整。在疗效相近的情况下，应选用肾毒性最小的药物。

（6）高脂血症的治疗：透析前 CRF 患者与一般高血脂者治疗原则相同，应积极治疗。但对维持透析患者，高脂血症的标准宜放宽，如血胆固醇水平保持在 6.5 ~ 7.8mmol/L，血甘油三酯水平保持在 3.9 ~ 5.2mmol/L 为好。

（7）其他

1）糖尿病肾衰竭患者：随着 GFR 不断下降，必须相应调整胰岛素用量，一般应逐渐减少。

2）高尿酸血症：通常不需治疗，但如有痛风，则予以别嘌醇。

3）皮肤瘙痒：外用乳化油剂，口服抗组胺药物，控制高磷血症及强化透析或高通量透析，对部分患者有效。

4. **肾脏替代治疗**　对于 CKD4 期以上或预计 6 个月内接受透析治疗的患者，建议进行肾脏替代治疗准备；对于非糖尿病肾病患者，当 GFR < 10ml/min，并且有明显尿毒症症状时，应进行肾脏替代治疗；对糖尿病肾

病患者，当 GFR < 15ml/min 时，需行肾脏替代治疗。患者通常应先做一段时期透析，待病情稳定并符合有关条件后，则可考虑进行肾移植术。成功的肾移植可恢复正常的肾功能（包括内分泌和代谢功能），使患者几乎完全康复。

八、护理

1. **休息与体位** 慢性肾脏病患者应卧床休息，避免过度劳累。休息与活动的量视病情而定：病情较重的患者，应绝对卧床休息；能起床活动的患者，鼓励其适当活动，应避免劳累和受凉；贫血患者应卧床休息，下床时动作宜缓慢，以免发生头晕；长期卧床的患者指导或帮助其进行适当的床上活动，避免静脉血栓形成或肌萎缩；下肢水肿者抬高下肢促进血液回流。

2. **饮食护理** 对于能进食的患者，给予优质蛋白饮食，蛋白质的摄入量应限制为 0.8g/（kg·d），并适量补充必需氨基酸。对有高分解代谢，营养不良或接受透析的患者，蛋白质摄入量可适当放宽。给予充足的热量，每天供给 35kcal/kg（147kJ/kg）热量，其中 2/3 由碳水化合物提供，1/3 由脂类提供，以减少机体蛋白质分解。饮食应以清淡流质或半流质为主，尽可能减少钠、钾、氯的摄入量。补充维生素，维生素 C 对骨胶原的合成有利，维生素 D、维生素 A 能促进钙的吸收，升高血糖，抑制甲状旁腺功能亢进。

3. **监测并及时处理电解质、酸碱平衡失调**

（1）监测血清钾、钠、钙、磷等电解质的变化，如有异常及时通知医生处理。

（2）密切观察有无高钾血症的迹象，如脉律不齐，肌无力、心电图改变等。血钾高者应限制钾的摄入，少用或忌用富含钾的食物，如紫菜、菠菜、苋菜、薯类、山药、坚果、香蕉、香菇、榨菜等。预防高血钾的措施还包括积极预防和控制感染，及时纠正代谢性酸中毒、禁止输入库存血等。

（3）限制钠盐。

（4）密切观察有无低血钙的征象，如手指麻木、易激惹、腱反射亢进、抽搐等。如发生低血钙，可摄入含钙量较高的食物如牛奶，并可遵医嘱使用活性维生素 D 及钙剂等。

4. **维持与监测水平衡** 坚持"量出为入"的原则。严格记录 24 小时出入液量，同时将出入量的记录方法、内容告诉患者，以便得到患者的充分配合。严密观察患者有无体液过多的表现：①皮下有无水肿。②每天监测体重，若体重每天增加 0.5kg 以上，提示补液过多。③血清钠浓度若偏低且无失盐，提示体液潴留。④正常中心静脉压为 6～10cmH$_2$O（0.59～0.98kPa），若高于 12cmH$_2$O（1.17kPa），提示体液过多。⑤胸部 X 线片若显示肺充血征象，提示体液潴留。⑥出现心率快、呼吸急促和血压增高，如无感染征象，应怀疑体液过多。

5. **预防感染**　检测感染征象，各项检查严格执行无菌操作，加强生活护理。

6. **预防跌倒**　详见第十章。

7. **心理护理**　积极调节心理状态，消除心理负担，疼痛比较严重的时候，适时地采取有效的镇痛措施。

8. **出院指导**　加强营养，增强体质，注意保暖，防止受凉，避免外伤，慎用氨基糖苷类等肾毒性抗生素。尽量避免需用大剂量造影剂的影像学检查。叮嘱患者出院后定期随访，并强调监测肾功能、尿量的重要性。

（胡三莲　董芳辉　钱会娟）

第七章
常见并发症和症状的预防及护理

老年人因骨折卧床后可造成身体各器官功能和机体代谢的减退，易发生各种并发症，影响患者的治疗与康复，甚至危及生命。据统计近一半的髋部骨折患者会发生至少一种并发症，另有一项针对国内某医院 180 例老年髋部骨折手术患者的研究数据显示，围手术期（术前 5 ~ 7 天至术后 7 ~ 12 天）发生并发症的比例为 30%，死亡率为 2.24%。常见的并发症和症状包括肺部感染、下肢深静脉血栓、尿路感染、压力性损伤、疼痛、谵妄等。护理人员应重点针对这些常见并发症做好预防性护理，通过制订恰当的方案，实施有效的护理措施，保障围手术期安全。

第一节　肺部感染的预防及护理

一、概述

卧床患者的活动能力下降，易导致咳嗽反射减弱，使得呼吸道分泌物不易清除，随重力作用流向肺底，从而引起肺部感染，肺部感染的发生率可从术前的 6.3% 增加到术后的 10.7%。肺部感染如果没有得到及时治疗，容易导致原有的基础疾病（如支气管扩张、慢性阻塞性肺疾病）急性发作或加重，也可能导致感染全身播散，严重时会危及生命。

（一）相关定义

肺部感染性疾病包括细菌性肺炎、病毒性肺炎、肺脓肿等。其中，肺炎是指终末气道、肺泡和肺间质的炎症，病因以病原微生物感染导致的最常见，也可由理化因素、免疫损伤、变态反应、药物所致。肺部感染中以细菌性肺炎最为常见。

骨质疏松性骨折患者并发肺部感染，以吸入性肺炎及坠积性肺炎常见。

吸入性肺炎（aspiration pneumonia）是指食物、口咽分泌物、胃内容物等吸入到喉部和下呼吸道所引起的肺部感染性病变。坠积性肺炎（hypostatic pneumonia）是指年老体弱或长期卧床患者由于长时间保持相同的位置而发生的一种肺炎，这种情况下，支气管分泌物往往在肺部一个区域内聚集，从而增加了感染的易感性。

（二）危险因素

肺部感染常见的危险因素包括宿主因素、卧床、误吸、医疗护理操作相关因素等方面。同时存在多种危险因素的患者应警惕肺部感染的发生。

1. 宿主因素

（1）年龄 > 70 岁。

（2）吸烟；长期酗酒或营养不良。

（3）基础疾病：包括患有慢性肺部疾病，如慢性阻塞性肺疾病、支气管扩张、陈旧性肺结核、肺间质纤维化，以及近期呼吸道感染；患有其他疾病，如恶性肿瘤、免疫功能低下、糖尿病、慢性心肾功能不全、慢性肝脏疾病、神经肌肉疾病等。

2. 卧床时间　卧床时间越长，肺部感染发生风险越高。

3. 误吸相关因素　吞咽功能障碍、胃食管反流、胃排空延迟、意识障碍、精神状态异常、牙周疾病或口腔卫生状况差等。

4. 医疗护理操作相关因素

（1）侵入性操作：包括吸痰、留置胃管、侵入性纤维支气管镜检查、气管插管或切开等。

（2）呼吸支持设备使用不当：如气管插管气囊压力不足、未实施声门下分泌物吸引、呼吸机管路污染、呼吸机管路内的冷凝水流向患者气道。

（3）医护人员的手或呼吸治疗设备污染。

5. 其他医源性因素

（1）长期住院。

（2）药物应用：如既往不合理应用抗生素导致细菌耐药性增强；使用糖皮质激素、细胞毒性药物和免疫抑制剂、H_2- 受体拮抗剂和制酸剂；大量使用镇静剂和麻醉剂，对咳嗽反射过度抑制。

（3）环境因素：居室通风不良、空气污浊等，季节及气候变化。

二、诊断

（一）症状

肺炎的症状变化较大，可轻可重，决定于病原体和宿主的状态，常见症状为咳嗽、咳痰，或原有的呼吸道症状加重，并出现脓性痰或血性痰，伴或不伴胸痛。肺炎病变范围大者可有呼吸困难、呼吸窘迫等症状。大多数患者有发热，伴或不伴寒战；全身症状表现为疲劳、头痛、肌痛等。

老年患者临床表现不典型，有时仅表现为食欲缺乏、尿失禁、体力下降、精神状态异常。而发热、咳嗽、白细胞计数增多或中性粒细胞比例增高等典型肺炎表现不明显，容易被漏诊和误诊。

（二）体征

早期肺部体征无明显异常。肺实变时有典型的体征，如病变区叩诊呈浊音、语颤增强和支气管呼吸音等，也可闻及湿啰音。重症者可有呼吸频率增快，鼻翼扇动，发绀。

（三）辅助检查

1. **血常规**　细菌性肺炎可见血白细胞计数增多和中性粒细胞比例增高，并有核左移，或细胞内见中毒颗粒。年老体弱、免疫功能低下者白细胞计数可不增多。

2. **胸部 X 线检查**　以肺泡浸润为主，呈肺叶、肺段分布的炎性浸润影，或呈片状或条索状影，密度不均匀，沿支气管分布，另外，也可见两肺弥漫性浸润影，伴空洞或大疱。

3. **病原体检查**　明确病原体有助于临床治疗。最常用的病原学检测方法是痰涂片镜检及痰培养。

三、治疗

肺部感染最主要的治疗方法为抗感染治疗，一旦怀疑为肺炎即应马上给予首剂抗生素，越早治疗预后越好。最好根据病原学的培养结果以及药物敏感试验结果，选择体外试验敏感的抗生素。此外，还应根据患者的年龄、有无基础疾病、是否有误吸、住院时间长短和肺炎的严重程度等，选择抗生素和给药途径。抗感染治疗一般可于热退 2～3 天且主要呼吸道症状明显改善后停药。除此之外，中、重症患者给予补液、保持水电解质平衡、营养支持以及物理治疗等辅助治疗也十分必要。其他的辅助治疗措施包括应用糖皮质激素、体位引流、雾化吸入等。

四、预防

（一）一般预防措施

1. 每日监测患者生命体征、意识状态等变化。

2. 观察患者咳嗽、咳痰情况，肺部听诊呼吸音情况，了解影像学检查结果。

3. 保持病室内温湿度适宜，每日通风两次，每次 20 ~ 30 分钟。空气温度保持在 18 ~ 24℃，相对湿度保持在 50% ~ 60%。避免受凉，特别是秋冬换季时间注意加强保暖。

4. 根据患者病情选择适当饮食，如无禁忌，可给予清淡、易消化的高蛋白、高维生素、足够热量的饮食，嘱患者多饮水，一般每日饮水 1 500ml以上。

5. 病情允许的情况下，鼓励患者早期下床活动，深呼吸并有效咳嗽。

6. 术前、术后评估患者疼痛发生的时间、部位、程度、持续时间，对活动、睡眠、饮食等影响，教会患者应用非药物镇痛措施，遵医嘱给予按时镇痛及个体化镇痛。

7. 长期卧床、咳痰无力的患者可采用叩背、体位引流等措施促进排痰。

（二）误吸相关预防措施

1. 在病情允许及鼻饲过程中，保持患者处于半卧位（床头抬高 30° ~ 45°）。

2. 评估经口进食患者的吞咽功能。保持口腔清洁，清醒患者每天至少刷牙两次。

3. 留置胃管时，定期（普通患者 1 天 1 次，危重患者每 4 小时 1 次，鼻饲前应及时评估）评估患者胃管的位置，听诊肠鸣音，调整喂养的速度和量。

4. 患者在出现躁动、剧烈咳嗽、无创正压通气、体位变动等情况时，发生误吸的风险增加，护理人员应高度警惕。

（三）医疗护理操作相关预防措施

1. 严格执行消毒隔离管理制度。保持物品的安全有效，定期更换并做好消毒处理。限制探视和人员流动，尽可能实行无陪护管理。

2. 严格执行无菌操作，在吸痰、口腔护理等操作时应严格遵循无菌原则。

3. 加强医护人员及其他人员的手卫生。在进行各种操作前后，要按七步洗手法洗手。

（四）肺康复措施

肺康复是以循证医学为基础，结合多学科，为患者设计的个体化综合性干预方案。其作用如下：提高呼吸系统对手术和麻醉的耐受性；提高有效通气，改善肺功能；减少或避免术后肺部并发症的发生。

1. 无禁忌时床头抬高 30～45°，患者不耐受或治疗、护理需要时放平。

2. 择期手术患者至少术前 1 个月开始戒烟；急诊入院患者即时开始戒烟。

3. 高龄、有症状的慢性肺损害的患者给予氧疗，维持 PO_2 60mmHg 以上。

4. 高危人群术前 2 周开始围手术期呼吸训练和促进有效排痰。

（1）缩唇呼吸训练：是指吸气时用鼻子，呼气时嘴呈缩唇状施加一些抵抗，慢慢呼气的方法。可帮助控制呼吸频率，使更多的气体进入肺部，减少呼吸功耗。缩唇呼吸训练时注意告知患者呼气时必须被动放松，避免腹肌收缩；告知患者如练习过程中出现任何不适，及时通知医护人员。

（2）腹式呼吸训练：是指吸气时让腹部凸起，呼气时腹部凹陷的呼吸法，主要是靠腹肌和膈肌收缩来进行。其关键在于协调膈肌和腹肌在呼吸运动中的活动。腹式呼吸注意呼气应缓慢、均匀，避免用力呼气或呼气过长，以免发生喘息、憋气、支气管痉挛。告知患者如有呼吸困难、胸闷或憋气等不适症状时，及时通知医护人员。

（3）呼吸功能训练仪训练：呼吸功能锻炼仪由呼吸训练器及吸气软管组成，使用时将呼吸训练器与吸气软管连接，一手或双手托呼吸训练器，先深呼一口气，然后用口含住吸气软管，慢慢吸气，呼吸训练器中的白色活塞可随吸气而缓慢提升，白色活塞顶部升到目标刻度后，保持吸气状态停顿 5～10 秒，待白色活塞下降至底部，松开吸管，平静呼气。白天每 2 小时锻炼 1 次，每次 5～10 分钟。

（4）骨骼肌训练：扩胸运动是患者双上肢向外扩张胸部，以胸部内侧的肌肉为中心展开训练，配合呼吸肌运动进行。骨骼肌静息性训练包括股四头肌收缩训练，每天 3 次，每次 4～5 回合。骨骼肌训练能提高呼吸效率，增强患者四肢肌肉力量，改善骨骼肌功能障碍。

（5）有效咳嗽：是指能够帮助过多支气管分泌物排出气道的咳嗽方法，在不加重病情或增加支气管痉挛的前提下，增加分泌物清除效率。患者深吸一口气，吸气末屏气 1 秒，用爆发力连续咳嗽 2～3 次，每天 3～4 次。有心脑血管疾病及动脉瘤等不适宜剧烈咳嗽的患者避免用力咳嗽。

（五）健康教育

1. 讲解预防肺部感染的目的、意义。

2. 讲解预防肺部感染的自我病情观察、预防措施，教会患者进行围手术期呼吸训练和促进有效排痰的方法。

五、护理

患者一旦确诊为肺部感染，护士应从病情观察、一般护理、症状护理、用药护理、排痰护理等方面为患者提供相应的护理措施，以促进患者机体的恢复。

（一）病情观察

1. **一般状态**　观察意识是否清醒，有无烦躁、嗜睡、反复惊厥、表情淡漠等；观察有无急性病容，鼻翼扇动；观察有无生命体征异常，如血压下降、体温升高或下降、血氧饱和度降低等。

2. **咳嗽、咳痰**　评估咳嗽发生的性质、出现及持续时间、有无咳嗽无效或不能咳嗽。评估痰的颜色、性质、量、气味和有无肉眼可见的异物等。正确收集痰标本，及时送检。

3. **体位与皮肤、黏膜**　观察有无面颊绯红、口唇发绀等缺氧表现，是否有强迫体位，如端坐呼吸。

4. **胸部症状和体征**　观察有无三凹征，有无呼吸频率、节律异常；观察有无胸部压痛、有无叩诊实音或浊音，有无肺泡呼吸音减弱或消失、异常支气管呼吸音、干湿啰音、胸膜摩擦音等。

5. **液体出入量**　必要时遵医嘱准确记录出入液体量，尤其是尿量的变化。

6. **血常规**　观察有无白细胞计数增多、中性粒细胞核左移、淋巴细胞比例升高。年老体弱、酗酒、免疫功能低下者白细胞计数可不增高，但中性粒细胞比例仍高。

7. **辅助检查**　通过胸部 X 线检查了解有无肺纹理增粗、炎性浸润阴影等。病原学检查包括痰涂片镜检、痰培养以及胸腔积液细菌培养。还可行血清学检查（包括降钙素、C 反应蛋白等指标）、抗原抗体检查等。

（二）一般护理

有明显症状患者应卧床休息，以减少组织的氧耗，促进机体组织恢复，症状缓解后逐渐增加机体活动量，以活动后不感心悸、气急、劳累为原则。

特殊肺部感染（结核分枝杆菌感染、多重耐药菌感染等）发生后，应按照医院要求采取相应的措施，同时上报医院相关部门。多重耐药菌感染的患者需采取特殊的消毒隔离措施。其他内容参见预防护理中的一般预防措施。

（三）症状护理

1. **发热** 高热时可进行物理降温，如酒精擦浴、冰袋（冰帽）冷敷等，或遵医嘱给予退热药物降温。在降温过程中注意观察体温和出汗情况，过度出汗应及时补充水分以防脱水。协助大量出汗的患者进行温水擦浴，及时更换衣服和被褥。注意保持皮肤清洁、干燥。

2. **咳嗽、咳痰** 根据患者具体情况，加强患者的肺部护理，进行胸部物理治疗，帮助患者咳嗽、排痰。

3. **呼吸困难** 有低氧血症的患者遵医嘱给予氧气吸入，以提高血氧饱和度，纠正缺氧，改善呼吸困难。

4. **胸痛** 评估疼痛的部位、性质和程度等。患者胸痛常随呼吸、咳嗽而加重，可采取患侧卧位，必要时遵医嘱予镇痛药。

（四）用药护理

抗感染治疗是肺部感染的最主要治疗环节，遵医嘱给予抗生素、抗病毒药、激素、止咳、化痰等药物，注意观察药物的疗效和不良反应。抗感染治疗后 48～72 小时应对病情进行评价，治疗有效的表现为体温下降、症状改善、白细胞水平逐渐降低或恢复正常，而胸部 X 线片病灶吸收较迟。

（五）排痰护理

促进排痰常用的方法包括吸痰法、雾化吸入、有效咳嗽、胸部叩击等，根据患者病情和医嘱实施相应的措施。实施时应注意在床旁备吸引装置，避免痰液过多引起患者窒息。实施的注意事项如下：

1. **吸痰法** 吸痰法指经口腔、鼻腔、人工气道（气管切开术）将呼吸道的分泌物吸出，以保持呼吸道通畅的一种方法。气管内吸痰应按需进行。气管内吸痰前不建议常规使用生理盐水滴注。吸痰装置及密闭式吸痰管无需每日更换，破损或污染时则应及时更换。

2. **雾化吸入** 雾化吸入的类型包括高流量氧气雾化、超声雾化、空气压缩泵等多种方法。目前常用的雾化类型包括氧气雾化、超声雾化等，雾化吸入最好选择餐前或者饭后半小时后进行雾化，防止气雾刺激，引起呕吐。呼吸道分泌物过多时，先让患者咳嗽、咳痰，必要时吸痰清理呼吸道再行雾化。无论是使用面罩或是吹嘴，都要求患者用嘴呼吸，缓慢吸气，间断性深呼吸。

3. **胸部叩击** 胸部叩击是一种借助叩击所产生的震动和重力作用，使滞留在气道内的分泌物松动，并移行到中心气道，最后通过咳嗽排出体外的方法。根据患者体型、营养状况、耐受能力、合理选择叩击方式、时间和频率。操作过程中密切观察患者意识及生命体征变化。不可在裸露的皮肤上叩击，叩击时避开乳房、心脏和骨隆突（脊椎、胸骨、肩胛骨）部位。

4. 腹部冲击法　如患者咳嗽无力，痰液在大气道内无法排出时，使用腹部冲击法排痰：护士将一手置于胸骨上轻度加压，另一手置于上腹部，嘱患者深吸气，在呼气末准备咳嗽时，用手掌快速向内、向上冲击上腹部，使膈肌上升，增加肺内压，促进痰液排出。

（六）健康教育

1. 解释并发肺部感染的可能原因，鼓励患者积极配合各项治疗和护理。
2. 教会患者进行自我病情观察及出现症状、体征时如何照护。
3. 讲解肺部感染的治疗、护理内容，包括药物的作用、不良反应等。
4. 教会患者进行围手术期呼吸训练和促进有效排痰。

（黄天雯）

第二节　下肢深静脉血栓的预防及护理

一、概述

深静脉血栓（deep vein thrombosis，DVT）好发于下肢，是老年髋部骨折围手术期常见且风险极高的并发症。DVT 发病隐匿，具有高发生率、高致残率、高病死率、低确诊率的特点，在形成的急性阶段若不及时诊断和处理，一些患者可因血栓脱落造成肺栓塞，是临床猝死的常见原因之一。有文献报道，在未采取预防血栓治疗的情况下，髋部骨折后 DVT 发生率可高达50%。在 DVT 患者中，肺栓塞所致死亡率高达 5%～10%，而大多数 DVT患者并无临床症状。《中国骨科大手术静脉血栓栓塞症预防指南》中指出，对骨科大手术患者施以有效的抗凝预防措施，不仅可以降低静脉血栓栓塞症的发生率、死亡率，还可以减轻患者痛苦，降低医疗费用。因此对老年髋部骨折患者 DVT 发病的预防管理显得尤为重要，应做好血栓风险评估，明确危险因素，掌握筛查流程，积极采取有效的预防和护理措施，最大限度地保障患者安全，提高治疗效果，促进患者康复。

（一）相关定义

1. 静脉血栓栓塞症（venous thromboembolism，VTE）　指包括深静脉血栓形成（deep venous thrombosis，DVT）和肺血栓栓塞症（pulmonary thromboembolism，PTE）在内的一组血栓栓塞性疾病，是遗传、环境及行为等多种危险因素共同作用的全身性疾病。

2. 深静脉血栓形成　指血液在深静脉管腔内异常凝结，导致静脉回流障碍性疾病，好发于髂静脉、股静脉、腘静脉、肌间静脉等，以局部疼痛、压痛和水肿为特征，约占 VTE 的 2/3。发生于腘静脉以上部位的近端 DVT 是肺栓塞栓子的重要来源。

3. 肺血栓栓塞症　指来自静脉系统或右心的血栓阻塞肺动脉或其分支致肺循环和呼吸功能障碍，常表现为呼吸困难、胸痛、咳嗽、胸闷。严重者可发生咯血、低血压、休克，甚至猝死。

（二）危险因素

静脉血栓形成原因主要包括三个方面因素：静脉内膜损伤、静脉血流淤滞以及血液高凝状态。与脆性骨折相关的危险因素较多，脆性骨折尤其是髋部骨折患者均为高危人群。

1. 易造成静脉内膜损伤的因素　脆性骨折患者包括创伤、手术、反复静脉穿刺等。

2. 易造成静脉血流淤滞的因素　包括长期卧床、术中应用止血带、制动、既往 VTE 病史等。

3. 易导致血液高凝状态的因素　包括高龄、肥胖、全身麻醉等。

二、诊断

（一）筛查

骨科创伤患者发生 DVT 的危险期始于受伤即刻，伤后即刻至 24 小时的 DVT 发生率已超过 35%，故对老年髋部骨折患者应该高度重视，入院后立刻进行血栓筛查，积极采取预防措施防止 DVT 发生。血栓筛查方法包括评估量表、影像学检查、实验室检查。

1. 评估量表的应用

（1）RAPT 血栓风险因素评估表：医护人员在患者入院时、手术前、有创诊疗操作前、手术后均需对其进行静脉血栓栓塞症的风险评估。RAPT 评分（表 7-2-1）是主要用于创伤外科静脉血栓栓塞症的风险评估量表，可以作为老年髋部骨折患者 DVT 风险评估的有效指标之一。RAPT ≤ 5 分为低风险，DVT 发生率为 3.6%；5～14 分为中等风险，DVT 发生率为 16.1%；> 14 分为高风险，DVT 发生率为 40.7%。

表 7-2-1　RAPT 血栓风险因素评估

项目	得分	项目	得分
病史		创伤程度	
肥胖	2	胸部 AIS > 2	2
恶性肿瘤	2	腹部 AIS > 2	2
凝血异常	2	头部 AIS > 2	2
VTE 病史	3	脊柱骨折	3
医源性损伤		GCS < 8 分持续 4h 以上	3
中心静脉导管 > 24h	2	下肢复杂骨折	4
24h 内输血 > 4 单位	2	骨盆骨折	4
手术时间 > 2h	2	脊柱损伤（截瘫、四肢瘫等）	4
修复或结扎大血管	3	年龄	
		40 ~ 60 岁	2
		60 ~ 75 岁	3
		> 75 岁	4

注：简明损伤定级，单发伤编码定级的方法：AIS 将人体划分为头、面、颈、胸、腹和盆腔、颈椎、胸椎、腰椎、上肢、下肢、体表等 11 个部位，损伤程度从轻度、中度、较重、重度、危重、极重（不可治）分别可评为 1 分、2 分、3 分、4 分、5 分、6 分。格拉斯昏迷评分（GCS）方法用于评定患者（如头部外伤）的神经功能状态，包括睁眼、语言及运动反应，三者相加表示意识障碍程度，最高 15 分，表示意识清醒；8 分以下为昏迷；最低 3 分，分数越低表明意识障碍越严重，脑死亡或预后极差。

（2）Caprini 血栓风险因素评估表（表 7-2-2）：适用于内科和外科住院患者 VTE 的风险评估，评分 0 ~ 1 分为低危，评分 2 分为中危，评分 3 ~ 4 分为高危，评分 > 5 分为极高危。血栓风险等级与预防措施见表 7-2-3。

表 7-2-2　Caprini 血栓风险因素评估表

A1 每个危险因素 1 分	B 每个危险因素 2 分
○年龄 40 ~ 59 岁	○年龄 60 ~ 74 岁
○计划小手术	○大手术（< 60min）*
○近期大手术	○腹腔镜手术（> 60min）*

续表

A1 每个危险因素 1 分	B 每个危险因素 2 分
○肥胖（BMI > 30kg/m²）	○关节镜手术（ > 60min)*
○卧床的内科患者	○既往恶性肿瘤
○炎症性肠病史	○肥胖（BMI > 40kg/m²）
○下肢水肿	
○静脉曲张	**C 每个危险因素 3 分**
○严重的肺部疾病,含肺炎（1 个月内）	○年龄 ≥ 75 岁
○肺功能异常（慢性阻塞性肺病症）	○大手术持续 2 ~ 3h*
○急性心肌梗死（1 个月内）	○肥胖（BMI > 50kg/m²）
○充血性心力衰竭（1 个月内）	○浅静脉、深静脉血栓或肺栓塞病史
○败血症（1 个月内）	○血栓家族史
○输血（1 个月内）	○现患恶性肿瘤或接受化疗
○下肢石膏或支具固定	○肝素引起的血小板减少
○中心静脉置管	○未列出的先天或后天血栓形成
○其他高危因素	○抗心磷脂抗体阳性
	○凝血酶原 20210A 阳性
	○因子 Vleiden 阳性
	○狼疮抗凝物阳性
	○血清同型半胱氨酸酶升高

A2 仅针对女性(每项 1 分)	D 每个危险因素 5 分
○口服避孕药或激素替代治疗	○脑卒中（1 个月内）
○妊娠期或产褥期（1 个月）	○急性脊髓损伤(瘫痪)（1 个月内）
○原因不明的死胎史,复发性自然流产（≥ 3 次),由于毒血症或发育受限原因早产	○选择性下肢关节置换术
	○髋关节、骨盆或下肢骨折
	○多发性创伤
	○大手术（超过 3h)*

注：①每个危险因素的权重取决于引起血栓事件的可能性。如癌症的评分是 3 分,卧床的评分是 1 分,前者比后者更易引起血栓。② * 只能选择一个手术因素。

表 7-2-3　VTE 的预防方案（Caprini 评分）

风险等级	分值	预防措施
低危	0~1 分	基本预防, 物理预防
中危	2 分	基本预防 + 药物预防 + 物理预防
高危	3~4 分	基本预防 + 药物预防 + 物理预防
极高危	≥ 5 分	基本预防 + 药物预防 + 物理预防

2. 筛查流程见图 7-2-1。

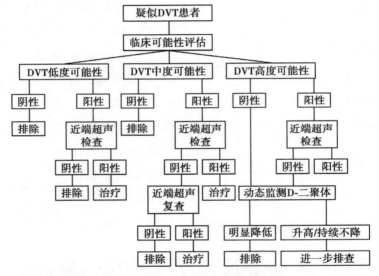

图 7-2-1　创伤患者 VTE 筛查流程

（二）症状

多数下肢深静脉血栓形成患者早期无明显症状，容易被忽视。有症状的患者，主要表现为患肢肿胀、疼痛，部分患者还会出现皮温升高、皮肤颜色改变等。

1. **患肢肿胀**　是下肢深静脉血栓形成后最主要、最常见的症状，患肢组织张力高，呈凹陷性水肿。肿胀大多在起病后两三天最重，可持续数周或数月，活动后加重，抬高患肢可减轻。

2. **疼痛**　疼痛是最早出现的症状，多出现在小腿腓肠肌、大腿或腹股沟等区域。疼痛程度依血栓形成范围、炎症反应轻重和个体对疼痛的敏感度不同而存在差异。

3. **全身反应** 包括体温升高、脉率增快、白细胞计数增多等。严重的DVT患者可能出现股白肿甚至股青肿。

（三）体征

1. **Homans 征阳性** 小腿腓肠肌压痛又称 Homans 征阳性。将足向背侧急剧弯曲时，可引起小腿肌肉深部疼痛。

2. **Luke 征阳性** 前后位挤压小腿时疼痛加剧。由于挤压小腿时有使血栓脱落的危险，故在检查患者有无压痛时用力不宜过大。

3. **测量双下肢腿围不等长** 分别测量大腿、小腿腿围，与之前的测量值进行对比。大腿腿围在髌骨上缘向上 15cm 位置，小腿腿围在胫骨结节（髌骨下最明显骨凸处）下 10cm 位置测量。在相应测量位置做标记。

（四）辅助检查

1. **动态观察血浆 D- 二聚体测定的数值** 阴性可排除发生 VTE 的可能性，阳性对 VTE 的确诊价值不高，建议进一步行影像学检查后确诊。

2. **影像学检查** 包括静脉超声检查、静脉造影、CT 静脉成像、MRI 静脉成像，其中静脉造影是诊断 DVT 的金标准。

三、治疗

治疗方法可分为非手术治疗和手术取栓、下腔静脉滤器置入，根据病变类型和实际病期而定。

1. **非手术治疗**

（1）一般处理：卧床休息、抬高患肢。

（2）抗凝治疗：抗凝药物具有降低机体血凝的功能，可预防血栓形成，利于静脉再通。通常先用低分子肝素静脉或皮下注射，达到低凝状态后用维生素 K 拮抗剂（如华法林）口服。

（3）溶栓治疗：静脉滴注链激酶、尿激酶等，能激活血浆中的纤溶酶原成为纤溶酶，溶解血栓。进行溶栓治疗时对穿刺部位、伤口处要加压包扎，减少出血。

2. **手术疗法**

（1）取栓术：手术方法是采用导管取栓术或经导管侧孔持续注入溶栓药物，术后辅用抗凝等治疗，防止再发。

（2）下腔静脉滤器置入术：是为预防下腔静脉系统栓子脱落引起的肺动

脉栓塞而设计的一种装置。

四、预防

老年髋部骨折患者需常规进行静脉血栓预防，根据 VTE 危险度评分情况选择预防措施，包括基础预防、物理预防、药物预防。低风险患者采取基础预防；中等风险患者排除出血风险，无抗凝及物理预防禁忌，采取基础预防 + 物理预防 + 药物预防；高风险患者排除出血风险，无抗凝及物理预防禁忌，采取基础预防 + 物理预防 + 药物预防，药物预防延长至 35 天。

（一）基础预防

1. 体位护理　抬高患肢 20° ~ 30°，促进静脉回流。避免在膝下垫硬枕和过度屈髋，不要用过紧的腰带或穿着紧身衣物影响静脉回流，避免下肢行静脉穿刺。

2. 饮食护理　鼓励患者进食低脂、粗纤维及维生素含量较高的食物，保持大便通畅。围手术期适当补液，多饮水，病情允许的情况下，每日 2 000ml 以上。

3. 功能锻炼　正确指导和鼓励患者床上活动，如踝泵运动、股四头肌功能锻炼，勤翻身。病情允许时鼓励患者尽早离床活动，多做深呼吸和咳嗽动作。

（二）物理预防

主要包括穿抗血栓梯度压力袜、足底静脉泵、间歇充气加压装置，其均可促进下肢静脉血液回流、减轻淤血和水肿，是预防 DVT 发生的重要措施。但单独的物理预防方法不能替代药物预防。对于高危出血风险的患者，经医生判断出血风险降低后，仍建议与药物预防联合应用。对一侧肢体已发生 DVT 且不宜实施物理预防措施的患者，可在健侧肢体实施预防，实施前宜常规筛查禁忌证。

（三）药物预防

充分评估患者的血栓风险和出血风险利弊，合理选择抗凝药物。抗凝药物包括新型口服抗凝药（如 Xa 因子和 IIa 直接抑制剂等）及肠外抗凝剂（低分子肝素、磺达肝癸钠等）。伴有活动性出血、凝血功能障碍、颅脑外伤等患者禁用。抗凝治疗期间的重点关注事项如下：

1. 关注重点时段　关注发生深静脉血栓的重点时段。老年髋部骨折患者深静脉血栓的高发期是伤后即刻至 24 小时、手术后 12 ~ 24 小时，这两个阶段并没有明显的深静脉血栓的临床表现，但后果严重，因此应该在此时段充分做好预防措施。

2. 关注重点指标 关注血栓与出血的指标。血栓预防应尽早进行，而术后初级血小板血栓形成稳定血凝块的时间约为 8 小时。因此，越早进行药物预防发生出血的风险也就越高，定期监测凝血功能、血常规是安全药物预防的保障。

（1）术前：在抗凝治疗的过程中，动态观察血浆 D- 二聚体的变化，观察肢体远端皮肤温度、色泽、感觉、动脉搏动情况及肿胀程度，物理预防的准确性及患者药物预防的依从性，观察用药效果。及时提醒医生复查凝血功能，下肢血管超声。根据治疗的进展，手术前须进行 VTE 的风险评估，术前 1 天停用抗凝药。

（2）术后：患者在术后麻醉条件和病情允许的情况下，应尽早开始早期床上功能锻炼。提醒医生复查凝血功能，动态观察血浆 D- 二聚体的变化，观察伤口渗血情况及引流液的量，重视患者除伤口以外的肢体疼痛情况，观察肢体肿胀变化，如有异常及时通知医生。手术后再次进行 VTE 的风险评估，术后 8 小时开始使用抗凝药。

（3）出院：出院前再次向患者强调 DVT 预防的重要性，学会自我评估与症状监测，掌握使用抗凝药物的注意事项及观察要点，加强肢体功能锻炼，定期复查。

3. 关注重点环节

（1）开展"医护一体化"合作模式：在深静脉血栓的防治过程中，护理人员要与医生充分沟通，掌握患者病情动态及诊治计划，及时评估患者发生深静脉血栓的高危性，保障相应措施的执行。及时将在临床上观察到的情况反馈给医生，便于医生全面掌握病情、制订合理的治疗方案。

（2）建立良好的护患合作模式：让每一位患者及家属了解深静脉血栓、肺栓塞造成的危害，让患者和家属在思想上高度重视，主动配合各项医疗、护理行为，积极进行功能锻炼，加强服药的依从性，最大限度地降低发生深静脉血栓的风险。

五、护理

患者一旦确诊下肢深静脉血栓形成，护士应采取全面有效的护理措施，使患者安全地度过急性期，避免出现出血等并发症。

（一）急性期的护理

1. 评估病情 密切观察患者生命体征，必要时吸氧、监测动脉血气。

观察患肢皮肤温度、色泽、感觉、动脉搏动情况，定时、定位测量腿围。

2. 体位护理　绝对卧床休息，尽量采取仰卧位，患肢制动，抬高患肢，促进静脉回流并降低静脉压，以减轻疼痛与水肿。

3. 禁忌行为　禁止给予患者热敷和按摩，以免导致血栓脱落，引发严重后果，甚至引发肺栓塞而猝死。避免因变换体位等原因导致血栓脱落引起肺栓塞。

4. 饮食指导　进食清淡饮食，适量多饮水，戒烟。保持大便通畅，避免排便用力导致血栓脱落引起肺栓塞。

5. 心理护理　指导患者保持情绪稳定，避免患者因情绪激动等原因而引起病情加重。

6. 用药护理　遵医嘱使用抗凝药物，相关注意事项同药物预防护理。

7. 健康教育　解释发生 DVT 的可能原因，指导患者如何进行自我病情观察及自我照护，指导患者坚持抗凝治疗。告知患者及家属如发生呼吸困难、胸痛等症状应立即通知医护人员。

（二）肺栓塞的观察处理

1. 患者突然出现呼吸困难、胸痛、咳嗽、咯血、恐惧感等症状时，需高度警惕发生肺栓塞的可能。

2. 立即报告医生，明确诊断后立即施行溶栓治疗。

3. 给予支持性护理，包括生命体征监护、高流量吸氧、建立静脉通路等，适当镇静、镇痛，避免翻身、搬动、叩背及剧烈咳嗽。

4. 对于心搏骤停患者，立即行胸外心脏按压，配合抢救。

（高远　郝德慧　刘明丽）

第三节　尿路感染的预防及护理

一、概述

尿路感染是骨质疏松性骨折患者最容易并发的感染性疾病之一，发生率为 2%～52%。高龄、女性、免疫力低下、留置尿管者为尿路感染的高危人群。随着年龄的增长，老年人生理功能减退，机体防御能力下降，且常合并糖尿病等慢性疾病，因此易发生尿路感染。女性在绝经后，随着雌激素分泌减少，泌尿生殖器官萎缩、松弛，使尿路上行感染的概率增加。老年人急性尿路感染后，病原体可通过血行感染引起菌血症和败血症，导致感染性休克；慢性尿路感染还可引起肾实质损伤、肾功能障碍，导致死亡率增高、治疗费用增加、住院时间延长。反复尿路感染和抗生素应用还可导致机体耐药菌增多。

（一）相关定义

1. 尿路感染（urinary tract infection，UTI）　又称泌尿系统感染，指病原菌在泌尿系统中生长繁殖，并侵犯了尿道上皮细胞或组织所产生的炎症性疾病。根据感染部位不同可将尿路感染分为上尿路感染（主要指肾盂肾炎）和下尿路感染（主要指膀胱炎和尿道炎），二者也可同时受累；根据有无临床症状可分为有症状性尿路感染和无症状性尿路感染。

2. 导尿管相关性尿路感染（catheter-associated urinary tract infection，CAUTI）　指留置导尿管或者拔除导尿管 48 小时内发生的泌尿系统感染，是最常见的医疗护理相关性感染。导管置入后，每日发生菌尿的概率增加 3%～10%，30 天后可达 100%。

（二）危险因素

评估危险因素，筛查出易感人群，加强预防，对减少尿路感染的发生具有重要意义。脆性骨折患者常见的危险因素主要如下：

1. 性别和年龄　女性尿道短而宽，且距离肛门较近，开口于阴唇下方，是女性容易发生尿路感染的重要因素。包皮、包茎过长是男性尿路感染的诱发因素。脆性骨折患者均为老年人，由于免疫力低下、激素改变、患病卧床等原因，在外来细菌的侵袭下极易发生尿路感染。

2. 尿路梗阻因素　任何阻碍尿液自由流出的因素，如男性前列腺增生等疾病可导致尿液蓄积，细菌不易被及时冲刷出尿道，进而在局部大量繁殖导致感染发生。

3. 医源性因素　某些侵入性操作（如导尿、留置导尿管、输尿管镜检查等）可造成膀胱、尿道黏膜的损伤、水肿与不适，并可将前尿道或尿道口的细菌带入膀胱或上尿路，所用物品或设备被污染，操作中违反无菌原则等均可导致尿路感染。

4. 机体免疫力低下　因脆性骨折老年人常合并有慢性疾病，如糖尿病、慢性肾脏疾病等，另外长期使用肾上腺糖皮质激素类药物、近期应用抗生素和营养不良等，均可导致机体免疫力低下而造成尿路感染。

5. 不良生活习惯和方式　个人卫生习惯不良，入院前有抽烟、酗酒、饮水少、憋尿等不良习惯，均可增加尿路感染的风险。

二、诊断

（一）症状

上尿路感染时，患者可出现寒战、高热及肾区不适、疼痛。下尿路感染主要表现为典型的尿路刺激症状（尿频、尿急、尿痛）和下腹部疼痛，尿液常浑浊伴异味，一般无明显的全身感染症状。老年人症状往往不典型，可表现出全身感染症状，或直接导致、加重感染性休克。有 20%~50% 患者表现为无症状性菌尿。泌尿生殖道结构和功能异常，或者存在其他易发感染的原发病时，可出现复杂的临床症状。

（二）体征

体格检查常有肋脊痛及输尿管点压痛，肾区压痛和叩痛。

（三）辅助检查

引起尿路感染的病原微生物主要为细菌，其中以大肠埃希菌最为常见，是单纯性尿路感染、无症状性尿路感染的主要致病菌。导尿管相关性尿路感染的致病菌多为肠球菌、白色念珠菌、克雷伯菌、铜绿假单胞菌等。支原体、衣原体、病毒、寄生虫等也可导致尿路感染。微生物一般通过外源性途径从尿道口或尿道内上行侵入泌尿系统引起感染，也可通过内源性途径，如血行、淋巴道的扩散或邻近组织感染的直接蔓延。长期留置尿管者，病原菌可在导管和引流系统表面形成生物膜，难以清除。

可疑或已发生尿路感染时，需进行尿常规、尿液微生物培养等进一步检查诊断。

1. 尿生化检查　正常尿液为清澈、透明的淡黄色液。发生尿路感染时，尿液外观一般浑浊伴腐败味，40%~60% 急性尿路感染的患者会出现镜下血尿，甚至肉眼血尿。尿白细胞增多，未离心新鲜尿液白细胞 ≥ 10 个 /μl 或离心尿液白细胞 ≥ 5 个 / 高倍视野。

2. 尿培养　尿液微生物培养是诊断尿路感染最可靠的指标。尿路感染的诊断标准为尿液样本中分离出单一菌种细菌计数 ≥ 10^5CFU/ml。无症状尿路感染需连续 2 次清洁中段尿培养的细菌菌落计数均 ≥ 10^5CFU/ml，且为相同菌种。尿细菌计数在 10^3~10^5CFU/ml 为可疑阳性，需复查并根据标本留取方式进行分析；尿细菌计数 < 10^3CFU/ml 一般为标本污染所致。

3. 其他　泌尿系超声、静脉肾盂造影、泌尿系 CT 或磁共振等可协助诊断。

三、治疗

1. **一般治疗**　急性期注意休息，多饮水，勤排尿。膀胱刺激征和血尿明显者，可遵医嘱口服碳酸氢钠片以碱化尿液、缓解症状。反复发作者，应积极寻找病因，及时去除诱发因素。

2. **抗菌治疗**　依据感染性质和药敏试验有针对性地用药是治疗尿路感染的关键。无症状菌尿一般不需抗生素治疗。根据尿培养和药敏试验结果正确、合理地进行抗生素治疗，重度感染者根据医嘱进行膀胱冲洗。使用抗生素治疗期间，注意监测是否产生耐药菌。

四、预防

1. **病情观察与评估**　评估脆性骨折患者发生尿路感染的危险因素；每日评估患者的排尿情况，包括排尿次数、尿量及尿液性状，有无尿急、尿痛及其严重程度，有无排尿困难、下腹部不适等。如有留置尿管者，评估尿管留置的时间，及时查看患者实验室检查结果。

2. **基础护理**

（1）保持外阴及肛周清洁，每日用清水清洗会阴部；尤其女性患者，尽量选择冲淋的方法，避免使用盆浴。男性应注意彻底清洗包皮内部和冠状沟。

（2）穿着宽松、透气的衣裤，避免潮湿，勤更换内裤。

（3）养成定时或及时排尿的习惯，避免憋尿。

（4）卧床患者需经常变换体位，促进尿液及沉渣排空。

3. **饮食护理**　如病情允许，鼓励患者白天多饮水、勤排尿。饮水量每天达 2 000ml 以上，尽量每 2～3 小时排尿 1 次，维持尿量 1 500～2 000ml/d，以冲刷尿路。入睡前限制饮水，减少夜间尿量，以免影响患者休息。

4. **选择合适的辅助排尿装置**　脆性骨折老年人常见的排尿功能障碍有尿失禁、排尿困难、尿路梗阻、膀胱残余尿增多等。护理过程中应指导患者和家属选择正确的排尿方式，合理使用导尿管和其他辅助排尿装置。

尿失禁者尿液不受自主控制地流出，容易污染尿道口周围环境，增加病原菌上行感染的机会。对于尿失禁患者，不宜常规使用导尿管排尿，以避免增加尿路感染的机会。女患者可用女式尿壶或集尿器紧贴外阴接取尿液；男患者用男式尿壶、集尿器或阴茎套连接集尿袋，接取尿液。使用外用集尿装置过程中，应注意保持引流通畅，避免尿液外漏或潴留在尿道外口；每日清洗、消毒集尿装置，每 4～6 小时清洁尿道口和会阴部皮肤。

使用外用装置收集尿液不成功时，可选择合适的尿垫和尿裤。尿裤应根据患者体重选择适当的型号，尿液达指示线时及时清洗会阴后更换尿裤，保证清洁、干燥。

5. 预防导尿管相关性尿路感染

（1）严格掌握适应证，尽量减少不必要的插管。与脆性骨折患者相关的适应证包括：①急性尿潴留和下尿路梗阻患者；②病情变化，需要准确记录尿量的危重症患者；③围手术期留置尿管；④预计手术持续时间较长，术中大量输液或使用利尿剂；⑤术中需要监测尿量；⑥提高临终期患者的舒适度等。

（2）留置尿管操作过程中的注意事项

1）严格执行手卫生，操作人员需经过专业的操作方法和无菌技术培训。

2）根据患者情况，尽量选择适当型号的导尿管。材质首选硅胶材质，指南不建议常规使用抗菌导管和抗菌润滑剂。

3）操作中严格遵守无菌技术原则。

4）置管动作轻柔，以减少尿道黏膜损伤。

（3）置管期间护理注意事项

1）对尿管进行妥善固定，防止牵拉和移位。保持尿液引流装置密闭、通畅和完整，活动或搬运患者时夹闭引流管，防止尿液逆流。

2）及时放空集尿袋，同时避免集尿袋的出口触碰到收集容器并及时夹闭集尿袋的排尿口；保持集尿袋处于膀胱水平以下，禁止将引流袋置于地面。

3）指南不建议常规定期更换导尿管和引流装置，如出现损坏、感染、阻塞征象时应及时更换。尿管使用时间不应长于说明书推荐的时限。更换尿管和引流装置时，注意遵守无菌技术原则。

4）保持尿道口清洁，指南不建议常规使用消毒剂清洁尿道口。

5）指南不建议常规进行膀胱冲洗；不建议常规应用抗生素预防尿路感染。

6）短期（≤3天）留置尿管患者，可不夹闭导管；长期留置尿管者应按需或定时开放导管，并积极训练膀胱功能，必要时改用间歇导尿术。如发现明显尿液浑浊、絮状物时，应保持尿管开放。

（4）每日评估置管的必要性，一旦病情允许，尽早拔除尿管。手术后，根据麻醉恢复情况，决定拔管时机（表7-3-1）。但老年患者常合并有重要脏器的疾病，或术中出血多者需要观察术后的尿量，一般于次日晨尿量正常即可拔除；另外，老年男性患者多数合并前列腺增生，如果置插尿管困难可延迟拔管时间，同时请泌尿外科会诊给予药物治疗。

表 7-3-1 不同麻醉方式尿管拔管时机的选择

麻醉方式	评估和时机选择
腰麻术后	检查患者臀部及大腿后侧皮肤感觉恢复情况,确定麻醉平面消退至骶 3 以下、膀胱自主排尿功能恢复即可拔管,通常留置尿管时间为 4 ~ 6h
全麻术后	患者清醒,眼轮匝肌可以自主收缩完成眨眼动作,一般术后 2h 内可拔除
区域神经阻滞麻醉术后	如手术中因特殊情况留置尿管,手术结束后即可拔除

五、护理

（一）病情观察

密切观察病情变化，包括患者主诉和症状、生命体征变化、尿液性状变化等，及时发现问题，及时处理。

（二）一般护理

1. 鼓励患者多饮水，勤排尿，以冲洗膀胱和尿道内的病原菌。

2. 有发热等全身感染症状者应卧床休息，观察生命体征、尿液性状变化。如高热持续不退、腰痛加剧、血压下降时，应警惕尿路感染引起的严重肾脏疾病和感染性休克。

3. 每日清洗会阴及尿道口，更换内裤。

4. 膀胱刺激征明显者可遵医嘱口服药物对症治疗。

5. 定期监测尿常规，必要时进行尿培养。留取尿培养标本时应采用最小污染技术从导尿管或尿道口留取清洁中段尿（表 7-3-2）。标本留取方法不当、未及时送检可造成假阳性或假阴性。

6. 耐心做好解释工作，避免患者焦虑。

表 7-3-2 尿培养标本留取法

种类	方法
女性	以肥皂水清洗外阴,再以灭菌水洗净,自然晾干,以洗净的双手分开阴唇排尿,弃去前段尿,留取中段尿 10 ~ 20ml 于无菌容器内。对于不能配合留取标本者,可考虑使用无菌技术插入导尿管采集

种类	方法
男性	以肥皂水清洗尿道外口,再以清水冲洗后自然晾干,排尿,弃去前段尿,留取中段尿 10 ~ 20ml 于无菌容器内。对于不能配合留取标本者,可在充分清洗外阴后,用清洁的阴茎套留取
留置导尿管者	提前夹闭尿管 30min 以上。以消毒液消毒导尿管末端,然后以灭菌水擦洗,弃去前段尿液后,以无菌注射器抽取或容器直接接取尿液 10 ~ 20ml

注：留取尿培养标本应在使用抗生素前进行,最好清晨留取,留取标本前应避免过多饮水,留取标本过程中勿混入消毒液,标本留取成功后应在 1h 内尽早送检。

(三)用药护理

1. 无症状菌尿一般不需抗生素治疗。

2. 遵医嘱根据尿培养和药敏试验结果正确合理进行抗生素治疗,重度感染者根据医嘱进行膀胱冲洗。

3. 使用抗生素治疗期间,注意监测是否产生耐药菌。

(四)健康指导

1. 向患者及家属讲解引起和加重尿路感染的相关因素。

2. 积极治疗基础疾病,去除尿路感染的易感因素。

3. 按疗程服药,治疗周期内不能随意中断,原则上应持续到症状消失、尿细菌培养转阴后 2 周。定期复查尿常规和尿培养。

4. 会阴清洁时慎重选择消毒性清洗液,女性患者避免在外阴处使用爽身粉。

5. 养成多饮水、勤排尿、不憋尿的习惯。选择宽松的棉质内裤,避免久坐,注意会阴部卫生。

6. 保持健康的生活方式,避免劳累,坚持体育运动,增强机体抵抗力。

(郭锦丽　高朝娜　郭秀娟)

第四节　压力性损伤的预防及护理

一、概述

压力性损伤(pressure injury,PI)是活动障碍、慢性疾病及老年患者常见的并发症,在医院、养老院以及社区,压力性损伤都已经成为严重威胁健康的问题，其发生率是医疗单位护理质量考核的重要指标。而脆性骨折患者由于病情原因，活动受限，需要卧床休息以及使用固定、矫形的器具；同时因其手术体位特殊、手术时间较长、术中摩擦力多，使患者成为压力性损伤的易发人群。压力性损伤不但增加了患者的痛苦，影响其生活质量和预后、康复，也耗费了大量的医疗资源，增加了医疗费用。

（一）相关定义

美国国家压疮咨询委员会（National Pressure Ulcer Advisory Panel，NPUAP）于 2016 年更新了压力性损伤的定义与分期，相关定义如下：

1. **压力性损伤**　是指由于强烈和 / 或长期存在的压力或压力联合剪切力导致骨隆突处、医疗器械下的皮肤和 / 或软组织的局限性损伤，可表现为局部组织受损但表皮完整或开放性溃疡，并可能伴疼痛。

2. **医疗器械相关的压力性损伤**　是指因使用诊断或治疗的医疗器械而导致的压力性损伤，损伤部位形状通常与医疗器械形状一致。这一类损伤可使用压力性损伤的分期系统进行分期。

3. **黏膜压力性损伤**　由于使用医疗器械导致相应部位黏膜出现的压力性损伤，如鼻腔插管引起的鼻黏膜压力性损伤。由于这一类组织解剖的特殊性，无法进行分期。

（二）危险因素

1. **内源性因素**

（1）年龄：脆性骨折老年患者皮下组织减少，皮肤脆性增加、感觉减退，皮肤的屏障功能和再生能力减弱，活性降低，失禁的可能性增加，这些因素都促进了压力性损伤的发生。

（2）营养状况：脆性骨折患者往往会出现营养不良状态，而营养不良会造成皮下脂肪减少，肌肉组织萎缩、组织器官的代谢和应激能力降低，骨隆突处缺少脂肪和肌肉的保护，容易引起血液循环障碍，从而诱发压力性损伤，并影响其愈合。研究表明，血清白蛋白与压力性损伤的发生存在显著的相关性，当血清白蛋白小于 35g/L 时患者压力性损伤发生率为 21.4%，大于 35g/L 时患者压力性损伤发生率为 7.7%。

（3）病因：脆性骨折患者创伤大、病情复杂，需要更长的卧床时间，其压力性损伤发生率明显高于择期手术的骨科患者。此外，不同骨折部位压力性损伤的发生率不同，其中下肢骨折发生率尤为高。

（4）自身身体状况：压力性损伤的发生与患者自身身体状况有关，如合并糖尿病、恶病质、肿瘤、阿尔茨海默病等患者的组织对外界刺激的抵抗能力下降。另外，对于存在神经感觉功能障碍、血液循环不良的患者往往局部组织氧供减少，组织损伤易感性增加。

（5）活动能力：由于脊柱损伤、骨折、固定及矫形器械、麻醉镇静药物的使用，导致患者长期处于强迫体位，运动功能受到限制，自主改变体位的能力降低，使枕部、骶尾部、足跟部、内外踝部、肩胛部、股骨大转子等骨性突起部位持续受压而发生压力性损伤。

（6）疼痛：疼痛可导致患者不愿意更换体位或进行肢体活动，疼痛严重的患者为了缓解疼痛，常处于强迫体位，或在卧床休息时倾向于选择固定体位，组织长时间受压。骨折部位的疼痛强于局部受压带来的不适和疼痛，因此患者易忽略受压部位的疼痛，进而诱发压力性损伤。

（7）体温：如患者伴发热，增加组织代谢需氧量，同时全身出汗较多，易造成潮湿，增加压力性损伤发生的风险。

2. 外源性因素

（1）力学因素

1）压力：（主要是垂直压力）是压力性损伤形成最重要的因素，与受压的持续时间密切相关。当外部压力作用于单位皮肤面积上的压力大于33mmHg时，血管内血流可被完全阻断，使受压部位及周围组织处于缺血、缺氧的环境，导致压力性损伤形成。脆性骨折患者由于制动或无自主翻身能力导致局部组织长期受压，长时间的外部压力大于毛细血管压力时会引起缺血、缺氧环境中的细胞逐渐死亡，表现为软组织循环障碍、缺氧、缺血、坏死，最终发展成为压力性损伤。

2）剪切力：指施加于相邻物体表面，引起相反方向的进行性平行滑动的力量，它与体位有密切关系，主要作用于皮肤深层组织，引起组织的相对移位，是摩擦力的反作用力，能切断较大区域的血液供应，导致压力性损伤形成。骨质疏松患者骨折后大多数以卧床休息为主，当患者床头抬高30°以上时，或处于半坐位时，会因重力作用身体出现下滑，相应的骨隆突部位如骶尾部、股骨大转子或坐骨结节所受剪切力会增加。

3）摩擦力：是指当两个物体接触时，向不同方向移动所产生的力，作用于皮肤的角质层，破坏其完整性。同时摩擦力也可使局部皮温增高，增加组织代谢及氧需量，导致压力性损伤形成。临床上移动患者时的拖、拉、扯、拽等动作，或患者床单褶皱不平、有渣屑或皮肤潮湿时，均可产生较大的摩擦力。剪切力和摩擦力是两个不同的危险因素，但它们常常协同作用形成压力性损伤。

（2）手术相关因素

1）手术创伤：创伤使患者的身体功能处于应激状态，其免疫功能降低，皮肤抵抗力也在不同程度上有所下降。同时疼痛可引起潮气量减少，导致机体携氧量下降，而手术又增加了机体氧耗量，最终导致皮肤处于相对缺氧的状态，因此骨隆突部位以及受力点皮肤更易出现压力性损伤。

2）麻醉及药物影响：麻醉药物作用于手术患者时一方面可能在手术期间出现低氧血症；另一方面由于麻醉药物的阻滞作用，导致受阻滞部位以下的血管扩张，血流变慢，血液循环受阻；加之术后麻醉药物效果未完全消退，患者反应迟钝或短暂丧失对外界刺激的反应，使得皮肤缺氧加重且代谢产物堆积；另外麻醉导致全身的神经兴奋性降低，肌肉呈松弛状态，易受到躯体重力或其他力量的压迫，易形成压力性损伤。

3）手术方式及手术体位：患者手术时通常处于特殊体位，导致身体受压部位接触面增多，软组织毛细血管循环不良，增加发生压力性损伤的风险，而根据手术类型和手术入路，手术体位的摆放方式不一。有研究表明骨隆突部位如髋、髂、骶、足跟或头枕部受到长时间固定压迫，可出现皮肤和皮下组织损伤。

4）术前等待时间：患者从入院到手术之间的等待时间越长，患者疼痛及肢体活动性受限的时间也随之延长，躯干和肢体局部的压力持续性存在，可导致压力性损伤的发生和发展。此外，手术当天患者等待时间越长，其空腹时间越长，机体水电解质失衡，组织灌注不足，导致全身血液循环缓慢，是发生压力性损伤的高危因素。

5）手术时间：手术时间也对压力性损伤的形成存在影响。骨科手术期间患者长时间处于强迫体位，若手术复杂、手术时间较长，骨隆突出部位皮肤持续受压，引起皮肤缺血、皮下组织坏死，易形成压力性损伤。

6）失血情况：脆性骨折患者常常伴有失血，全身血流量减少，影响皮肤血供，使之缺血、缺氧，对压力的耐受性降低，若术中失血量较大，也可能增加压力性损伤发生的风险。

7）手术仪器设备及相关器械：全身麻醉者常需使用鼻腔或气道插管、呼吸机辅助呼吸或面罩吸氧，可造成口唇、鼻翼、鼻梁部位压迫而发红或破损，形成压力性损伤。而骨科手术由于器械的特殊性，也会对压力性损伤的形成产生影响。骨科手术因解剖结构复杂，存在脱位、骨折、畸形等有别于其他专科手术的特殊性，为达到截骨、取骨、塑形、固定的目的，常使用骨凿、骨锤等骨科手术器械对骨质进行敲击，这可产生外力作用于患者；此外磨钻、气钻、电锯的震动会对受压部位形成摩擦力和剪切力，这都是手术患者发生压力性损伤的高危因素。

（3）医疗器具的使用：多种医疗器具如呼吸装置、血氧饱和度检测仪、矫形器具、管道、袖带等长期置于皮肤表面，一方面可能因为缺乏透气性而导致局部皮肤温湿度增加，严重者甚至造成局部浸渍及酸碱度改变，进而削弱皮肤的屏障功能，最终增加发生压力性损伤的风险；另一方面，骨科医疗器具的使用限制了患者的活动，增加了皮肤长期受压的可能性。如骨科患者石膏固定时身体或肢体活动受到限制，可因患处肿胀加重，石膏固定过紧、内部不平整、碎屑、夹板内衬垫放置不当等，导致骨隆突处发生压力性损伤；髋部手术后放置梯形枕，患者长期保持同一体位，使足跟与床垫长期接触，增加足跟压力性损伤的发生率；使用牵引床、牵引架对肢体进行牵引，牵引力作用于人体，产生反作用力转换为压力、摩擦力或剪切力，增加了压力性损伤发生的风险；四肢手术时为减少术区组织出血，术中使用气压止血带阻断动脉，但长时间直接加压于肢体，局部皮肤会出现压之不退的红斑或水疱，发生压力性损伤。

（4）潮湿：皮肤持续处于潮湿环境中，会破坏其表面弱酸性，从而易导致皮肤角质层的防护功能退化。骨质疏松性骨折患者由于行动不便，需要长期卧床，大小便时常会造成会阴部潮湿。使用石膏固定的患者，局部皮肤可持续暴露于汗液中。

（5）知识缺乏：家属、患者对压力性损伤的危害认识不足，对预防压力性损伤措施不知晓。护理人员知识结构陈旧、不按指南实施预防护理而进行经验性护理等增加了压力性损伤发生的危险。此外，护理人员由于经验不足，对患者的压疮风险评估欠准确，健康指导不到位，使患者及家属健康知识缺乏，担心活动术侧肢体会影响手术效果或因移动导致内固定断裂、移位、置换后关节脱位等，导致患者长时间未活动肢体，从而诱发了压力性损伤。

（三）好发部位

任何部位在长时间或反复受压的情况下，均可发生压力性损伤，根据卧位不同，受压点不同，好发部位不同。

1. 平卧位易发生压力性损伤的部位 枕部、肩胛部、肘部、骶尾部、足跟部。

2. 侧卧位易发生压力性损伤的部位 耳部、肩峰、髋部、膝内外侧、踝内外侧。

3. 半卧位易发生压力性损伤的部位 枕部、肩胛部、背部、肘部、骶尾部、足跟部。

4. **坐位易发生压力性损伤的部位** 肩胛部、坐骨结节、腘窝部、足跟、足底。

5. **俯卧位易发生压力性损伤的部位** 前额、下颌、肩、乳房、肘部、髂嵴、男性生殖器、膝部、足背、足趾。

二、诊断

NPUAP 将压力性损伤分期由罗马数字改为阿拉伯数字，但要注意数字分期系统不能循序或逆序评估，即并不意味着压力性损伤的进展是由 1 期逐步进展到 4 期，也不意味愈合从 4 期逐步恢复到 1 期。

（一）1 期压力性损伤

局部皮肤完好，出现指压不变白的红斑，在深肤色人群中可能不明显，局部呈现的红斑或感觉、皮温、硬度的改变可能比观察到的皮肤改变出现更早。此期的颜色改变不会出现紫色或栗色变化，若出现者提示可能存在深部组织损伤。

（二）2 期压力性损伤

部分表皮层缺失伴真皮层暴露，创面可表现为完整的或破损的浆液性水疱，呈粉色或红色、湿润，脂肪层和深部组织未暴露，无肉芽组织、腐肉和焦痂。该期损伤往往因为骨盆和足跟皮肤微环境破坏和剪切力的影响。

（三）3 期压力性损伤

全层皮肤缺失，常常可见皮下脂肪、肉芽组织和伤口边缘内卷，但筋膜、肌肉、肌腱、韧带、软骨未见外露，可见腐肉、焦痂，可能伴随潜行和窦道。不同解剖位置的组织损伤的深度存在差异，鼻、耳、枕部及足踝因缺乏皮下组织，3 期压力损伤可能较表浅；脂肪组织较厚的区域可以发展成为较深的创面。如果腐肉或焦痂覆盖了组织缺损的深度，则为不可分期压力性损伤。

（四）4 期压力性损伤

全层皮肤和组织缺失，可见或直接触及筋膜、肌肉、肌腱、韧带、软骨或骨头，可见腐肉、焦痂，常常会出现边缘内卷，窦道、潜行。不同解剖位置的组织损伤的深度存在差异。

（五）不可分期压力性损伤

全层皮肤和组织缺失，由于被腐肉和 / 或焦痂掩盖，不能确认组织缺失的程度。直至去除腐肉和 / 或焦痂，才能准确分期。缺血肢端或足跟的稳定型焦痂（干燥、紧密黏附、完整无红斑或波动）可作为"人体的自然（生物）覆盖物"不应去除。

（六）深部组织损伤

由于强烈的和 / 或长期的压力和剪切力，导致完整或破损的局部皮肤出现指压不变白的紫色、栗色或深红色，或有血疱形成，深色皮肤的颜色表现可能不同，疼痛和温度变化通常先于颜色改变出现。该期伤口可迅速发展，暴露组织损伤的实际程度，也可能自行消失而不出现组织损伤。

三、治疗

1. **评估治疗对象** 评估范围包含已发生压力性损伤的患者、有压力性损伤发生危险的人群，后者包括高龄、营养不良、贫血、瘫痪、痴呆、病情危重、意识障碍、大小便失禁、活动受限、强迫体位、坐轮椅等患者，也包括局部皮肤血液循环不良、脱水、水肿、出汗者及局部皮肤长时间接触呼吸装置、石膏、牵引者。

2. **评估工具** 建议使用经信效度检验并被指南推荐的风险评估工具进行风险评估。临床上较常用的有 Barden 量表（表 7-4-1）、Norton 量表（表 7-4-2）及 Waterlow 量表（表 7-4-3）。注意在使用风险评估工具时，还应结合其他风险因素、临床表现，不可单纯依赖风险评估工具的结果。

表 7-4-1 Braden 评估量表

感知能力	潮湿度	活动能力	移动能力	营养摄取能力	摩擦力 / 剪切力
1- 完全受限	1- 持续潮湿	1- 卧床不起	1- 完全受限	1- 非常差	1- 存在问题
2- 非常受限	2- 潮湿	2- 能坐轮椅	2- 重度受限	2- 可能不足	2- 潜在问题
3- 轻度受限	3- 偶尔潮湿	3- 偶尔行走	3- 轻度受限	3- 充足	3- 无明显问题
4- 未受损害	4- 极少潮湿	4- 经常行走	4- 不受限制	4- 良好	

注：15 ~ 18 分提示轻度危险，13 ~ 14 分提示中度危险，10 ~ 12 分提示高度危险，9 分以下提示极度危险。

表 7-4-2 Norton 量表

身体状况	精神状况	活动能力	移动能力	失禁情况
1- 非常差	1- 清醒	1- 卧床	1- 完全受限	1- 大小便失禁
2- 差	2- 淡漠	2- 坐轮椅	2- 非常受限	2- 经常失禁
3- 一般	3- 模糊	3- 协助行走	3- 轻微受限	3- 偶尔失禁
4- 好	4- 昏迷	4- 活动自如	4- 行动自如	4- 无失禁

注：≤ 14 分为高危人群。

表 7-4-3 Waterlow 量表

体型	0- 正常,1- 超重,2- 肥胖,3- 消瘦	
皮肤类型	0- 健康,1- 菲薄,1- 干燥,1- 水肿,1- 潮湿,2- 颜色异常,3- 裂开 / 红斑	
性别和年龄	1- 男,2- 女;1-14 ~ 49 岁,2-50 ~ 64 岁,3-65 ~ 74 岁,4-75 ~ 80 岁,5- ≥ 81 岁	
其他危险	组织营养不良	1- 吸烟,2- 贫血,5- 外周血管病,5- 心衰,8- 恶病质
	控便能力	0- 完全控制,1- 偶有失禁,2- 大 / 小便失禁,3- 大小便失禁
	活动情况	0- 完全,1- 烦躁不安,2- 冷漠,3- 限制,4- 迟钝,5- 固定
	饮食	0- 正常,1- 差,2- 鼻饲,2- 流质,3- 禁食,3- 食欲缺乏
	神经功能障碍	4 ~ 6 糖尿病 / 截瘫,运动 / 感觉功能缺陷,心脑血管疾病
	手术	5- 骨科 / 脊柱,5- 手术时间 > 2h,8- 手术时间大于 6h
	药物表现	细胞毒性、长期 / 大量胆固醇、抗生素

注:<10 分为无风险,10 ~ 14 分为轻度风险,15 ~ 19 分为高度风险,>20 分为极高度风险。

3. **评估时间** 在患者入院后尽早识别其存在的压力性损伤风险,应用适合的风险评估量表进行评估,筛选出高危患者,采取个体化的预防措施。初评后,要注意根据患者病情和评估的危险程度进行动态评估,中度危险、高度危险的患者每周复评 1 次,极高危患者必要时每日进行复评,手术、病情变化时随时复评,以便及时采取预防措施。

4. **评估内容** 压力性损伤危险评估的内容应包括患者年龄、营养状况、意识状态、活动能力、感知觉、体温、排泄情况、所受压力与摩擦力及剪切力、合作程度等。此外,要进行全身皮肤的评估,重点评估压力点,如骶尾骨、肘部、坐骨结节、股骨大转子、足后跟和医疗器械下方等位置。每次评估要注意皮肤的完整性,有无发红、水肿、疼痛等,如果发现红斑,对压力性损伤预警意义重大,应采用指压法(一根手指压在红斑处 3 秒,移开手指后评估皮肤变白情况)和透明压板法(用透明压板向红斑区域均匀施力,观察皮肤变白情况,检查红斑可否变白。检查深色皮肤时,应注意与邻近皮肤相比,比较皮肤温度和硬度的变化)。

四、预防

1. 皮肤护理

（1）皮肤监测：每班为患者进行体位更换时，需重点观察受压部位、医疗器械下方皮肤，是否出现压力性损伤的迹象。对于持续处于强迫体位、局部或全身水肿患者应加强观察皮肤的情况，做好记录。指导患者和家属进行皮肤监测。

（2）保持皮肤清洁：患者局部皮肤易暴露在潮湿环境中，如伤口渗血、渗液，疼痛及高热患者汗液分泌较多，截瘫或四肢瘫造成大小便失禁等。应选用温水或专用皮肤清洗剂及时进行清洗，清洗擦干后给予皮肤保护剂保护皮肤，同时床单应保持平整、清洁、干燥。保持皮肤清洁应做到勤翻身、勤擦洗、勤更换、勤整理。

（3）避免皮肤过度干燥：低湿度（＜40%）、寒冷可能导致皮肤干燥，脆性增加，应将病房温度调节至 18～22℃、湿度为 50%～60%，最大限度地减少环境因素所致的皮肤干燥问题。清洁皮肤后可根据患者皮肤性质使用合适的润肤剂，如干性皮肤尽量每日使用油脂含量较高的润肤油，油性皮肤使用油脂含量较低的润肤霜。

（4）避免皮肤过度潮湿：对于失禁患者，制订排便及排尿的训练计划，选择大小、厚度合适的纸尿裤或尿垫，避免使用一次性吸水护理垫直接刺激皮肤。失禁发作后立即清洁皮肤，高热、疼痛出汗多时应立即更换床单和衣物，伤口渗出液较多时及时通知医生更换敷料。尽量缩短皮肤暴露在失禁、汗液及伤口渗出液中的时间。

（5）避免按摩或用力擦拭：因按摩或用力擦拭会增高局部皮肤温度和增加组织氧耗，对预防压力性损伤无益。

2. 营养风险评估

患者入院和病情发生变化时进行营养风险评估，筛查出存在营养风险的患者，提前进行有效干预，为其制订个体化的营养方案，改善患者的营养状况，避免压力性损伤的发生。营养评估不主张根据体重、体重指数、白蛋白、血红蛋白等单一指标判断，这样会使临床判断存在局限性。

3. 局部减压

局部减压是预防压力性损伤较经济、较有效的方法之一。

（1）更换体位：①常规应每 2 小时变换体位 1 次，夜间避免干扰患者休息，可适当延长更换体位时间。病情危重暂不宜更换体位者，应每 1～2 小时用约 10cm 厚的软枕垫或海绵将受压部位悬空，恢复组织血运。②体位变换频率：除非有禁忌证，所有存在压力性损伤风险的患者都应定时变换体位，变换频率应根据患者病情等级、皮肤耐受程度、功能状态、移动能力及使用的减压装置综合考虑。③更换体位的技巧：体位变化时可选用翻身工具，它可以减少压力、摩擦力、剪切力，同时还能增加患者的舒适感。若病情和治疗许可，建议采用侧卧位、平卧位、半坐卧位交替进行，当患者身体下滑，可使用辅助工具向上移动。

（2）减压装置的使用：减压装置是指接触患者体表能够分散受压皮肤所承受压力的装置或床垫，常见的有充气垫、水垫、凝胶垫、海绵床垫、凝胶海绵垫、悬浮床、预防性敷料等，要注意减压装置只能作为变换体位的辅助手段，不能够替代变换体位。

对存在压力性损伤风险又无法实施翻身的患者，应使用有效的减压设备，但在选择时，还要考虑所选择的减压设备对周围皮肤的影响，特别是减压设备的材质以及形状。选择建议：①高密度海绵垫可用于预防高龄和股骨颈骨折的患者。②对有深部组织损伤的患者，若通过更换体位无法缓解，则需选择既能强化减压又能控制微环境的减压床垫。③重症患者可选择凝胶海绵床垫每 4 小时翻身 1 次；预防坐骨结节的压力性损伤时，空气或凝胶海绵椅垫比海绵垫更有效。④侧卧位时，使用定位枕保持30°侧卧位以缓解大转子处的压力，在腿、踝和其他骨隆突处放置软枕以缓解压力。⑤骨牵引、石膏、夹板固定或其他矫形器械者，松紧度要适宜，对骨隆突处使用减压敷料或衬垫，衬垫应平整、松软适宜，鼓励患者进行主动功能锻炼，对牵引等不宜翻身者指导做抬臀训练。若发现石膏绷带固定过紧或凹凸不平，应立即通知医师进行调整；股骨颈骨折的老年患者，使用皮牵引时，宜使用足跟保护套、海绵垫垫于足踝处；髋关节术后使用梯形枕的患者也要注意对足跟的保护。

此外，预防性使用敷料可减小局部皮肤所受的压力、摩擦力、剪切力，但仍需配合使用其他预防措施。选择预防性敷料时要考虑：敷料的透气性、粘贴的稳固性与低致敏性、良好的顺应性、能否反复揭开后粘贴好（定期观察皮肤）。常用的敷料有水胶体敷料和泡沫敷料，水胶体敷料适用于减轻摩擦力和剪切力，聚氨酯泡沫敷料适用于经常受到压力与摩擦力的骨隆突处（骶尾部、足跟等）。如果预防性敷料破损、移位、松动或过度潮湿时，予以更换。

4. 减少摩擦力和剪切力　确保患者床单清洁、平整、干燥。患者在更换体位时，应抬起患者躯体，避免拖、拉、拽等动作，减少摩擦力和剪切力；半卧位时若无特殊禁忌，尽量减小床头抬高的角度并缩短床头抬高的时间，一般床头抬高 ≤ 30°，时间 ≤ 30 分钟，避免产生摩擦力和剪切力；坐轮椅患者应缩短坐轮椅的时间，在足部或腿部垫支撑物，以防身体下滑；卧床患者使用便盆时，在放入和取出便盆时注意将臀部托起，避免直接拖拽；皮牵引的患者更换体位前应适当松解牵引，避免术侧肢体扭曲、皮肤与牵引绳发生摩擦。穿丝绸衣物比棉质衣物更换体位时产生的剪切力和摩擦力低。

5. 手术相关的压力性损伤的预防 加强对手术室人员压力性损伤相关知识的培训，在术前评估患者压力性损伤的风险，保证病房、手术室、麻醉复苏室相关人员能有效沟通，便于交接；可引进减压设施，为手术患者提供合适的减压装置；进行科学合理的体位摆放，围手术期实践指南建议每 2 小时改变患者体位以缓解受压点所受压力，但此建议在骨科手术中难以实施，而 NUPAP 指南指出术前、术后患者的体位应不同于手术期间的体位，在手术体位安置之前，选择预防性敷料或质地较柔软的凝胶垫、海绵垫对受压部位进行保护，尽可能悬空骨隆突出处，以及减少好发部位与床面之间的接触。此外，根据手术台次，合理安排患者的禁食、禁饮时间，保证机体的组织灌注，减少压力性损伤发生的风险。

6. 医疗器械相关的压力性损伤的预防 医护人员应熟悉常规的医疗器具装置（如床垫、吸氧管、气管插管、牵引装置、固定与矫形装置等）的使用及相关参数的设定，对不同医疗器具导致压力性损伤发生的潜在危险和预防措施做到心中有数。

（1）应选择合适、佩戴舒适的医疗器具，每天至少评估 2 次与医疗器具接触的皮肤，增加局限性或全身性水肿患者的评估次数。

（2）避免将医疗器具放在先前或现有压力性损伤的位置，也不要直接用于卧床或不能移动的患者。

（3）保持医疗器具下的皮肤清洁、干燥，若出现潮湿，及时更换衣物等，根据潮湿度选择使用皮肤保护剂；若皮肤发红，应避免该处皮肤继续受压；若出现破损，及时处理伤口，以免加重。

（4）对于不可移动的医疗器具，可在医疗器具与接触的皮肤之间使用合适的减压材料（如纱布、泡沫敷料、水胶体敷料），分散局部皮肤所受压力。

（5）为避免同一部位长时间受压，在临床情况允许时更换器械使用位置；一旦不需使用，应尽早将其移除，缩短受压时间。

7. 健康教育 对患者或家属进行相关知识宣教，告知骨科压力性损伤发生后的危险性和更换体位的重要性，教会其皮肤检查、皮肤护理、局部减压、营养改善、自我护理、体位更换的方法及肢体主动、被动活动的方法等，避免患者因疼痛或损伤等不配合更换体位或减少活动，鼓励患者术后早期进行床上和离床活动；被限制活动时，鼓励患者进行肌肉等长收缩以防止肌萎缩，导致机体对压力的耐受性降低，使患者主动配合和参与压力性损伤的预防计划。

五、护理

（一）评估

1. **局部评估** 局部评估内容：压力性损伤发生和持续时间、部位、分期、范围、组织类型，渗液的量、颜色、性状及气味，是否感染等；周围皮肤颜色、完整性，有无红斑、色素沉着、糜烂、浸渍、水肿等；有无窦道及深度、潜行方向及深度等。注意要采用统一的方法测量不同时期压力性损伤的长度、宽度和深度，以便于比较；测量窦道时，需谨慎操作，避免损伤；对于 2～3 期压力性损伤和不可分期压力性损伤，需要评估皮肤温度、组织硬度、疼痛缓解或加重的因素以及对生活质量的影响，以判断压力性损伤的严重程度。

2. **全身评估** 主要评估对压力性损伤的发生和发展、预后有影响的因素，包括患者是否有糖尿病、肿瘤、自身免疫疾病等合并症，正在服用的药物，患者的年龄、营养状况、免疫状态、血管功能、凝血功能及心理状态等。

（二）压力性损伤的分期处理

1. **1 期压力性损伤** 此期为可逆性改变，护理重点是局部减压和减少剪切力与摩擦力，针对患者的具体情况制订防护措施，每班交接患者皮肤状况，每 1～2 小时翻身结合粘贴泡沫敷料和水胶体敷料，若红斑变淡、消退，说明好转；若颜色加深或出现水疱，则为加重，需要调整减压方案和敷料。

2. **2 期压力性损伤** 未破的张力较小的水疱，可使用聚氨酯有边泡沫敷料减压，使其自行吸收；对张力较大的水疱，在无菌操作下用注射器抽取疱内液体或用针头刺破水疱，再粘贴聚氨酯有边泡沫敷料，吸收渗液；若水疱破溃，暴露出红色伤口，使用生理盐水或灭菌用水清洗伤口及周围皮肤，根据基底情况及渗液情况选择合适的敷料。

3. **3 期、4 期压力性损伤**

（1）清洁伤口及周围皮肤：用蒸馏水或生理盐水清除压力性损伤表面的

组织碎片和敷料残留物，每次更换敷料前都要清洁伤口及周围皮肤，以减少微生物。

（2）去除坏死组织：3期、4期压力性损伤通常覆盖焦痂等坏死组织，根据患者全身及局部评估结果决定使用何种清创方式；

（3）渗液管理：由伤口专科护士或伤口治疗师根据渗液量选择合适的敷料。

（4）抗感染治疗：对有感染或高度怀疑感染、细菌严重定植或生物膜生长的压力性损伤，定期采集分泌物做细菌培养及药敏试验，根据结果选择抗生素治疗。局部使用常用的外用杀菌剂，以控制细菌生物负荷。

（5）对大且深的伤口经清创后，基底肉芽好的伤口可请专科医生会诊，判断能否给予皮瓣移植修复术。

4. 不可分期压力性损伤　一般覆盖有焦痂或坏死组织，在病情许可的情况下，先清除焦痂和坏死组织，再确定分期。

5. 深部组织损伤　皮肤完整时保护局部，防止受压，待坏死组织界限分明时实施自溶性清创结合机械清创，分次逐步清除坏死组织，再准确分期，按分期处理。

（三）加强基础护理

加强卫生护理，保持床单平整、清洁、干燥；出汗多时及时擦洗更衣，更换床单、被套。重点观察压力性损伤的部位，加强巡视，严格交接班。

（四）营养指导

对于存在风险的患者，由营养师进行二次评估，评估采用主观整体评价量表和饮食摄入调查表。根据评估结果进行综合分析，若发现患者存在营养不良，需联合营养师、营养专科护士、内科医生等多学科团队，共同制订营养支持方案，确保其有充足的热量、蛋白质、维生素、水和矿物质的摄入量。不同的压力性损伤个体对营养的需求不同，针对患者压力性损伤的数量和分期以及患者的年龄、营养状况、合并症和对营养干预的耐受程度，决定患者的营养干预方式及营养需要量。每日监测和记录营养摄入量、排便次数、性状、气味，有无腹泻、便秘、胃肠道耐受性等。定期监测营养指标，每周监测体重1次，按医嘱监测血清白蛋白、总蛋白、转铁蛋白和血红蛋白等指标，定期复评，营养师根据患者的营养状况及时调整营养治疗方案。

（五）健康教育

1. 定时翻身和改变体位　制订合适的翻身间隔时间以提高护理质量并节约医疗卫生资源；指导患者及家属正确的变换体位技巧，避免发生拖拉等动作，以减轻局部的压力与摩擦力；指导坐轮椅的患者每隔半小时臀部抬离轮椅约 30 秒。

2. 使用合适的减压装置　根据病情和评估结果，指导患者选择合适的减压装置，如局部减压垫或全身减压的气垫床，并教会患者及家属正确使用。

3. 皮肤护理　避免盲目按摩局部，尤其是骨隆突处的受压皮肤；指导患者及家属正确观察皮肤情况，一旦出现皮肤问题，及时就诊；每日清洁皮肤，保持皮肤的清洁、干爽，皮肤干燥时涂抹润肤油；指导大小便失禁患者正确使用失禁护理用品，避免皮肤受排泄物刺激。

4. 饮食指导　指导患者合理进食一些优质高蛋白（如瘦肉、鸡蛋、牛奶、豆腐、鱼肉等）、高维生素、易消化的食物，每日摄入适量水果和蔬菜，强化患者免疫力。骨外科患者大多需要长时间卧床静养，因而消化能力弱于常人水平，所以，在食用易消化食物的同时，可适当予以助消化药物。

5. 活动指导　根据患者的肢体功能，指导其主动活动肢体和躯干的方法和时间。在限制活动状态下，鼓励进行肌肉的等长收缩，以预防肌萎缩。

（宁宁　陈佳丽　李佩芳）

第五节　疼痛的评估和护理

一、概述

1995 年，美国疼痛学会（American Pain Society，APS）将疼痛列为除脉搏、呼吸、体温、血压以外的"第五大生命体征"。脆性骨折患者普遍存在疼痛的现象，疼痛程度剧烈、变化大，手术对患者形成二次打击使疼痛加重。疼痛既是机体对创伤或疾病的反应机制，也是疾病的症状。疼痛如果不能得到及时、有效的处理，将会从身体、心理等方面影响患者的健康和疾病康复，导致其功能受限、生活质量降低、情绪低落，甚至产生心理问题，增加并发症的发生率和医疗成本。

（一）相关定义

世界卫生组织（WHO，1979 年）和国际疼痛研究协会（International Association for the Study of Pain，IASP，1986 年）将疼痛定义为一种与组织损伤或潜在组织损伤相关的感觉、情感、认知和社会维度的痛苦体验。

　　骨质疏松症较重的患者常诉腰背疼痛、乏力或全身骨痛。骨痛通常为弥漫性，无固定部位，检查不能发现压痛区（点）。当发生脆性骨折时肢体活动明显受限，局部疼痛加重，有畸形或骨折阳性体征。

（二）疼痛的生理及病理机制

　　1. 疼痛的分类　按疼痛程度分类，疼痛分为轻度、中度、重度疼痛。根据疼痛的病程及病理机制分类，脆性骨折患者的疼痛为急性疼痛。急性疼痛在伤害性刺激存在期间持续存在，伤害性刺激消失时疼痛消失。正常情况下，组织损伤会在 1~3 个月内愈合，因此，脆性骨折患者急性疼痛持续时间通常不超过 1~3 个月。许多老年脆性骨折患者由于慢性疼痛以及其他原因在骨折前已患有疼痛，这种疼痛应与骨折引起的疼痛相区别。

　　按照疼痛的发生机制分类，脆性骨折患者的疼痛为伤害性疼痛，其中胸腰椎压缩骨折一般不合并神经损伤，如合并神经损伤，则可能同时存在伤害性疼痛和神经病理性疼痛，即混合性疼痛的表现。

　　2. 疼痛的发生机制　伤害性刺激和炎症刺激导致外周伤害性感受器过敏，伤害性刺激信号经传入神经纤维、脊髓、脊髓丘脑束、丘脑传至大脑皮层，产生疼痛感觉，表现为胀痛、钝痛、酸痛、牵拉样痛、撕裂样痛等。

（三）疼痛对机体的不良影响

　　1. 呼吸系统疼痛引起的肌张力增高，使胸廓顺应性下降；患者呼吸浅快，肺活量、潮气量和功能残气量均降低，肺泡 / 血流比值下降，易产生低氧血症。同时患者可因疼痛而影响深呼吸和用力咳嗽，继发肺泡和支气管内分泌物排出障碍，易诱发肺炎或肺不张，多见于老年人。

　　2. 循环系统疼痛诱发血中儿茶酚胺和血管紧张素 II 水平升高，醛固酮、皮质激素等增多，使心率增快、血压升高、心脏负荷加重，心肌氧耗量增加，致血液处于高凝状态，深静脉血栓发生的风险增加，冠心病患者发生心肌缺血和心肌梗死的风险增加。

　　3. 肌肉骨骼系统急性疼痛可致肌张力增高，肌肉活动受限、肌痉挛，使康复锻炼受限。

　　4. 消化系统疼痛致交感神经系统活动增强，胃肠道消化液分泌减少，胃肠蠕动和排空减慢，胃肠功能恢复延迟。

　　5. 内分泌、代谢及免疫系统由疼痛激发的应激反应引起促皮质醇、肾上腺皮质激素、生长激素等释放增加，胰岛素分泌减少等，导致高糖血症和负氮平衡。另外，抑制免疫系统，容易并发肺炎、伤口感染等。

　　6. 认知功能、心理和行为　疼痛可造成认知功能的改变，加剧老年患者谵妄发生的风险。此外，可引发焦虑、恐惧、忧郁、不满、挫折、沮丧等不良情绪。

二、诊断

疼痛评估是指在疼痛治疗前后及过程中，利用一定的方法测定患者的疼痛强度、类型、性质、部位等信息，为临床评判病情、制订治疗方案提供科学依据。疼痛的基本特性是具主观性，不同患者在疼痛的表述和疼痛评估工具的应用上存在较大差异。

1. 疼痛评估的要素 包括多个要素，其中疼痛部位、强度、性质和产生的时间特点是疼痛评估的4个基本要素。

（1）疼痛部位：通过和患者交谈，获得有关疼痛发生部位的信息，可通过患者的口头表达，或在身体上指出具体的疼痛部位而得知，也可让患者在人形图上画出疼痛区域，以准确定位疼痛部位。脆性骨折患者因骨折而产生的疼痛部位局限于骨折发生或骨折后手术的部位。但老年人常因原有基础疾病所致疼痛、神经病理性疼痛，因此，老年骨折患者表现的疼痛常为复合性。

（2）疼痛强度：指疼痛的严重程度。应用疼痛评估工具对疼痛强度进行量化，更易于进行疼痛的动态评估及评价镇痛治疗效果。

（3）疼痛性质：脆性骨折患者疼痛的性质表现为局部剧烈，运动会加剧疼痛。例如，新鲜脊椎脆性骨折患者疼痛的典型特征是在翻身或起床时出现撕裂样剧痛，静止时轻度疼痛或无痛。

（4）疼痛发生的时间：通过与患者交流，了解疼痛开始发生的时间、持续时长及疼痛发作的时间规律等特点。

（5）加重疼痛的因素：机械性因素，如不正确体位、转移、运动等；精神性因素，如焦虑、抑郁等均可能加重疼痛。

（6）行为观察：脆性骨折的老年患者经常会表现出一些行为和举止的改变。疼痛相关行为如下：①反射性疼痛行为：如惊恐、呻吟、叹气。②有自发反应：如抚摸疼痛部位。③功能限制和功能障碍：如静止不动、过多的躺卧等被动行为。④患者服药的态度和频率。⑤希望引起别人注意的举动。⑥睡眠习惯的改变。⑦生理方面的变化：如体温、脉搏、血压等变化。⑧意识状态：如困倦、定向障碍、意识消失的睡眠状态等。

（7）既往的镇痛治疗史：重点了解哪些药物可以有效缓解疼痛，有哪些不良反应，患者能否耐受，患者是否遵从医嘱等。

（8）疼痛发生时的伴随症状和情绪改变：疼痛发生时的伴随症状，如恶心、呕吐、大汗淋漓、颜面潮红、疼痛部位皮肤温度的变化等。剧烈的急性疼痛患者，几乎总伴有不同程度的惊慌、害怕、焦虑、不愉快、愤怒或烦躁等情绪。

（9）疼痛对日常生活的影响：疼痛对患者深呼吸、咳嗽、活动、睡眠和康复锻炼等功能状态及患者的人际关系等造成不同程度的影响。

2. 疼痛评估的工具 临床常用的疼痛评估工具为单维疼痛评估工具，包括以下几种：

（1）视觉模拟评分量表（visual analogue scale，VAS）（图 7-5-1）：采用 1 条 10 cm 长，两端分别标有"无痛"（0）和"剧痛"（10）的直线，请患者根据自己的疼痛感受，在直线上某一点做记号，以表示疼痛的强度。VAS 不适合应用于受教育程度较低、有认知损害、视力障碍者的疼痛评估。

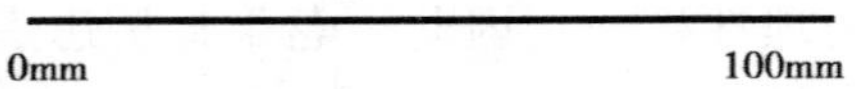

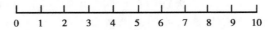

0mm   100mm

左端代表无痛，右端代表剧烈疼痛。请患者在纸上点出最能反映自己疼痛程度的位置上作出标记。

图 7-5-1　视觉模拟评分量表

（2）数字评分量表（numeric rating scale，NRS）（图 7-5-2）：NRS 由一条直线和"0 ~ 10"这 11 个数字组成，代表着疼痛的 10 个等级，0 分代表不痛，10 分就是最痛。数字越大，代表着疼痛越明显。NRS 与 VAS 的适用范围类似，不适用于理解力欠缺或智力有缺陷的患者。

0　1　2　3　4　5　6　7　8　9　10

请患者圈出或指出一个最能代表自身疼痛程度的数字，表示疼痛程度。

图 7-5-2　数字评分量表

（3）词语分级量表（verbal rating scale，VRS）：六等级词语描述法包括无痛、轻微疼痛、轻度疼痛、中度疼痛、重度疼痛、剧烈疼痛，请患者在这六个词语当中选出 1 个词语表示疼痛程度。有研究表明，VRS 最适合老年患者，包括轻度认知障碍的患者。

（4）脸谱疼痛评定量表（faces pain scale，FPRS）（图 7-5-3）：FPRS 由

一系列表示痛苦表情的脸谱构成，由患者选择一张脸谱反映其感觉的疼痛强度。FPRS 对患者的读、写或表达能力的要求不高，患者易于掌握。

最左边的表情自然、愉悦代表没有疼痛，最右边的表情痛苦代表痛极了。越靠近左边的脸谱
疼痛越轻，越靠近右边的脸谱疼痛越重。请患者指出哪个脸谱最能代表其疼痛程度。

图 7-5-3　脸谱疼痛评定量表

三、治疗

疼痛的治疗包括非药物治疗及药物治疗。非药物治疗在镇痛治疗中发挥着越来越重要的作用。脆性骨折患者的非药物治疗包括：给予冷敷、正确体位安置与转移、抬高患肢；给予牵引、固定、复位或手术；辅以物理康复治疗；同时应用放松疗法、冥想或深呼吸、心理疗法等缓解疼痛。药物治疗是最基本、最常用的疼痛治疗方法。常用的镇痛治疗药物可分为解热抗炎镇痛药、阿片类药物和镇痛辅助用药。镇痛方法有口服、肌内注射、皮下注射、静脉注射、硬膜外镇痛、患者自控镇痛等。鉴于疼痛机制的复杂性以及现有镇痛方式的局限性，提倡实施多模式镇痛，即联合运用不同作用机制的药物或技术以提高镇痛效果。

四、预防

疼痛管理是指对疼痛控制的全过程进行组织、计划、协调和实施，以达到疼痛治疗最佳效率和效果的目的。脆性骨折患者需要进行全面、全程、规范的疼痛管理，实现在提高医疗质量的同时，降低患者的感觉、情感、认知和社会维度的痛苦体验。疼痛控制的目标包括：疼痛评分 ≤ 3 分、24 小时疼痛频率 ≤ 3 次、24 小时内需要临时镇痛药物 ≤ 3 次、消除患者的恐惧及焦虑情绪、除制动要求以外的患者能尽早进行无痛功能锻炼。

国际医院联合委员会（Joint Commission International，JCI）是国际上较为关注医院疼痛管理质量的评审机构。JCI 标准下的疼痛理念是：所有患者享有疼痛管理的权利；所有患者入院后实施需要镇静或镇痛药的任何诊断程序后均须进行疼痛筛选；所有主诉有疼痛的患者须予以处理或治疗；患者及家属也必须接受相关教育，了解他们在疼痛管理中应承担的角色；护士必须对所有患者实施疼痛评估并予以记录；护士必须评估并记录每次疼痛干预的效果等。建立疼痛管理质量评价指标，包括疼痛评估准确率、疼痛病情观察及时率、疼痛干预有效率、疼痛记录合格率、疼痛控制满意度，对疼痛管理质量进行全面、持续、科学的管理。

五、护理

（一）一般护理措施

1. 常规、动态、持续的疼痛评估

（1）评估内容：按本章节"疼痛评估"的内容评估患者疼痛部位、强度、性质、发生的时间特点、加重或减轻疼痛的因素、伴随症状及对睡眠、情绪、一般活动等的影响。脆性骨折的老年患者，对反应不敏感，加之精神因素的影响，往往会较少地诉说疼痛和影响疼痛的因素，疼痛经常被低估，应加以注意。另外，老年人认知障碍的发生率高，应正确、合理地选择疼痛评估的工具，一旦选定某种适合于某位老年患者喜好和认知 / 功能状态的评估方法，应在整个住院期间一直使用这种方法进行评估。自我报告是判断认知完整患者疼痛是否发生和严重程度的最准确、可靠的方法。研究证明，轻度至中度痴呆或谵妄患者也能够可靠地报告疼痛。

（2）评估的频率和时机：患者入院 2 小时内完成首次评估，此后每天上午或晚上进行疼痛评估；对于疼痛强度≥ 4 分者，报告医生，给予镇痛处理后评估 1 次（静脉或肌内注射后 30 分钟，口服药后 1 小时），然后每 4 小时对患者进行 1 次评估，直至疼痛评估 < 4 分。手术患者在麻醉恢复后，根据麻醉方式进行全面评估：气管内麻醉、硬膜外麻醉、蛛网膜下腔麻醉或臂丛神经阻滞麻醉患者每小时评估 1 次，共评估 4 次；局部麻醉患者每小时评估 1 次，共评估 2 次。另外，对患者不同状态进行疼痛评估，如静息性疼痛强度，指患者静息不动（如静坐、静卧）时的疼痛强度；活动性疼痛强度，指患者在进行功能活动（如有效咳嗽、深呼吸、下床行走和关节功能锻炼等）时的疼痛强度。

2. 避免加重或诱发疼痛的因素，提供舒适护理

（1）保持病室内温湿度适宜，每日通风两次，每次 20 ~ 30 分钟。室内温度保持在 18 ~ 24℃，相对湿度保持在 50% ~ 60%。

（2）保持正确的卧位，安全变换体位。卧床休息时四肢骨折的患者给予抬高患肢 20° ~ 30°，转移体位时，注意对损伤部位进行扶托保护；脊柱部位

骨折患者予卧硬板床，每 2 小时给予轴线翻身 1 次，如病情允许下床活动时，需正确佩戴腰围。

（二）非药物治疗护理措施

1. 心理护理

（1）帮助患者树立信心，与患者多沟通，了解患者的心理状态，调节患者的情绪，介绍一些成功例子，通过心理效应，达到减轻疼痛的目的。

（2）安慰患者，解释引起疼痛的可能原因。向患者做好沟通、解释，同时指导患者学会非药物镇痛治疗的措施及正确评估其有效性的方法。

2. 根据患者的喜好和应对方式选择适合的非药物治疗措施

（1）冷疗法：指骨折早期或手术后，利用低于体温、室温但高于 0℃的低温使机体发生一系列功能性改变而达到治疗目的的方法。常用方法包括冷敷、冷压力疗法等，根据病情每日 2 ~ 3 次，每次 15 ~ 30 分钟。

（2）分散注意力：选择能有效分散注意力的方式，如深呼吸、听音乐、看电视、看书、聊天等。

（3）意象法：想象是人们经常使用的一种思维方式，运用个体的想象力来控制不适症状即为意象法。意象的内容可以天马行空，有效即可，可根据其兴趣爱好，循序渐进地开展。

（4）认知行为治疗：通过帮助患者识别自己的歪曲信念和负性自动思维，并用他们自己或他人的实际行为改善情绪并减少抑郁症状的心理治疗方法，包含认知疗法和行为疗法。

（5）运动疗法：在物理治疗中利用力学的因素（躯体运动、牵引、按摩或借助器械的运动等），减轻疼痛、缓解症状、改善功能，如维持有效的皮肤牵引、骨骼牵引等。

（三）药物治疗护理

1. 用药前，耐心地向患者做好解释工作，讲解药物治疗的效果、预后，使患者消除顾虑，保持良好的心理接受治疗。

2. 遵医嘱给药，并在给药前询问患者有无药物过敏史。原则是多模式、个体化镇痛，按时给药而不是按需给药。多模式镇痛是指用药多途径及药物选择多模式，当疼痛评分≤ 3 时，实施非药物干预措施；当疼痛评分为 4 ~ 6 分时，实施非药物及药物（弱阿片类药物与非甾体抗炎药等联合使用）干预措施；当疼痛评分≥ 7 分时，实施非药物及药物（强阿片类药物与非甾体抗炎药等联合使用）干预措施。个体化镇痛指治疗方案、剂量、途径及用药时间的个体化，用最小的剂量达到最佳的镇痛效果。

3. 患者自控镇痛（PCA）护理　患者及家属了解 PCA 泵，掌握使用方法，强调"只允许患者本人按压镇痛泵给药按钮"，在疼痛时或进行一些使疼痛明显加剧的活动之前按压；PCA 泵低于心脏水平位置；PCA 参数由麻醉科医生设定，护士定期查看镇痛泵是否处于功能状态；导管固定妥善，避免受压、牵拉、折断、脱落。

4. 用药期间，注意观察用药效果及不良反应　用药效果包括评估患者疼痛时间、强度、伴随症状，对睡眠、一般活动的影响，疼痛改善的情况等。

（四）健康教育

1. 病情告知　告知患者及家属疼痛是身体受到伤害所发出的警告信号，疼痛是可以治疗缓解的，不要忍痛，要主动描述疼痛。

2. 健康教育

（1）时机：覆盖患者治疗全过程。包括入院时宣教、住院期间教育、出院指导、出院后随访及门诊复诊时。

（2）形式：老年患者的接受能力、理解能力和交流能力差，因此在对老年患者进行宣教时，要特别耐心，使用通俗易懂的语言、图片、视频等多种方法多次、反复宣教，直至患者明白。

（3）内容：疼痛评估的方法，治疗的方法，镇痛药物的作用、用法、不良反应的处理等。

（4）方法：提供疼痛相关的健康教育资料，如宣教手册、宣教处方、视频及在病房宣传栏张贴疼痛资料等。宣教后，请患者重复、回忆健康教育的内容，了解其学习效果。鼓励家属参与宣教活动，让家属也了解疼痛、镇痛药物的相关知识，有助于家属对患者的照顾与理解。

（黄天雯）

第六节　便秘的预防及护理

一、概述

便秘是骨折卧床患者最常见的并发症之一，文献报道显示，骨科患者术后便秘发生率可达到 80% 以上。便秘不仅可引起腹胀、腹痛，而且粪便长期停留在肠道内易产生对人体有害的毒素，致使患者头晕、头痛、食欲缺乏等，加重心脑血管疾病的发生率，诱发憩室病和憩室炎，增加患结肠癌风险，不仅增加患者痛苦，也妨碍患者的康复。便秘在各年龄段中都可能发生，而在 60 岁以上的老年群体中，发生率约为 30.39%，其中女性多见，为男性的 4 倍。

（一）定义

一般指患者出现排便频次减少、大便干结、排便困难等排便情况的改变。

（二）原因

1. **环境及姿势的改变**　通常情况下，骨折后的患者需要保持比较特殊的体位，例如脊柱受伤的患者，需要平卧硬板，四肢骨折的患者需要卧床、牵引等，由于这些特殊的体位，导致患者排便习惯发生改变，进而出现便秘的情况。

2. **伤口疼痛**　剧烈的疼痛感会导致患者机体神经功能紊乱，进而对胃肠功能造成影响，患者痛觉神经敏感，排斥活动，进而发生便秘。

3. **药物因素**　很多药物对患者胃肠会产生不同程度上的影响，对肠蠕动造成影响，如吗啡等造成患者便秘；长期使用抗生素也会导致患者肠道菌群失衡，出现便秘。

4. **饮食因素**　患者受伤后，食物量减少，每日摄入的水分及粗纤维食物减少，进而出现便秘。

5. **活动减少**　因年老体弱、长期卧床或卧床期未进行功能锻炼，致使胃肠蠕动减慢，出现便秘。

6. **脊髓损伤**　致使肠道的神经功能受到破坏而发生功能失调，导致肠道蠕动减慢（如截瘫患者），从而导致便秘。

7. **年龄**　相关研究显示，患者便秘的发生与年龄有关，且年龄在 60 岁以上的老年患者，本身肠道消化功能减弱，肠蠕动变慢，易发生便秘。

8. **精神因素**　精神心理因素尤其是抑郁和焦虑是功能性便秘发生的重要因素之一。有研究者称，焦虑可增加盆底肌群的紧张度，从而导致便秘。

9. **其他**　患痔疮、肛裂者，为避免疼痛和出血有意控制便意，久之导致便秘现象的出现。

二、诊断

便秘的判定标准根据罗马Ⅲ的标准，评定依据为：①排便困难，便硬，排便频率减少或排便不尽感；②每周完全排便 < 3 次，每天排便量 < 35g；③全胃肠或结肠通过时间延长。

（一）临床表现

便秘表现为缺乏便意、排便次数减少、粪便干硬、粪便量少、排便费力、排便时肛门直肠堵塞感、需要手法辅助排便以及排便不尽感等。排便次数减少是指每周自发排便少于 3 次。

1. 大便次数减少 老年慢性便秘患者排便次数减少更为明显，平均每周 4.2 次，明显少于正常人每周 5 ~ 7 次的排便频率，其中近 10% 的老年慢性便秘患者排便频率少于每周 2 次。

2. 大便干结 老年人对口渴的感觉功能下降，可导致老年人每日自觉饮水减少；老年人咀嚼功能减弱，饮食偏精细，多数老年人纤维素摄入不足。每日进食中水与纤维素的缺乏造成肠道内水分减少。老年人常有肠道蠕动减弱，粪便在肠道内停留时间过长，水分被过度吸收，最终导致大便干结。

3. 排便困难 老年便秘患者排便困难更为明显，直肠动力不足是重要原因之一。一方面，老年人肠道出现退行性改变；另一方面，老年人直肠感觉功能下降，对粪便刺激的反应受损导致粪便滞留，进而引发负反馈机制抑制直肠活动，导致排便困难。此外，盆底肌功能不协调，包括盆底肌不完全舒张、反常收缩等一系列不协调的肌肉运动，导致无法产生必要的推进力，这也是造成排便困难的因素之一。

4. "大便失禁" 许多便秘的老年患者常因粪便渗漏而被误诊为"大便失禁"，实际上是患者粪便未排尽，粪块嵌塞在直肠壶腹部，久之导致壶腹部扩张、直肠括约肌松弛，粪块上部稀便自粪块周围间断或持续下泻，即表现为大便失禁。

5. 其他临床表现

（1）痔疮、直肠脱垂：老年人盆底组织薄弱而松弛，长期便秘导致腹内压增高，诱发或加重老年人直肠脱垂。老年人排便困难、排便费力，直肠静息压力增高，阻断了静脉回流，使肛垫反复充血，直至断裂并伴有静脉丛淤血、扩张、融合，患者还容易形成细小的动 - 静脉瘘。

（2）"粪石"形成、肠梗阻：老年人慢性便秘使得粪便长时间停留在肠道，极易形成"粪石"，临床上常误诊为"腹部包块"。粪石可堵塞肠腔，表现为肠道梗阻，部分患者亦可能在做肠道准备时发生肠梗阻。

（3）缺血性结肠炎：便秘是老年缺血性结肠炎的独立危险因素。便秘易造成肠腔内压力上升，同时粪便对肠壁长时间压迫，均可导致肠壁供血减少，从而诱发肠壁溃疡，偶尔可导致粪性肠穿孔而发生腹膜炎，可危及生命。

（4）憩室病、憩室炎：老年人结肠平滑肌张力降低、肌层变薄，当结肠内压增加，使肠壁薄弱处膨出而形成憩室，而憩室内粪便不能及时排空，易诱发憩室炎。

（5）焦虑、抑郁：大量研究发现相较于非便秘人群，慢性便秘者中异常心理状态和心理控制情况更为多见。老年人由于独居、丧偶等原因易致焦虑、抑郁，而异常的心理状态可影响肠道功能，导致粪便排出障碍。某些严重便秘但肠道功能正常的患者也常常被发现存在心理应激，以及对自身排便情况的不准确理解。

（二）检查

1. **体格检查** 包括全身检查、腹部检查和直肠检查。全身检查应注意排除中枢神经系统障碍，特别是脊髓病变。腹部检查要明确有无腹部膨隆，有无可触及的腹部包块，以及结肠有无可触及的硬结粪便。直肠检查对评估患者情况非常重要：肛门直肠指检要注意有无狭窄、肿块及粪便嵌顿的存在，同时评估耻骨直肠肌和肛门括约肌的功能。

2. **辅助检查** 包括实验室检查及结肠镜检查。实验室检查中，除血常规、便常规和隐血试验外，对于怀疑甲状腺功能减退及高钙血症的患者，还需检查促甲状腺激素和血清钙。对于不愿意或一般情况不允许做全结肠镜检查的患者可以考虑直肠乙状结肠镜检查。

三、治疗

（一）非药物治疗

1. **坚持参加锻炼** 对 60 岁以上老年人的调查表明，因年老体弱极少行走者便秘的发生率占 15.4%，而坚持锻炼者便秘的发生率为 0.21%，因此鼓励患者参加力所能及的运动，如散步、走路或每日双手按摩腹部肌肉数次，以增强胃肠蠕动能力。对长期卧床患者应勤翻身，并进行环形按摩腹部或热敷。

2. **培养良好的排便习惯** 进行健康教育，帮助患者建立正常的排便行为。可练习每晨排便 1 次，即使无便意，亦可稍等，以形成条件反射。同时，要营造安静、舒适的环境及选择坐式便器。

3. **合理饮食** 老年人应多吃含粗纤维的粮食和蔬菜、瓜果、豆类食物，多饮水，每日至少饮水 1 500ml，尤其是每日晨起或饭前饮一杯温开水，可有效预防便秘。此外，应食用一些具有润肠通便作用的食物，如黑芝麻、蜂蜜、香蕉等。

4. 其他 防止或避免使用引起便秘的药品，不滥用泻药，积极治疗全身疾病及肛周疾病，调整心理状态，良好的心理状态有助于建立正常排便反射。

（二）药物治疗

为患者制订排便方案时应强调自然的非药物的措施，但必要时遵医嘱加用口服药。

1. 可溶性纤维素 包括欧车前纤维（欧车前亲水胶）和聚卡波非钙片剂。增加患者肠道的纤维素含量可增加大便容积、缩短肠传输时间和促进胃肠动力。因可溶性纤维素产气少，老年患者可更好地耐受。因进食纤维少而致便秘的患者，在进食更多的纤维食物后其肠道功能可改善。

2. 软便药 通过改变粪块表面张力而起作用，从而使其更容易通过肠道。多库酯钠 100 mg，每日 2 次，最常用于大便干硬、不能活动的患者或主诉为大便硬而非通过时间缩短的患者。

3. 刺激性泻药 例如番泻叶（senna leaf）刺激肠蠕动从而将粪便推进至直肠。警告患者尽量少用刺激性泻剂，以免造成电解质失衡等不良反应。偶尔用刺激性泻剂和多库酯的混合制剂如多库酯钠胶囊，适用于既有大便硬结又有肠蠕动减弱的老年便秘患者。

4. 益生菌 益生菌对老年骨折患者肠道双歧杆菌、乳酸杆菌数量的增殖，产气荚膜梭菌数量的减少有明显的作用，起到调节肠道菌群功能的作用，有利于维持肠道健康。

四、预防

1. 合理饮食 建议患者多进食高纤维素食物（如全燕麦面包、谷糠类、松饼、烘果、烘豆、南瓜）及软果类（如洋李干、橙、橘等）。爆米花和坚果类也富含纤维素，但有些老年患者无法安全咀嚼。多饮水，病情允许情况下，每日可饮水 2 000ml。

2. 定时排便 鼓励患者平日应按时排便。如果仍无作用，可在早餐后 10 ~ 15 分钟试行排便，因为此时的肠胃反射可产生最强的便意。叮嘱患者千万不可忽视便意。

3. 适量运动 患者常因住院或慢性疾病而活动减少，从而导致便秘。

帮助患者进行与其病情相宜的活动如散步等，有助于刺激胃肠蠕动和缓解慢性便秘。

4. 排便体位　便桶上坐位有助于刺激排便。排便时正常的情绪、独处而不受干扰的环境、舒适的体位以及重力作用均有助于促进排便。

五、护理

（一）饮食护理

1. 饮食指导　指导患者进食清淡、容易消化、高纤维素、高维生素等食物，并告知患者少食多餐。做到粗细粮搭配食用，平时多吃新鲜的蔬菜和水果，其量应在 250g 以上。多吃新鲜蔬菜和水果，对患者的消化道起到生理刺激，进而加重粪便的重量和容积，促进患者的肠蠕动状态，进而缩短肠内容物通过的时间，利于粪便排出。同时，告知患者多吃一些富含油脂的食物，进而起到润肠的作用，如蜂蜜、麻油、黑芝麻、胡桃肉等。

2. 鼓励多饮水　在患者病情允许的状态下，告知患者应尽快恢复饮食和饮水，术后 6 小时内可先喝 400ml 左右的淡盐水，之后每日清晨起床后喝一杯温开水，最好是在每日晨起空腹的状态下饮用，同时告知患者每日睡觉前喝蜂蜜水，每日饮水量应在 2 000ml 左右。水能够作为润滑剂，食物纤维在肠道内可以充分地将水分吸收，进而起到软化粪便的作用，刺激患者肠蠕动，促进患者排便。

3. 培养良好的饮食习惯　饮食量不足可导致功能性便秘。护理人员需根据老人饮食习惯合理搭配食物。牙不好者，指导将蔬菜切成细末煮烂，将水果切成小薄片。花生油、芝麻油可润滑肠道，宜适当增加。养成良好习惯，定时进餐、冷热适当、勿暴饮暴食、避免夜间进食。

（二）适当增加运动

加强肢体功能锻炼；进行腹部按摩，按摩时患者取仰卧位，双手重叠置于右下腹，腹部放松，沿顺时针结肠走向反复推展按摩，幅度由小至大，每天 2 ~ 3 次，每次 10 ~ 15 分钟；进行提肛收缩运动等，刺激肠蠕动，防止便秘。

（三）排便指导

首先，养成每天定时排便的习惯；其次，排便时把注意力集中到排便上，且不可人为地控制排便感，如出现便意，应立即排便。为卧床、活动不便者提供排便环境，如果病情允许协助患者坐在便盆上排便，排便时嘱患者勿用力过猛，可在排便用力时呼气。对于髋关节置换术的患者，术后在使用便盆时注意将整个髋关节托起，避免脱位；对于能够下床活动的患者，应使用坐便器，避免脱位。

（四）心理护理

精神因素是较常见的功能性便秘的诱发因素。老年人虚弱、自理能力差，加之原发病及便秘对身心的损害，易产生自卑、焦虑等心理，再加上住院造成环境改变、生活规律打乱等精神因素刺激易引起功能性便秘。护理人员需稳定患者情绪，消除其紧张感，如排便时遮挡患者，适当通风，保证患者有足够的排便时间。病情允许时，护士可暂离去，避免带来紧张感。

（五）用药护理

对于通过上述措施没有效果的患者，可给患者使用开塞露或者一次性缓泻剂，必要时可为患者灌肠。使用缓泻剂时，注意观察患者的反应，如有不适应马上告知医生处理。

（六）改良灌肠方法

对老年脊髓损伤后合并神经源性肠道功能障碍的患者，腹胀后应用改良深度的灌肠方法，灌肠效果优于甘油灌肠剂直接灌肠。深度灌肠插入的深度为30cm，其所达位置在乙状结肠中远段，灌肠液进入容量较大的乙状结肠内，明显延长了药液在肠内的存留时间，能有效地软化粪便，可增加腹压，刺激肠蠕动，促进粪便下移，比甘油灌肠剂灌肠直接刺激直肠产生便意的时间要长，利于粪便顺利排出。药液在肠腔内保留时间相对较长，可充分软化粪便，解除腹胀效果好。

（七）健康教育

1. 向患者及家属讲解引起和加重老年便秘的相关因素。

2. 积极治疗基础疾病，消除老年便秘的易感因素。

3. 按疗程服药，定期复查。

4. 注意肛门处卫生，定期清洁护理。

5. 养成多饮水，多吃水果、蔬菜的饮食习惯。选择宽松的棉质内裤，避免久坐，注意局部卫生。

6. 保持健康的生活方式，避免劳累、晚睡，坚持体育运动，增强机体抵抗力。

（李玉佳　丁俊琴　张秀果）

第七节　谵妄的预防与护理

一、概述

（一）相关定义

1. 谵妄（delirium）属于急性脑器质性精神综合征，又称急性精神错乱状态，这是脑组织对不同致病因素所产生的非特异性反应。谵妄的基本症状是意识障碍和认知障碍，并伴有睡眠觉醒周期紊乱和精神运动性不安。谵妄症状的出现为一过性的，可发生于任何年龄，但以 60 岁以上者多见。老年人 60 岁以后灰质组织大量减少，脑脊液代偿性增多，脑血流量减少，至少 30%～50% 大脑和小脑皮质、丘脑、蓝斑核和基底神经节神经元消失，神经元内多巴胺、去甲肾上腺素、色氨酸和 5- 羟色胺储备降低。神经组织和神经递质储备严重减少可能产生或加速老年患者认知功能降低。

2. 术后谵妄是指患者在经历外科手术后出现的谵妄。目前还没有公认的界定方法，但通常把手术当天尤其是手术结束至转出麻醉恢复室这段时间发生的谵妄称为苏醒期谵妄，而把术后第 1 天及以后发生的谵妄称为术后谵妄。

（二）流行病学

Bedford 报道，65 岁以上人群有 35% 是因谵妄住院或在住院期间出现谵妄。其转归取决于原发病的性质，一般多在 4 周或更短的时间内恢复，但延长的记忆损害也不少见。谵妄作为一个诊断单元已列入当代精神病学分类方案中，如国际疾病分类 ICD-10 和美国精神疾病分类 DSM- Ⅳ。

谵妄被认为是一种广泛的非特异性的大脑功能改变，是脑细胞急性代谢紊乱的结果，任何疾病或有害物质只要能直接或间接影响脑代谢就可引起谵妄。它是一种潜在的、可逆性的神经元功能失调，其造成的应激紊乱状态会对大脑结构薄弱部位造成损害。这种特定的神经递质系统功能会"选择性地攻击"大脑，从而导致精神活动或脑功能的障碍。出现谵妄时脑部的病理变化轻重程度不一，可能只有神经递质功能障碍，也可有神经组织的形态学改变，但除原发病在脑部外，继发于颅外疾病的谵妄一般只引起脑部的非特异性的病理改变，如充血、水肿等。谵妄一旦发生，需要及时干预，以避免增加死亡风险或永久性中枢神经系统损害（如韦尼克脑病、缺氧、低血糖、高血压脑病、颅内出血、脑膜炎 / 脑炎和中毒等）。谵妄的不良临床结局见表 7-7-1。

表 7-7-1　谵妄的结局

住院相关并发症(压伤、跌倒)增加
住院时间延长或高度依赖他人照护 / 需要重症监护
痴呆的发生率增高
出院后需要长期照护和支持的可能性增加
在短期和长期内死亡的可能性增加

二、诊断

(一)临床表现

谵妄大多起病急骤，可在几小时内出现症状。部分患者可有 1～2 天的前驱症状，表现多为类神经衰弱样状态，如疲乏无力、失眠或困倦思睡、头晕、注意力难以集中、对噪声或光线的刺激敏感、情绪不稳、焦躁不安、易激惹等。

谵妄可分三型：①兴奋型（hyperactive）：又称情绪活跃型，特点是警觉性增高、对周围环境高度警惕和明显的烦躁不安。②抑制型（hypoactive）：又称情绪低沉型，主要表现为不易唤醒、嗜睡和软弱无力，因为无破坏性，通常症状不易早期被察觉，占 45%～64%。③混合型（mixed delirium）：可同时存在上述两种谵妄特点，兴奋和抑制之间变化，占医院中谵妄患者的 6%～55%。症状充分发展时谵妄主要有如下表现：

1. **意识障碍**　意识障碍是急性脑器质性精神障碍最突出的基本症状之一。意识的概念在医学和心理学等方面有不同的理解。从精神病学角度来讲，意识障碍分为对周围环境的意识障碍和自我意识障碍两个方面。谵妄主要表现在对周围环境意识的障碍：①意识轻度障碍，根据障碍的轻重程度可从嗜睡、意识模糊到昏迷。②意识范围的缩小，此时从表面看来患者可有行动，似乎清醒，但反应迟缓，不能进行有效的言语对答，事后难以回忆。③意识内容异常，如幻觉、惊恐场面等。意识障碍可呈波动性，通常是昼间轻，夜晚重，称为日落效应（sundown effect）。

2. **知觉障碍**　谵妄时的知觉障碍是经常出现大量的错觉和幻觉。最常见的错觉为错视，在光线暗淡的环境中易产生。病情轻者能自行纠正，而程度重者往往长时间深信不疑，如夜里患者把室内挂着的衣服看成是一个闯入的不速之客，赶也赶不走，并认为是来加害于他的，因而紧张、害怕。幻觉的发生率可高达 40% ~ 70%，在多种形式的幻觉中，以幻视最多见，其次是幻视与幻听兼而有之。幻觉的内容往往生动而逼真并带有恐怖性质。如在洁白的墙面上看到面目狰狞的鬼怪、猛兽等，患者如身临其境，因而产生显著的惊慌、恐惧、躁动不安等，可做出相应的防卫或逃避反应，并有产生冲动行为、伤人或自伤的潜在危险。

3. 定向障碍 意识障碍常可引起定向障碍，两者关系紧密但并非如影随形。定向障碍最易受损的是时间定向，往往最先出现，继而可出现地点定向障碍，如明明躺在医院的病床上却认为是在家中。一般自我定向障碍较少发生。谵妄时定向障碍的特点是常将不熟悉的事物误认为是自己所熟知的。人物定向障碍是较为严重的表现，甚至当面认不出自己的亲属。

4. 注意障碍 注意障碍表现为注意力涣散，难以有指向的集中。对外界刺激不能保持持久的注意力，交谈时必须重复提问才能回答且回答不切题。由于注意力分散，患者对自己所处的环境情况也随之模糊不清。对新的刺激不能及时转移注意力，对新问题的内容仍用回答前一个问题的内容来回答。注意力在一天之内也呈波动性。

5. 思维障碍 由于意识的清晰度下降和注意障碍，难以进行目的明确的有指向性的思维活动。患者多表现为思维进展迟缓，联想减少或紊乱，抽象思维、推理判断能力受损，对问话理解困难或错误，言语零乱或不连贯。可有片段的不系统的妄想，多带有被害的性质，妄想往往继发于错觉或幻觉。

6. 记忆障碍 谵妄时意识和注意障碍致使患者对新信息难以铭记和保存，故即刻记忆和近记忆明显受损，而远记忆可保存相对较好。谵妄消除之后，患者对患病阶段的体验常有全部或部分的遗忘，而患病中的幻觉等体验也可以部分保留下来。患者意识恢复后有时对自己的处境感到陌生，有如梦初醒之感。

7. 精神运动行为障碍 依据精神运动行为的临床表现，有的学者将谵妄分为三型：①以精神运动兴奋为特征的亢进型；②精神运动水平和警觉性减低的活动低下型；③上述两型兼有的混合型。既往认为谵妄必然有精神运动性兴奋，近年来的观点则认为，谵妄患者亦可表现为精神运动性抑制，甚至呆住不动，逐渐陷入昏睡或昏迷状态。这类活动低下型患者显得较安静，不易引起别人的注意，常被误诊或漏诊。谵妄时的精神运动性兴奋为一种不协调的器质性兴奋，动作行为缺乏目的，杂乱无章，受感知觉障碍及妄想的影响带有冲动性甚至攻击性，患者可不停地喊叫或躁动不安、拒食、抗拒治疗，无目的地摸索，撕扯衣角、被褥，也可表现为重复或刻板的抓握动作。

当活动亢进型突然转变为静卧、嗜睡，多预示着原发躯体病的恶化，有可能发展为昏迷甚至死亡。

8. 睡眠 - 清醒节律紊乱　谵妄患者常见睡眠节律颠倒，即白天卧床不起、困倦或嗜睡，而夜间则不眠且躁动不安，这种节律紊乱会加重记忆和注意障碍。

9. 神经系统症状和体征　自主神经功能紊乱亦多见，如多汗，瞳孔变化，心跳加快，血压升高，皮肤潮红或苍白等；可有尿失禁、癫痫发作、震颤、肌阵挛等不自主运动。

（二）术后谵妄的危险因素

术后谵妄是多种因素共同作用的结果。通常把这些因素分为易感因素（表 7-7-2）和促发因素（表 7-7-3），谵妄的发生是易感患者暴露于外界促发因素的结果。了解这些因素有助于识别术后谵妄的高危患者和采取相应的预防措施。

表 7-7-2　术后谵妄的易感因素

因素	具体表现
高龄（65 岁或以上）	痴呆
认知功能储备减少	认知功能损害、抑郁、有谵妄既往史
生理功能储备减少	自主活动受限、活动耐量降低、视觉或听觉损害
经口摄入	脱水、营养不良
并存疾病	严重疾病、多种并存疾病、脑卒中史、代谢紊乱、创伤或骨折、终末期疾病
药物应用	应用有精神作用的药物、应用多种药物、酗酒
ApoE4 基因型	

注：ApoE4 即 apolipoproteinE，载脂蛋白 E。

表 7-7-3　术后谵妄的促发因素

因素	类型
药物	镇静催眠药、抗胆碱药、多种药物治疗、乙醇或药物戒断

因素	类型
手术	心血管手术、矫形外科手术、长时间体外循环、非心脏手术
收住 ICU	环境改变、睡眠剥夺、身体束缚、应用导尿管和各种引流管、疼痛刺激
并发疾病	感染、医源性并发症、严重急性疾病、代谢紊乱、发热或低体温、休克、低氧血症、贫血、脱水、低蛋白血症、营养不良、脑卒中

（三）术后谵妄的诊断

谵妄的诊断一般需要有明确的躯体疾病和严重的病理生理功能紊乱证据。根据《精神疾病的诊断和统计手册》（Diagnostic and Statistical Manual of Mental Disorders，DSM-Ⅳ-TR）的诊断标准，谵妄的诊断需要符合以下条件：①意识障碍（对环境认识清晰度降低）、伴随注意力集中困难、注意持续或转移能力减退；②认知功能改变（包括记忆力减退、定向力障碍、语言障碍），或存在知觉障碍和痴呆综合征；③病情在短期内（通常几小时到几日）起伏变化大，可以在一天之中迅速严重恶化。另外，谵妄还可以出现睡眠障碍（包括睡眠觉醒周期的改变）、精神运动性变化，以及神经行为异常等症状。

DSM-Ⅳ标准适合精神专业医护人员应用，未经专门训练的非精神专业人员并不容易掌握；此外应用该标准评估每例患者需要半小时左右，也不适合在繁忙的医疗环境中大规模使用。为此，很多研究者制订了一些简便易行、且适合非精神专业人员使用的谵妄诊断工具，如谵妄评估量表（the confusion assessment method，CAM）等。CAM 是评估和诊断谵妄的金标准，CAM 通过 4 类问题来判断患者是否发生谵妄，该量表具有良好的效度和准确性，假阳性率为 10%。该量表要求护士关注患者日常行为的细微变化，而这些不正常的性格或行为异常通常是由患者的同事或亲戚注意到的。一旦怀疑患者认知发生改变时应使用该量表，至少每日一测或在病情发生变化时使用。CAM 的 4 类问题（表 7-7-4）中，如果问题 1 和问题 2 的回答均为"是"，问题 3 或问题 4 的回答其中一项为"是"，则可判定为谵妄。随着时间推移，有些细节可能会被忽略或遗忘，因此最好询问所有相关人员相同的问题以保证测评结果的客观性。

表 7-7-4　谵妄评估量表（CAM）

1	患者的精神状态与平时相比是否有明显的变化 ·是否有意识模糊、躁动、反常行为、幻觉，偏执或者"有点不太正常" ·亲属或照顾者可以帮助回答这个问题 你可能会听到："在我母亲做完髋部手术后，她的精神变得很混乱并且咄咄逼人。她总是将输液管拔出，对护士们大喊大叫。这样的改变让我们很震惊，因为她一直是一个很有教养的人。"
2	注意力不集中 ·患者是否容易分散注意力或难以跟上谈话的内容 ·为了帮助评估这一点，您可以向前追溯，对近几个月的情况进行综合的考察 你可能会听到："我不明白爸爸术后在说什么，刚刚他还在谈论他的膝盖，突然他又开始谈论德国战争。刚开始我还以为这件事和他开玩笑，但他显然很不高兴，为把事情弄混了而困扰。"
3	思维混乱 ·可能不知道他们身在何处，或者认为在其他的地方 ·谈话的内容漫无边际，从一个问题突然跳到另一个问题 ·无法回忆起日期和时间 你可能会听到："我妻子患有轻度痴呆症，在家时她的病情控制得很好，我们总在星期二见面并一起吃晚饭。但当她住院时，她甚至认不出我和女儿，说我们是陌生人，要带她走。看到她这样我们很伤心。"
4	意识水平的改变 ·可能表现为具有攻击性、大喊大叫、焦虑不安或高度警觉 ·过度嗜睡（甚至可能没有反应） 你可能会听到："我叔叔的意识变得很混乱。他有时昏昏欲睡，有时又焦虑不安，只能通过药物来控制症状。"

三、治疗

1. **非药物治疗**　去除危险因素和支持治疗，是所有谵妄患者的首选和基础治疗措施。遇到谵妄患者时，应尽快详细了解现病史、合并疾病史和药物、手术治疗情况，识别危险因素。应尽可能纠正可逆的促发因素，对于不能纠正的易感因素也应尽可能予以改善。支持治疗的内容包括保持气道通畅、防止跌落和意外损伤、维持通气正常和循环稳定、保障输液和营养、预防发生并发症等（表 7-7-5）。

需要注意的是针对危险因素的治疗（如抗感染治疗）有时并不能很快缓解谵妄症状。因此去除诱因的同时仍应密切观察患者，以防患者突然发生躁动伤及自身或他人。

表 7-7-5　术后谵妄的处理策略

序号	策略
1	监测生命体征,出入液体量的控制及吸氧
2	治疗脱水、心力衰竭和电解质紊乱
3	保障吸痰准备措施
4	避免在同一个时间使用多种药物
5	营养治疗
6	治疗常见的感染:泌尿系统、呼吸道、软组织的感染
7	治疗重度贫血(输血)、低氧、低血压
8	评估和治疗尿潴留及粪便嵌塞的情况
9	治疗尿失禁、安排定时如厕
10	预测和防止突如其来的疼痛并识别和管理疼痛的来源
11	避免扰乱患者的睡眠
12	如果患者感到环境危险,建议专人陪护
13	尽可能避免身体约束
14	把患者安排在靠近护士工作站的病房
15	避免把患者安排在另一个谵妄患者的附近
16	指导医院工作人员与谵妄患者适当地沟通并干预
17	鼓励家人探访
18	其他辅助治疗和物理治疗
19	协助进食
20	减少环境嘈杂
21	给予充足的光线
22	辅助改善感知功能,如提供眼镜和助听器
23	从家中给患者带一些熟悉的物品
24	每天至少 3 次予以对时间、地点和人物定向的再适应

序号	策略
25	当谵妄症状改善,要相应地帮助恢复正常功能,改变"依赖的习惯"
26	使患者和家属对谵妄的原因和可逆性有所认识并告知如何相互配合及家庭在康复中的功能

2. 药物治疗　药物治疗仅适用于患者躁动症状严重、如不及时控制症状有可能危及患者自身安全(如意外拔管、拔除输液通路或引流管等)或医护人员安全的情况。

(1)抗精神病药物:氟哌啶醇是目前用于谵妄治疗的首选药物。可口服给药,但生物利用度较低(35%~60%),需要适当地增加剂量。也可经静脉、肌内或皮下注射给药。经静脉给药可减少锥体外系不良反应的发生,但有可能引起剂量相关的QT间期延长,后者增加发生尖端扭转型室性心律失常的风险。有报道剂量超过20mg或患者合并心脏疾病时QT间期延长的风险增大。

术后谵妄的持续时间通常较短(多为1~4天),因此谵妄症状控制后可持续用药2~3天停药。常用抗精神病药物在谵妄治疗中的应用见表7-7-6。

表 7-7-6　抗精神病药物用于谵妄治疗

药物		剂量和用法	不良反应	说明
典型抗精神病药物	氟哌啶醇	0.5~2mg,1次/2~12h,po/iv/sc/im	锥体外系症状,特别当剂量>3mg/d时,QT间期延长,神经安定药恶性综合征	谵妄治疗的首选药物:老年患者从小剂量开始;高活动型谵妄患者推荐肠道外给药,每15~30min可重复,直至症状控制;乙醇/药物依赖患者、肝功能不全患者慎用
非典型抗精神病药物	利培酮	0.25~2mg,1次/12~24h,po	锥体外系症状略少于氟哌啶醇,QT间期延长	用于老年患者使死亡率增加
	奥氮平	2.5~10mg,1次/12~24h,po		
	喹硫平	12.5~200mg,1次/12~24h,po		

注:po即口服;iv即静脉注射;sc即皮下注射;im即肌内注射。神经安定药恶性综合征的典型表现包括肌肉僵硬、发热、自主神经功能不稳定、谵妄等,可伴有血浆肌酸磷酸激酶升高。

（2）苯二氮䓬类药物：对于谵妄高危患者，该类药物的使用会导致谵妄发生风险增加。对于普通的谵妄患者，该类药物的使用往往会使患者意识混乱加重、躁动加剧。因此，不推荐该类药物常规用于谵妄患者的治疗。但对于因乙醇戒断或苯二氮䓬类戒断而产生谵妄的患者，该类药物是首选。此时氟哌啶醇仅作为辅助药物用于控制诸如幻觉、好斗等精神症状。

（3）右美托咪定：右美托咪定用于谵妄患者的治疗效果有待进一步证据支持。

四、预防

1. 早期评估，去除危险因素

（1）由于谵妄通常是由多种易感因素和促发因素共同作用的结果，故预防谵妄应针对多种危险因素进行干预。因此，应详细了解患者的现病史、并存疾病、药物和手术治疗情况，识别危险因素。表 7-7-7 为针对各种危险因素的干预措施。

表 7-7-7　多因素干预的危险因素及相应措施

危险因素	干预措施
认知损害	改善认知功能：与患者交流，让患者读书、看报、听收音机等 改善定向力：提供时钟、日历等 避免影响认知功能的药物
活动受限	早期活动，如可能从术后第 1 天起定期离床 每日进行理疗或康复训练
水、电解质失衡	维持血清钠、钾正常 维持血糖正常 及时发现并处理脱水或液体过负荷
高危药物	减量或停用苯二氮䓬类、抗胆碱药、抗组胺药和哌替啶 减量或停用其他药物，以减少药物间相互作用和不良反应
疼痛	常规使用对乙酰氨基酚或 NSAIDs 药物 用小剂量阿片类药物治疗残存疼痛 避免使用哌替啶
视觉、听觉损害	佩戴眼镜或使用放大镜改善视力 佩戴助听器改善听力

危险因素	干预措施
营养不良	正确使用义齿,注意适当体位,帮助进食 给予营养支持
医源性并发症	术后尽早拔除导尿管,注意避免尿潴留或尿失禁 加强皮肤护理,预防压疮 促进胃肠功能恢复,需要时可给予促进胃肠蠕动的药物 必要时进行胸部理疗或给予吸氧 适当的抗凝治疗 注意有无尿路感染,必要时给予治疗
睡眠剥夺	减少环境噪声 非药物措施改善睡眠

（2）认知障碍是谵妄的潜在危险因素,因此,患者入院时都应进行认知筛查,帮助识别谵妄风险。评估首先从简单的问题开始,比如询问患者是否注意到:"你的记忆力有什么变化吗?"这种标准筛查,在医院和社区都可以使用,也可以用来做更详细的评估。目前有许多评估工具/量表用来评估认知能力下降,可以帮助我们进一步评估认知障碍,并制订前瞻的护理计划。

1）4AT 表:4AT 表是一种简单、易于使用且经过临床验证的评估工具,用于评估患者是否发生谵妄,也可识别中重度认知障碍,几乎不需要培训即可使用。另一种评估工具"简易智力检测量表",可用于谵妄患者的初期筛查以及日常监测评估,也适用于严重嗜睡或躁动患者。

2）蒙特利尔认知评估表（the Montreal cognitive assessment, MoCA）:包括视觉空间能力、记忆回忆能力和注意力三部分内容,大约需要 10 分钟,总分为 30 分,低于 26 分表示存在认知障碍。

3）简明精神状态检查（the mini mental state examination, MMSE）:可应用于不同领域,得分为 30 分表明认知能力下降。据证实,MMSE 可以区分不同类型的痴呆,可用于更深入的认知评估,但因版权问题不能自由使用,使用率越来越低。该量表不适用于轻度认知障碍的患者。

（3）家属陪伴有助于减少术后谵妄的发生,故患者家属也应参与到谵妄的预防,给予患者家属必要的教育,鼓励每天陪伴患者至少 5 小时以上,可有效减少老年谵妄发生。

2. **药物预防** 由于无可靠证据表明药物或联合非药物的预防策略可以

减少成年患者谵妄的发生率和持续时间，因此不推荐常规用抗精神病药预防术后谵妄。

1）右美托咪定越来越多地应用于机械通气患者的镇静和手术患者围手术期的镇静、镇痛。现有研究提示它可减少机械通气患者术后谵妄的发生率和持续时间。

2）松果体分泌的褪黑激素代谢在睡眠-觉醒节律中起重要作用，有建议预防性给予褪黑激素有助于谵妄预防。有随机对照研究显示每天给予0.5mg 褪黑激素，连续 14 天可减少谵妄的发生。

3. 麻醉及围手术期处理　目前没有研究提示不同麻醉方法对术后谵妄的影响有明显区别。

区域阻滞麻醉与全身麻醉对术后谵妄发生率的影响无差异，但不同麻醉药物的影响有无差异仍然值得关注。初步研究结果显示七氟烷吸入麻醉可能优于丙泊酚静脉麻醉；如果必须实施丙泊酚镇静，应尽可能避免深度镇静。

研究证明，哌替啶可增加谵妄的发生，可能与其抗胆碱能特性有关，因此不适用于谵妄高危患者的术后镇痛；其他阿片类药物之间则未发现明显差异。原则上不应限制阿片类药物的使用，完善的镇痛可减少谵妄的发生，但应避免使用哌替啶。有研究发现加巴喷丁用作术后镇痛辅助药物可明显减少谵妄的发生，但这种作用还有待大规模临床研究的进一步证实。对乙酰氨基酚和非甾体抗炎药物（NSAIDS）如氟比洛芬酯也是术后常用的辅助镇痛药，有两项研究将其用作多模式镇痛的一部分，结果均减少了术后谵妄的发生。

五、护理

1. 睡眠的护理　骨折患者往往术前行牵引术，以稳定骨折断端，减轻疼痛；术后为防止假体脱位或骨折再移位，患肢需固定放置在外展中立位，手术创伤、疼痛、长时间卧床、制动、监护噪声等因素，使患者得不到充分的休息，导致术后谵妄的发生。为确保患者良好的睡眠，晚上杜绝探视、定点熄灯，避免在睡眠时间进行不必要的医疗或护理操作。

2. 氧疗的护理　对老年患者，术前即进行氧疗，同时配合呼吸训练，术后返病房后立即给予低流量吸氧，2～3L/min，术后 24 小时给予持续心电监护、实时监测患者血氧饱和度（SpO_2）。脑组织对缺氧较敏感且耐受力低，缺氧导致乙酰胆碱的合成和释放减少，多巴胺浓度升高，氧供和氧耗失衡，进而诱发谵妄。围手术期充分的氧疗，对预防术后谵妄有积极意义。但是常规吸氧只是减少通气不足或通气／血流比例失调所致的低氧血症的发生频率和严重程度，不能纠正呼吸方式紊乱和肺气体弥散障碍性低氧血症。为达到最佳效果，采用氧疗的同时加上呼吸功能的系统训练，维持血氧饱和度＞95%。

3. 心理护理　观察患者的心理情绪变化，对于存在紧张焦虑情绪的患者，及时与患者及家属沟通解释，强化家属陪伴，告知在院期间的注意事项。

4. 其他护理　术中低血压、低体温、低氧血症是诱发术后谵妄的常见危险因素。根据英国国家卫生与临床优化研究所 2008 年围手术期体温控制指南的推荐，围手术期患者体温应不低于 36℃，并保障患者围手术期液体灌注平衡。

（崔怡　陈彩真　李春柳）

第八章
居家康复

∙∙

　　髋部骨折是骨质疏松和意外跌倒最严重的后果。对于衰弱老年人来说，髋部骨折后的康复是一个很困难且漫长的过程。随着国家医疗体制改革的深入和康复外科的快速发展，患者围手术期的治疗流程得到优化，使得患者平均住院日缩短，意味着老年髋部骨折患者院内康复时间缩短，有研究显示，老年髋部骨折术后 3 个月是功能锻炼和肢体功能恢复的最佳时期。因此，良好的居家康复对患者术后功能康复至关重要。本章对老年髋部骨折居家康复护理进行全面概述，旨在提高医院、社区、康复机构、养老机构及上门康复护理机构护理人员的护理能力。

一、居家康复需求评估

　　居家康复需求是患者居家中的一种健康照护需求，目的是促进康复、提高生活质量，包括疾病需求、心理需求、康复需求、饮食用药指导需求、特殊治疗性护理需求类（如尿管护理、胃管护理、造瘘护理等护理的需求）。在我国人口老龄化的进程中，因医疗机构资源紧缺，老年髋部骨折患者住院时间缩短，在住院期间获得的医疗护理信息有限，而养老机构医疗服务的滞后及康复机构发展的不健全，使居家康复成为老年髋部骨折术后患者的首要选择，导致大量髋部骨折术后患者对居家康复护理的需求越来越高。

　　我国居家康复受国家医疗体制、经济、文化、地区以及认知水平等诸多因素影响，没有形成完整的居家康复需求评估体系，目前所能做到的居家护理需求评估仅限于住院期间由护理人员进行评估，而出院后无法做到动态的、连续的评估。因此，今后在居家康复评估方面，应逐步建立涵盖医院 - 社区 - 家庭的更完善的评估系统。

二、居家康复计划

居家康复计划是通过多学科专业人员与患者及家庭的共同努力，以患者为中心，以患者需求为导向，制订出院后的家庭康复计划，促使患者适应从一个环境顺利过渡到另一个环境。居家康复计划的目的是早期识别患者与健康有关的需求，满足患者出院后连续护理的需求，实现患者从医院到家庭的无缝过渡，实现个人居家健康最佳结局。患者是康复计划的一部分，其自身的知识水平以及能力影响康复计划的过程和结果，因此，需让患者参与康复计划的制订，充分发挥患者的主动性。同时，患者家属、照护者作为居家康复的坚实后盾，应共同参与制订家庭康复计划，包括功能康复指导、生活方式指导、饮食指导、支具使用方法的指导等；并在门诊复查、家庭访视或电话联系对患者进行家庭康复指导的过程中结合患者具体情况及需求，对康复计划进行适当的修正。

居家康复者的需求复杂多样，不断变化，要满足不同患者不同阶段的需求，必须由多学科团队合作制订康复计划。康复计划应在入院后尽早制订与实施，可以减少患者因为缺乏充分的出院准备而引起出院延迟、再入院和不必要的急诊就诊。

康复计划通过提供以下服务，帮助患者获得整体性、个性化、持续性的照护，提高患者自我照顾能力，提升家庭照顾应对能力。

（1）评估患者出院后的照护需求。

（2）对患者、家属及照护者进行疾病自我管理相关知识的教育、指导和支持性服务。

（3）针对家庭、心理、社会评估，提供后续照护所需服务。

（4）多学科团队中各专业人员根据评估提供本专业服务。

（5）后续追踪评价服务。

三、居家康复策略

（一）居家跌倒预防

据报道，每年有35%～40%的社区老人发生跌倒或1/3的居家老年人发生过跌倒事件，表明居家环境是否安全已成为老年人跌倒的高危因素。而有调查表明，仅有16.8%的老人认为居家需要改进，因此加强老年人、家属和照顾者居家安全重要性的教育，指导改善居家环境是降低老年髋部骨折患者再次跌倒的重要措施。

1. **居家跌倒危险因素评估**　造成跌倒的原因包括内因性和外因性因素。内在原因即个体特异性，包括个人的特征及其身体状况，如年龄、性别、步态、体能、平衡感、力量和有氧健身锻炼情况、有无眩晕和头晕、有无视力和听力障碍、有无认知障碍、有无肌少症与心血管疾病、有无使用药物（尤其是精神类药物）和有无抑郁；外在因素是指环境的危险，如地毯松动、地板光滑、地面湿滑、通道杂物过多、室内灯光或照明不足、床椅过高、室内有台阶和门槛、卫生间无扶手等。

2. **居家环境改造**

（1）活动空间的改善：老年髋部骨折患者因关节间隙变窄，关节丧失活动稳定性，以致步伐变小，脚无法抬高，重心不稳，容易被障碍物绊倒而发生跌倒，因此要保持过道的通畅，地面干燥；避免地面过于光滑，不放置地毯，防止地毯松动导致跌倒。

（2）睡床及座椅的改善：老年髋部骨折术后患者能够在助行器的辅助下进行活动，但自行转身和上下床比较困难，应建议在床上安装床栏或把手。同时，睡床高度应合适，避免过高或过低，造成髋关节过度弯曲。可指导患者选择高度适中、稳固和有扶手的座椅。

（3）浴室、卫生间的改善：调查表明，有相当一部分跌倒是发生在浴室和卫生间，多因为如厕后起身站立不稳、地面湿滑等缘故，因此应重点教育和指导患者及家属对浴室、卫生间进行改造，马桶两侧设置扶手，浴室卫生间加铺防滑垫等。

3. **居家跌倒预防策略**　跌倒预防策略非常复杂。干预措施可能是针对多因素的多元策略，目的在于有针对性地处理个体的危险因素，具体策略如下：

（1）力量、平衡及心血管训练：预防跌倒的运动策略是注重平衡、力量训练和有氧健身，以提高个人的姿势稳定性和抗跌倒能力。以团体和家庭为基础的锻炼计划可以降低发生跌倒的概率和风险，同时也可以减轻患者对跌倒的恐惧感。

（2）视力评估：视力障碍是跌倒的常见危险因素，它影响平衡和躲避障碍的能力，以及距离判断和空间感知能力。应为患者提供专业的视力评估，做出相应的解决方案。

（3）用药评估：老年人服用多种药物是跌倒的重要原因，尤其是精神类药物。英国国家卫生与临床优化研究所（NICE）推荐，根据专家的建议检查药物剂量或停止服用药物，尤其是那些服用精神药物的患者。避免因药物使用不当，造成不良事件发生。

（4）足部和鞋子的评估：足部畸形、疼痛和无力，运动范围缩小，以及不合适的鞋都是跌倒危险因素。鞋子的改良和足部护理是预防跌倒的最基本的方法，建议所有老年人穿有支撑力的鞋子。定期检查足部皮肤情况，避免潜在压疮或皮肤破损，影响患者行走。

（二）居家心理干预

髋部骨折后，由于肢体疼痛、活动障碍、生活自理能力差、担心费用及预后等因素，会影响患者的心理状况，严重者导致抑郁。患者的肢体活动能力和日常生活能力的恢复与术后 3 个月抑郁水平呈负相关，即患者的抑郁水平越高，患者的 Barthel 指数得分越低。有研究表明，术后 3 个月是抑郁情况比较严重的阶段，患者出院后 1 个月抑郁率可高达 47%，极大影响了患者的康复。因此，医护人员应当充分评估患者产生抑郁的原因，帮助患者做好心理护理，并加强与家属的交流，协助制订功能锻炼计划。

1. 心理评估　老年髋部骨折患者多伴有其他系统疾病，加上对骨折处理疗效的不确定感、对肢体功能的恢复没有信心、对家庭的愧疚、对康复指导信息获取的不确定性等都会使患者发生心理变化，容易产生抑郁、焦虑、恐惧、烦躁等心理，这些负性情绪又会成为影响术后康复的重要因素。在国内，关注老年髋部骨折的护理已成为广大护理人员的普遍共识，而对患者心理健康状态的评估却较少。抑郁是老年髋部骨折术后常见的心理问题，是一种严重的健康问题，可导致不必要的痛苦、功能受损、死亡率增高和医疗资源的过度使用。老年抑郁症表现不典型，在认知障碍的患者中症状可能会被掩盖。老年人群的抑郁症仍未确立明确诊断和充分治疗的方法。英国国家健康与临床优化研究所（NICE）推荐了两种筛选工具，在英国使用并经过验证。测评得分越高，患抑郁或焦虑的概率越大。

（1）医院焦虑抑郁评估量表（the hospital anxiety and depression score，HADS）：本量表适用于早期诊断以及追踪焦虑、抑郁的进展。被翻译成多种语言，具有良好的信效度。该问卷包含 14 个有关焦虑和抑郁的条目，对每个条目的选项进行赋值，最后形成总分。总分 ≥ 8 分表明结果阳性。完成这个问卷需要 2 ~ 5 分钟。

（2）患者健康问卷 9（the patient health questionnaire 9，PHQ-9）：是一种最近开发的用来测量抑郁严重程度的工具，由于使用方便，被用于抑郁症患者的筛查。问卷得分从低到高表明抑郁症状程度从无到重度。该问卷由患者自己完成评估，所以不需要花费太多时间。但是，对评估结果应谨慎分析，因为患者可能会夸大症状，给出假阳性结果。测试的环境也可能影响结果的准确性。

另外，还有一种简单的筛查方法，如果以下两个问题得到肯定回答，筛查就很容易实施，并可能发现有风险的患者："在过去的 1 个月里，你是否被低落、沮丧或绝望的情绪困扰？""在过去的 1 个月里，你是否因为做事时缺乏兴趣或乐趣而烦恼？"

2. 心理社会功能和恢复的关系 以前的研究倾向于将身体功能作为评估患者康复水平的指标，而不是心理社会功能。"积极影响"（如乐观的展望）是髋部骨折日常生活活动恢复的重要独立预测因素，并与显著降低虚弱风险有关。心理抑郁的改善可促使患者增加功能锻炼的频次，提高锻炼质量，从而有利于患者身体功能的恢复。达到患者预期的功能恢复又可缓解患者的心理抑郁程度，使患者更加有信心参加功能锻炼，反之，如果患者肢体功能恢复未达到其期望水平，则患者的抑郁程度会进一步加重。对老年髋部骨折患者提供心理干预措施仅能增加患者应对抑郁的心理资源，而患肢功能和日常生活能力的下降又是抑郁者的重要应激事件，因此只有真正提高患者的肢体功能水平才能更好地缓解其抑郁情绪。

3. 心理干预 国内外研究已经证实，有效的心理干预措施包括行为矫正（例如增强动机、增强信心、克服跌倒的恐惧和定向帮助）或与社会支持和包容有关的干预措施（例如参与和提供社会护理、安排和加强支持网络、训练和支持照护者、增强心理社会功能）。

心理社会支持是患者应对疾病过程中最具有潜力的资源，是影响院外康复功能锻炼依从性的重要因素，家属是经济以及精神与情感等方面支持的主要提供者，增进患者与家属的情感，注重对家属进行相关知识的宣教，利用这些有利的资源能很好地调动患者主动参与功能锻炼的意识，这对患者居家康复、功能恢复起到至关重要的作用。

（三）居家康复训练

康复训练对骨折或手术后的活动恢复具有积极的影响。适当的活动可以防止髋部骨折患者进一步失去活动能力，因此应加强患者居家康复训练。出院前，在护理人员、康复师、患者及家属的参与下，共同为患者量身制订家庭康复计划，遵循因人而异、循序渐进、主动参与的原则对患者进行康复指导。

1. 基线评估 护理人员在患者入院时应对患者的健康和功能状态进行基线评估。基线评估时收集的数据包括人口统计学信息（年龄、性别、婚姻状况、是否独居等）、骨折前独立程度的测量（骨折前 Barthel 指数、移动辅助设备及社区服务使用情况）、骨折和治疗的详细信息。同时，对患者进行标准问卷调查，包括日常活动能力（ADL）、认知功能（MMSE）和健康相关生活质量（SF-36）的测量，为制订个体化康复计划、实施家庭康复提供依据。

2. 家庭康复计划　康复计划旨在减少失能，改善髋部骨折后的活动能力、功能、平衡、力量和生活质量。家庭康复通常发生在患者从住院环境（急性护理或亚急性康复）中出院，并在家接受进一步康复以维持连续护理的情况下。家庭康复计划有助于早期出院，从而减少与髋部骨折相关的经济负担，并改善身体功能及相关的生活质量。

3. 健康宣教　健康教育是一种独立的干预措施，护士通过教育指导患者了解活动和锻炼的重要性、预防并发症、康复计划以及远期预后，在患者康复过程的心理和生理准备中发挥着关键作用，并有助于激发患者主动活动的意愿。健康宣教可以通过制订简单的"髋部骨折后功能锻炼"手册，或针对患者病情制订个体化的短期和长期目标。短期目标侧重于个人可以做哪些练习，而长期目标则根据适合患者的活动和目标进行个性化设计。

4. 康复策略　发生脆性骨折，尤其是髋部骨折后，患者的康复过程受到社会因素和心理因素的影响，例如害怕跌倒、自我效能感、感知控制和应对策略等。系统的康复训练是一项重要的应对策略，能够改善患者的功能恢复，防止功能下降和发生再次跌倒造成骨折。据报道，对于老年髋部骨折患者，定期运动（循序渐进抗阻力训练或有氧运动）可以提高移动能力，提高步行速度，增强股四头肌的力量。因此，医护人员应在患者入院时即对患者进行评估，制订出院后基于家庭的康复运动干预方案。此外，运动方案的设计应基于对老年髋部骨折患者的评估，其中运动的类型、频率和强度应参考美国运动医学院和国家骨质疏松基金会对老年人锻炼的指导原则而设计。目前实施的家庭康复干预模式主要有如下 2 种。

（1）多学科协作的家庭康复：多学科康复团队协作的定义是一组由多种学科临床医护人员组成的小组，针对特定的患者群体和参与者，在相关的治疗和护理方面定期进行沟通。多学科协作的核心是治疗存在多种医学、心理和社会问题的衰弱老年患者。多个国家的髋部骨折管理指南建议有组织的多学科医疗团队服务、快速康复、早期活动和以团队为基础的康复方法来恢复功能。有证据表明，早期多学科协作的家庭康复可改善临终结局并降低不良预后的发生率及医疗成本。

（2）连续康复护理模式：连续护理是以护士为核心，使患者在住院期间至出院后得到精心设计的、多方团队支持的连续性护理活动。出院计划是连续护理模式的核心内容，是指促进患者从一个环境顺利转到另一个环境（包括医院、老年院、患者家中）的护理过程。Krichbaum 等人经过 2 年的随机临床试验，对 33 例老年髋部骨折患者进行从出院至出院后 12 个月的跟踪随访，验证连续护理干预模式对老年髋部骨折患者的健康、功能和回家结局的有效性。

5. 居家康复结局评价　康复的主要评价指标包括身体功能的独立性和生活质量。其他的评价指标包括活动能力、跌倒和对跌倒的恐惧、身体力量和平衡性、疼痛和自我效能、自我评价的健康和幸福、焦虑和抑郁等。

（1）身体活动：目前最常用的评估社区老年人群身体活动能力的工具是老年人身体活动量表（physical activity scale，PASE）。PASE 将社区老年人的身体活动分为休闲性、家务性以及职业性 3 个维度，其中休闲性体力活动包括 6 项：静坐、户外散步、轻度运动、中度运动、高强度运动以及增强肌肉耐力的运动；家务性体力活动包括 5 项：轻松家务、重体力家务、家具维修、清理草坪、户外园艺、照顾小孩或伴侣；职业性体力活动包括受雇和志愿者工作 2 项。

（2）身体功能和活动性：应用简易功能量表测量身体功能，总分从 0 到 12，分数越高表明身体性能越好。

（3）Harris 髋关节功能评价：包括疼痛、畸形、功能、关节活动度 4 个方面，共 100 分，得分越高，髋关节功能越好。

（4）日常生活能力：日常生活能力反映了老年人自理程度、完成自我照顾、每天所必需从事的日常生活的能力。1963 年最早由 Katz 提出，它包含基本日常生活能力、功能性日常生活能力与高级日常生活能力，通过对老年人生活自理能力的测量，可以动态了解老年人的康复进展。

随着中国快速进入老龄化社会，居家康复已成为老年髋部骨折患者重要的康复方式。因此，根据老年髋部骨折患者的需求制订和提供居家康复护理服务，对于完善我国老龄化社会发展护理服务体系具有重要的现实意义。

（彭贵凌　贾云洋　梁小芹）

第九章
家庭支持、姑息治疗及临终关怀

....

　　脆性骨折的发生往往会给患者带来生理、心理以及精神上的巨大伤害。有研究表明，通过给患者提供精神上的安慰和支持等有效的家庭支持，可以提高患者精神应激的防御能力，增强战胜疾病的信心，促进疾病往良性方向发展，提高患者的生活质量。

　　姑息治疗最初被应用于癌症患者的治疗中，随着医疗理念的不断发展，姑息治疗已发展为可适用于多种复杂及慢性疾病患者提高生活质量的一种治疗方式，其核心在于保守的治疗和护理，而非侵入性的医疗干预，主要包括患者的舒适护理、症状管理、尊严和以家庭为中心的关怀。

　　脆性骨折多发生于老年人，而老年人往往伴有多种慢性疾病，且身体各器官功能降低，因此一次严重的骨折，例如髋部骨折，可能会导致患者生命的终结。在患者生命的最后阶段，患者及其家属所需要的是良好的临终护理，包括患者的症状管理、患者及其家属的情感支持等。

一、家庭支持

（一）家庭支持与护理介入

　　1. 家庭支持　家庭支持是社会支持中的一种，是指家庭成员（配偶、父母、子女等）运用一定的物质和精神手段对家庭中弱势成员进行无偿帮助的行为总和。我们可以从这个概念中看出，家庭支持主要包括两个方面的内容，分为主观支持和客观支持：主观支持又可以称为情感支持；客观支持主要包括经济支持、生活帮助以及康复指导与监督等方面内容。

　　（1）主观支持（情感支持）：指患者在患病过程当中，其家庭成员给予的关心、安慰，以及精神上的鼓励。脆性骨折（如髋部骨折）的发生会给患者带来身心的巨大打击。对疾病的恐惧，对预后的不确定感，对医院环境的陌生，自理能力的下降，担心自己给儿女增加经济负担等使得老年人心理更加脆弱，常常给患者造成焦虑、恐惧、急躁、易怒等负性情绪，而家庭干预在改善患者负性情绪方面具有独特的作用。有研究报道，老年人发生髋部骨折后所需要的帮助70%来自家庭，家庭成员是患者社会支持的主要来源，特别是配偶的存在，对患者的心理健康水平有正面的影响。因此，应尽可能让父母、配偶、子女或亲朋好友陪在身边，为患者提供各种帮助，让患者充分体会到大家的关爱，以及在大家心中的重要地位，让他们知道自己是被需要的而不是被抛弃的，在家庭及社会中找到归属感。

（2）客观支持：指患者在疾病治疗的过程当中，其家庭成员给予的经济上、生活上、康复上等多方面的支持。患者在发生脆性骨折后需要进行住院治疗，出院后很长一段时间也无法进行工作，因此家庭成员成为了其主要的经济来源。患者在发生脆性骨折后，在生活上无法进行自理或仅能部分自理，家庭成员需要给予生活上的帮助，照顾患者的日常生活。此外，老年人术后康复需要漫长的时间，出院后同样需要长期依赖家庭成员照顾，家庭成员不仅承担患者的日常生活照顾，还需要指导与监督患者的康复训练和定期复查等，肩负主要照顾者的责任。有调查结果显示，与配偶或子女同住的患者，受到同住者的积极鼓励，与社区积极接触，其社会功能、日常生活能力明显强于独居患者。这充分体现了家庭支持在患者术后康复方面的重要性。

2. 护理介入　在患者及其家属参与患者疾病管理过程当中，需要护士的介入，并且起着核心作用，包括引导、沟通和指导等作用。在患者发生脆性骨折之初，患者会发生一些情绪上的改变，可能家属并未及时发现，这时候就需要护士来引导患者家属及时发现并开导患者，改善患者负性情绪。在患者出院后需要持续进行康复锻炼，因此，在出院之前护士需要与患者及其家属进行沟通，并做好以下内容的评估：

（1）患者出院后是由谁提供照顾。

（2）主要照顾者是否掌握疾病相关康复锻炼方法。

（3）是否能够持续提供照顾。

（4）是否拥有相关康复用具。

（5）是否掌握康复用具的使用方法。

（6）居住环境如何。

（7）是否拥有社区康复资源。

（8）是否需要延续护理服务。

护士在做好以上内容评估的基础上，为患者及其家属提供相关建议和指导，并与患者及其家属共同制订相关计划。

3. 沟通的重要性 沟通是确保医护人员与患者和家庭之间及时、恰当地分享信息的关键因素。患者对他们所接受的医疗质量的认知度很大程度上依赖于他们与临床医护人员的互动和沟通质量。良好的沟通会影响患者的结局，并且也能丰富医护人员的经验。护士在引导与指导患者及其家属的照顾过程当中，均需要进行恰当的沟通以发挥核心作用。因此，护士应掌握以下沟通原则与技巧：

（1）沟通原则

1）首先赢得患者及家属的信任：护患沟通的实效取决于患者及家属对护士的信任程度，只有赢得对方的信任，沟通才有良好的基础。

2）根据不同性格、年龄层次，争取不同方式的沟通：护患沟通方式因人而异，沟通前护士应了解患者的知识水平、理解能力和性格特征，选择对方易接受的方式进行沟通。

3）掌握恰当的沟通时机：护士要利用与患者及家属的频繁接触，在病房时间多的优势，随时观察患者的病情变化、生活习惯、心理情绪变化等，在察言观色的基础上，抓住机会，打开话题，由浅入深地进行沟通。

（2）沟通技巧

1）言语性沟通：恰当地运用礼貌性语言、安慰性语言、鼓励性语言、劝说性语言、指令性语言进行沟通；避免运用刺激性语言、消极语言和起负面作用的暗示语言。

2）非言语性沟通：护士的仪表与面部表情，与患者进行目光接触，触摸患者。

（二）照护者负担

家庭照顾者在患者治疗、康复、返回社区等方面扮演着重要的角色，对提高患者的康复效果也有着重大意义，但我国现阶段的临床护理对照顾者健康教育方面的关注往往不够，缺乏针对照顾者的具体干预内容。此外，由于没有标准的临床实践指南为照顾者在承担照顾角色时提供准备和支持，许多照顾者感到较大的照顾压力，并造成了很多心理健康问题，这些都会影响照顾者护理的质量。照护者负担是指为身体或精神残疾患者提供照护时，因情况变化或相应需求而引起照护者生理、情感等方面的变化。照护者负担的共同特征包括疲劳、心理痛苦、冲突、经济困难、不能满足患者的护理需求以及患者与照护者之间关系的变化。这些问题的重要原因是缺乏对照护者的理解和适当培训。

有研究结果显示，照顾者在参与患者护理过程中存在多种需求，包括知识、技能和情感等方面，并且是动态变化的。在住院早期，照顾者主要的需求是有关疾病的知识需求，在住院中后期，照顾者的主要需求是照顾技能的需求，在整个照顾过程中，照顾者也存在较强的情感支持需求。因此，作为医护人员，应根据照顾者需求，在临床护理过程中制订合适的针对照顾者的干预措施，例如发放照顾者健康教育手册，开展照顾技能培训，举办相关知识讲座等，提高照顾者的照顾技能，减轻照顾者的照顾压力，发挥照顾者在患者康复过程中应起到的积极作用。

二、姑息治疗和临终关怀

（一）姑息治疗

1. **起源与发展** "姑息治疗"源自公元 4 世纪一种称为"善终关怀"的活动，之后于 1879 年在柏林由修女玛丽建立了安宁院，安宁院原指驿站，后于 1905 年开始慢慢转变成为一个专门收治晚期肿瘤患者的机构。1976 年，美国成立了第一家安宁院，1987 年，英国卫生管理部门正式将姑息医学确定为一门独立的临床医学专业。20 世纪 90 年代初日本、新加坡等相继开展了姑息治疗服务。目前国内的姑息治疗还不是一门正式的医学专科，但意识形态已经存在，正逐渐开展了临床实践。

2. **概念及核心内容** 世界卫生组织将姑息治疗（palliative care）定义为当面对因危及生命的疾病带来的问题时可以改善患者及其家庭生活质量的一种方法，通过对疼痛和其他问题（躯体的、心理的和精神的）的早期诊断和完善的评估及治疗，以预防和减轻痛苦。对于脆性骨折患者来说，例如髋部骨折，可能会导致患者生命的终结，尤其是那些已经身体衰弱的患者，可能无法承受骨折和随后的手术对身体所带来的压力。这时，可以采用姑息治疗的原则。姑息治疗是一项涉及多学科的工作，需要各种专业人士的合作和参与。需要预见可能发生的问题，尽量减少疾病进展带来的影响，从而使患者有限的生命获得最大限度的功能和舒适度。姑息治疗的核心内容包括：

（1）通过减轻症状来减轻疼痛和减少不适感。

（2）肯定人生和认可死亡是一个正常过程。

（3）既不加速死亡，也不延迟死亡。

（4）结合患者护理过程当中心理和精神想法。

（5）为患者提供支持系统，帮助患者尽可能积极地活下去，直到死亡。

（6）在患者生病和濒临死亡期间及在患者过世之后亲属处在失去亲人期间为他们提供应对的支持系统。

（7）作为一个团队共同合作来满足患者及其家属的需要，包括丧亲咨询。

姑息治疗的方法可以在疾病的更早期使用，可以结合其他可以延长患者寿命的治疗方法，如化疗或放疗等。姑息治疗不受时间限制，应根据患者的需求而定。

姑息治疗可以在家、老年护理院、医院以及临终关怀医院进行。在提供姑息治疗之前，应建立多学科团队（multiple disciplinary team，MDT），团队中应包括以下人员：全科医师、姑息治疗护士、姑息治疗专科医师、社会工作者、咨询人员、精神关怀人员、其他协作的医护人员（物理治疗师、营养师、心理学家、药剂师等）、志愿者、社区团体。

（二）临终关怀

1. 起源与发展　临终关怀最早起源于欧洲，其英文单词"hospice"原意是"客栈""救济院""安息所""驿站"等意思，是指欧洲中世纪时，一些向贫困的老人、孤儿、旅行者及流浪汉提供住所和食物等帮助的修道院及寺庙。现代世界临终关怀事业的发展是从 1967 年桑德斯博士在英国伦敦创建圣克里斯多弗临终关怀院开始的，被誉为"点燃了临终关怀运动的灯塔"。1976 年在圣托马斯医院建立了第一个多学科的临终关怀照护支持团队。我国率先开展现代临终关怀工作的是香港和台湾。我国最早于 1988 年 7 月成立了天津医学院（现天津医科大学）临终关怀研究中心，是中国第一家临终关怀专门研究机构，同年 10 月，上海市南汇老年护理医院（现为上海市浦东新区老年医院）成为我国第一家机构型临终关怀医院。

2. 概念及核心内容　临终关怀（hospice care）是指针对各种疾病晚期治疗不再生效，不以治愈和延长患者生命为目的，由多学科人员共同组成的临终关怀团队，向临终患者及其家属提供生理、心理、精神和社会等方面的一种全面支持和照护。当老年患者发生脆性骨折后因各种并发症而无法治愈时，应为患者提供临终关怀服务，让每一个临终患者坦然地、舒适地、安详地和有尊严地走完人生最后的旅程。一项有关老年科 80 名临终期老年患者的研究表明，临终关怀服务能够提高他们的生命质量，使其安然度过余生。临终关怀主要服务理念包括：

（1）以治愈为主的治疗（cure）转为以对症为主的照顾（care）。

（2）尊重临终患者的尊严和权利。

（3）以延长患者生存时间转为提高患者的生命质量。

（4）接纳死亡，加强死亡教育。

（5）提供全面、整体照护。

（6）注重临终患者家属的心理支持。

临终关怀服务并非只由个人提供，其实施应由临终关怀团队来进行，团队中一般包含临床医师、护理人员、心理师、营养师、药剂师、康复师、社会工作者、患者本人、家属和志愿者。临终关怀场所主要包括以下几种：临终关怀医疗机构、临终关怀病房、养老院、家庭等。临终患者是一个特殊的群体，他们在生理、心理、精神、社会支持等方面都需要照护。医护人员应该提供以患者为中心，个性化、全面化的关怀和护理，提高他们的生活质量，使临终患者安详、舒适、无痛苦且有尊严地度过人生的最后岁月。

（三）伦理问题

在提供姑息治疗和临终关怀服务过程当中，患者是最主要的决策者，很多国家和地方法律赋予患者可以通过法律文件来表达他们想要接受何种治疗方法的权利，被称为"预先声明"或者"生前预嘱"。患者也可以在"预先声明"中指定一个家庭成员或其他信任的人作为委托人，在他们丧失能力时代表他们做出医疗决定。完成预先声明或者生前预嘱应在疾病早期就向患者提出来，但需要在患者愿意讨论生命终结的问题时进行，并且前提是家属理解和支持医护人员告诉患者病情。

（王洁　童亚慧　朱红霞）

第十章
跌倒与二次骨折的预防

骨质疏松性骨折患者发生二次骨折的现象逐渐引起关注。国外一项 meta 分析指出，初发骨质疏松性骨折的妇女中有 26% 会发生二次骨折，其中 23% 的骨折将会发生在初次骨折后 1 年内，而高达 54% 的骨折将发生在初次骨折后的 5 年内，可见骨质疏松性骨折患者二次骨折的预防是降低骨折伤害的关键。由于跌倒是老年人骨折最常见的原因，因此预防跌倒是减少二次骨折的有效手段。

第一节　二次骨折的危害及危险因素

一、二次骨折的危害

受骨质疏松的影响，一种特定部位的骨折会增加机体后续骨折的风险，此特定部位的骨折与随后发生的骨折具有密切关联性，这种因骨质疏松引起的特定部位的连续骨折称为级联骨折（fracture cascade）。二次骨折就是在初次骨折即将愈合或者愈合后发生的级联骨折。

二次骨折不仅会给患者带来严重的生理疼痛，也会给患者造成心理创伤，导致患者恐惧行走，甚至不愿下床活动，更甚者会引发栓塞性疾病，降低患者的生活及生存质量。调查研究显示，初次髋部骨折后 5 年内，患者的死亡率为 45.5%，而二次髋部骨折的 1 年和 5 年内死亡率分别为 24.1%、66.5%，极大增加了患者的病残率、病死率以及社会、家庭的经济负担。

这一现状已经引发了医学界的高度重视，2012 年世界骨质疏松日（World Osteoporosis Day，WOD）就将主题定为"不再骨折"，强调指出"在患者发生第一次骨折时，积极干预，除了处理骨折问题外，还要对患者进行全面检查和风险评估，防止二次骨折"。

二、二次骨折的危险因素

多方研究显示术后再骨折的危险因素主要与年龄、性别、初次骨折部位、躺下到站立所需要的时间长短、抗骨质疏松治疗与否、合并内科疾病等有关。

1. **年龄**　70 岁以上的患者二次骨折发生率为 55%，远远超过 70 岁以下的患者。因为在患者年龄增长过程中，骨密度值也随之下降，身体功能逐步减弱。

2. **性别**　女性的二次骨折发生率为 85%，远高于男性。因为年老的女性均已绝经，钙的流失速度明显增快，骨组织保护能力不断减弱。

3. **初次骨折部位**　研究发现，初次骨折部位为股骨近端以及椎体的患者更容易发生二次骨折。因为受伤部位是股骨近端和椎体时，不仅影响该部位的骨质骨量，同时也会影响患者整体的平衡能力，导致患者更容易摔倒，也更容易发生二次骨折。

4. **躺下到站立所需要的时间长短**　身体健康的患者躺下到站立的时间较短，这与患者的体力及灵活度有关。相反身体较差的患者，体力灵活度较差，运动功能减弱，躺下到站立的时间比较长，甚至躺下后再站起较为困难，需要帮助，这样的老年人发生二次骨折的概率会明显增加。

5. **抗骨质疏松治疗与否**　骨质疏松性骨折患者易发生二次骨折。研究表明，初次骨折的骨质疏松患者术后对其进行系统的抗骨质疏松治疗比未进行抗骨质疏松治疗的患者，二次骨折发生率明显降低。因为骨质疏松患者骨密度下降，骨的形成受到影响，致使其再次发生骨折的概率较高。

6. **合并内科疾病**　老年人常伴有多种内科疾病，而不同的合并症对初次骨折患者的死亡率、二次骨折的风险往往有不同的影响。大部分研究显示，脑血管疾病、帕金森病和阿尔茨海默病是二次骨折的危险因素。

综上所述，患者发生二次骨折的原因，往往是多种因素的综合结果，如近年来备受关注的衰弱、肌少症等，明确它们之间的相互关系，对做好二次骨折的预防具有重要意义。

（高远　陈雪梅　付小洁　刘明丽）

第二节　与跌倒相关的衰弱和肌少症

到 2025 年，工业化国家 65 岁及以上的人口预计将达到 20%，随着人口老龄化的到来，跌倒已然成为严重影响老年人健康的一个重要问题，其发生率在全球将呈现较高的比例。而衰弱、肌少症和跌倒的发生是紧密相关的，两者都是不良健康结局的预测因子，比如残疾、住院和死亡。因此，采取干预措施来逆转衰弱、治疗肌少症是对抗跌倒的必要途径。

一、衰弱

（一）衰弱的流行病学

由于各研究对衰弱的定义不一，所以衰弱的患病率报道不一。国外多项研究采用 Fried 标准定义衰弱。研究显示，衰弱的患病率随着年龄的增长而增加，女性高于男性。衰弱在不同人群中的患病率为 4%～59%，65 岁以上人群中衰弱患病率为 7%，衰弱前期患病率为 44%，80 岁以上老人的衰弱状态为 15%～50%，90 岁以上老人比例则高达 30%～40%。

（二）衰弱的干预

Fried 衰弱诊断标准已在第二章节中详细介绍，对衰弱综合征提出的这 5 条诊断标准，目前已被广泛使用。研究证明，衰弱有逆转的可能，特别是在衰弱前期。因此，能正确识别出患者是处于衰弱前期还是衰弱状态并及时给予正确的干预措施，可有效减少和推迟由衰弱引起的不良健康后果。现将国内外对老年衰弱的干预措施及效果研究进行详细介绍。

1. **营养干预**　营养干预可通过直接作用于衰弱表型的 5 个标准来改善老年人的风险状况，主要解决的是老年衰弱患者营养受损及体重减轻的问题。营养干预内容主要是以补充能量、蛋白质、维生素 D 为主。一项随机对照试验研究显示，在社会经济地位低下的 65 岁以上的衰弱人群中，经过 12 周的蛋白质及能量的补充，与对照组相比，营养干预组残疾评分明显得到改善，且在 3 个月后的衰弱表型也得到了显著改善，目前推荐每位成年人的蛋白质摄入量为 0.8～1g/（kg·d）。近年来的研究提示老年人的饮食中同样要注意微量元素的摄入，尤其是维生素 D。维生素 D 可通过肌肉组织中高特异性核受体来改善肌肉力量，减少老年人骨折的发生率，除此之外还可以预测老年人身体活动是否有障碍，更有益于自身免疫性疾病。

2. **运动干预**　身体衰弱的核心是肌肉质量和功能的减少。越来越多的证据表明，运动可以维持肌肉的形态、力量和功能，提高机体有氧代谢、平衡及其他能力。在家庭及社会支持下进行自我锻炼、相应的平衡训练及适量的太极拳运动对衰弱有较好改善，对预防跌倒更有积极作用。尤其是进行阻抗运动与有氧耐力运动是预防及治疗衰弱状态的有效措施，重度衰弱患者可选用被动运动的方式进行康复。Perttila 等研究发现：不论处于衰弱的何种阶段，长期高强度的运动干预可显著延缓身体功能的恶化，且运动干预使处于衰弱期的老年人比衰弱前期更受益。

3. **药物干预**　老年人往往合并多种慢性疾病（如高血压、糖尿病、冠心病、心力衰竭、帕金森病、肿瘤等），常常需要接受药物治疗，当患者服药超过 6 种时，往往被认为用药不合理，可引起步速、肌力和认知功能降低，从而增加发生谵妄、残疾和死亡的危险。及时评估患者的用药情况，减少多重用药，不仅可以降低患者的经济成本，还可以降低患者发生跌倒的概率、住院率及死亡率。研究表明，应用血管紧张素转化酶抑制（ACEI）类药物是可以改善老年高血压患者肌肉力量下降状况的；而抗胆碱药（如阿托品）的使用会降低老年人的身体功能，使其容易发生骨折、痴呆和谵妄。

4. **老年综合评估**（comprehensive geriatric assessment，CGA）**管理**CGA 被定义为关注衰弱老人的医疗、心理和功能状况，以此来制订综合的治疗计划，并进行长期随访的多方面、跨学科的评估，尤其适用于评估个体衰弱，也是管理老年人衰弱的重要策略之一。基于 CGA 的多学科个案干预，包括物理治疗、营养供应、药物治疗、心理治疗等。CGA 和干预措施的结合可以减少老年衰弱患者的不良结果。评估后，针对存在的问题，CGA小组进行个案讨论，基于衰弱老年人的需求和康复目标，最终形成个体化的衰弱照护和支持计划（care and support plan，CSP），也使患者和家属可以做好准备，更好地应对出院后的困难。

5. **多因素联合干预**　Gameron 等对 216 名老年人进行为期 1 年的随机对照试验，由两位经验丰富的物理治疗师针对老年人衰弱状况进行评估，并为其制订个性化的干预措施，老年科医生、康复师、护士和营养师相互配合，共同为参与者提供帮助。再结合 CGA 的结果，提供其他的干预措施，包括慢性疾病管理、疼痛治疗、尿失禁管理等，结果显示老年人的衰弱风险降低、身体的灵活性得到提高。

二、肌少症

（一）肌少症的发病机制

近年来，学者们针对肌少症的发生机制做了大量研究，主要认为与老年人相关的由年龄或者疾病引起的营养不良导致负氮平衡并最终导致肌少症发生是其主要机制之一。还有一部分学者认为胰岛素样生长因子（IGF-1）是肌肉生长的关键调节剂，尤其在年龄较大的男性中，生长激素（GH）的分泌会下降 5~20 倍，使得 IGF-1 信号传导效率降低和肌肉特异性 IGF-1 表达降低，从而加速导致肌萎缩。此外还有学者认为，老年人由于细胞伴随着衰老产生了氧化应激使其机体长期处于慢性低度炎症状态，也是其发病机制之一。综上可知，肌少症的发生是多因素综合作用的结果，目前尚无明确统一的发生机制，需要进一步研究。

（二）肌少症的干预

目前肌少症的发病机制尚未明确统一，导致针对肌少症的药物干预效果不佳，故肌少症的非药物干预越来越引起相关人士的关注。非药物干预主要包括营养干预、运动干预及联合干预。

1. 营养干预 2010 年专家小组为预防和管理肌少症提出了营养建议，提出运动（包括抗阻和有氧运动）结合足够的蛋白质和能量摄入是预防和管理肌少症的关键，充足的蛋白质摄入（富含亮氨酸的平衡氨基酸，可能还有肌酸）可以增强肌肉力量，低 $25(OH)_2$ 维生素 D 水平需要补充维生素 D。除营养成分（包括高质量的蛋白质、亮氨酸、β- 羟基 -β- 甲基丁酸复合物和维生素 D）的摄入外，持久的影响还取决于基线营养状况、基线肌少症的严重程度以及是否长期坚持干预方案。有些学者综述了 B 族维生素在肌少症发生、发展中的作用，提出 B 族维生素可能与老年人肌少症的病因学相关，建议为了使氨基酸在治疗肌少症的过程中充分发挥作用，必须首先解决潜在的微量营养素缺乏。

2. 运动干预 2016 年中华医学会骨质疏松和骨矿盐疾病分会编纂《肌少症共识》中指出，运动是维持肌肉数量和力量最有效且最简单易行的方法。运动不仅有利于骨骼和肌肉的生长、增强心肺功能，改善血液循环系统和消化系统等的功能，还可以调节心理状态、延缓衰老和提高生存质量。《肌肉衰减综合征营养与运动干预中国专家共识》中提出中强度到高强度的抗阻运动和包括抗阻运动的综合运动，如有氧运动、耐力运动等，均有利于防治肌少症。

国外研究学者发现有氧运动可以改善线粒体功能，改善肌肉肥厚状况和增强肌力；定期的抗阻训练会增加肌肉纤维的大小和横截面面积，所以有氧联合抗阻运动训练被证明能产生最有益的预防和治疗效果。另外，他们还系统评估了运动干预对老年肌少症患者身体组成和功能的影响，结果表明运动干预显著提高了膝部肌肉或四肢肌肉或腿部肌肉强度，说明运动干预能显著改善肌肉力量、质量和平衡。然而由于运动方式、持续时间和强度的异质性，试验次数较少，训练效果不一致，无法提出明确的运动处方，还需要更多的研究来证实。除此之外，学者们还探讨了机械辅助下的深蹲式锻炼改善老年人肌肉质量、肌肉功能和肺功能的作用，事实表明机械辅助下的深蹲运动项目确实增加了肌少症患者的肌肉功能及肺功能。

3. **联合干预**　越来越多的证据表明多模式干预是预防和治疗衰弱老年人肌少症的最优策略。多模式干预是指采取运动、营养、心理、药物等多种干预方式联合对抗肌少症的进展。最佳运动类型和运动量以及各种营养因素在防止老年人骨骼肌肌肉流失、提高功能能力方面的最新证据指出，传统和高速渐进抗阻训练（PRT）相结合、负重练习和具有挑战性的平衡／移动性的定向多种形式运动相结合，可能对改善肌肉骨骼健康和功能最有效。也有证据支持运动和各种营养因素结合，特别是蛋白质和一些多种营养补充剂，对老年人肌少症有着积极的作用。总之，综合护理干预效果优于单一干预效果，然而目前还未有一个完整的综合护理方案，因此有必要进行更多的研究，以确定对老年肌少症高危人群和患者采取适当的干预措施。

综上所述，对衰弱和肌少症的干预是有意义的，最终目的仍是为了预防跌倒以及跌倒带来的骨折伤害。除了明确风险因素外，展开对老年人跌倒的风险评估及预防，也将有助于降低跌倒的发生率并减轻伤害。

（高远　孔丹　陈玉娥）

第三节　跌倒风险的评估

跌倒是指无意图地摔倒在地上或一些更低的平面上，但不包括由于暴力、意识丧失、偏瘫或是癫痫发作所致的跌倒。跌倒可严重影响老年人的健康及生活质量，其中近一半的跌倒会引起严重的损伤，如脑外伤、骨折等躯体损伤及焦虑、恐惧等心理损伤。由于跌倒的相关风险因素复杂，机制不明，目前唯一的预防手段就是明确风险因素，并针对性地减少，所以准确评估跌倒的危险因素并进行风险评估，对预防跌倒至关重要。

一、跌倒的危险因素

老年人跌倒既有内在的危险因素，也有外在的危险因素，往往是多因素交互作用的结果。

（一）内在危险因素

1. 生理因素

（1）步态和平衡功能：步态的稳定性下降和平衡功能受损是引发老年人跌倒的主要原因。步态的步高、步长、连续性、直线性、平稳性等特征与老年人跌倒危险性之间存在密切相关性。老年人为弥补其活动能力的下降，可能会更加谨慎地缓慢踱步行走，造成步幅变短、行走不连续、脚不能抬到一个合适的高度，引发跌倒的危险性增加。另一方面，老年人中枢控制能力下降，对比感觉降低，躯体摇摆较大，反应能力下降、反应时间延长，平衡能力、协同运动能力下降，从而导致跌倒危险性增加。

（2）感觉系统：感觉系统包括视觉、听觉、触觉、前庭及本体感觉，通过影响传入中枢神经系统的信息，影响机体的平衡功能。老年人常表现为视力、视觉分辨率、视觉的空间／深度感及视敏度下降，并且随年龄的增长而急剧下降，从而增加跌倒的危险性；老年性传导性听力损失、老年性耳聋甚至耳垢堆积也会影响听力，有听力问题的老年人很难听到有关跌倒危险的警告声音，听到声音后的反应时间延长，也增加了跌倒的危险性；老年人触觉下降，前庭功能和本体感觉退行性改变，导致老年人平衡能力降低。以上各类情况均增加跌倒的危险性。

（3）中枢神经系统：中枢神经系统的退行性改变往往影响智力、肌力、肌张力、感觉、反应能力、反应时间、平衡能力、步态及协同运动能力，使跌倒的危险性增加。例如，随年龄增长，踝关节的躯体震动感和踝反射随踇趾的位置感觉一起降低而导致平衡能力下降。

（4）骨骼肌肉系统：老年人骨骼、关节、韧带及肌肉的结构、功能损害和退化是引发跌倒的常见原因。骨骼肌肉系统功能退化会影响老年人的活动能力、步态的敏捷性、力量和耐受性，使老年人举步时抬脚不高、行走缓慢、不稳，导致跌倒危险性增加。老年人股四头肌力量的减弱与跌倒之间的关联具有显著性。老年人骨质疏松会使与跌倒相关的骨折危险性增加，尤其是导致髋部骨折的危险性增加。

2. 病理因素

（1）神经系统疾病：脑卒中、帕金森病、脊椎病、小脑疾病、前庭疾病、外周神经系统病变。

（2）心血管疾病：直立性低血压、脑梗死、小血管缺血性病变等。

（3）影响视力的眼部疾病：白内障、偏盲、青光眼、黄斑变性。

（4）心理及认知因素：痴呆（尤其是 Alzheimer 型），抑郁症。

（5）其他：晕厥、眩晕、惊厥、偏瘫、足部疾病及足或脚趾的畸形等都会影响机体的平衡功能、稳定性、协调性，导致神经反射时间延长和步态紊乱。上呼吸道感染、肺炎及其他呼吸道疾病，血氧不足、贫血、脱水以及电解质平衡紊乱均会导致机体的代偿能力不足，常使机体的稳定能力暂时受损。老年人泌尿系统疾病或其他因伴随尿频、尿急、尿失禁等症状而匆忙去洗手间、排尿性晕厥等也会增加跌倒的危险性。

3. **药物因素**　研究发现，是否服药、药物的剂量以及使用复方药都可能引起跌倒。很多药物可以影响人的神志、精神、视觉、步态、平衡等方面而引起跌倒（表 10-3-1）。可能引起跌倒的药物包括：

（1）精神类药物：抗抑郁药、抗焦虑药、催眠药、抗惊厥药、安定药。

（2）心血管药物：抗高血压药、利尿剂、血管扩张药。

（3）其他：降糖药、非甾体抗炎药、镇痛剂、多巴胺类药物、抗帕金森药物等。

表 10-3-1　药物因素与老年人跌倒的关联强度表

因素	关联强度
精神类药物	强
降压药	弱
降糖药	弱
使用四种以上的药物	强

4. **心理因素**　沮丧、抑郁、焦虑、情绪不佳及其导致的与社会的隔离均可增加跌倒的危险。沮丧可能会削弱老年人的注意力，潜在的心理状态混乱也和沮丧相关，都会导致老年人对环境危险因素的感知和反应能力下降。另外，害怕跌倒也使行为能力降低，行动受到限制，从而影响步态和平衡能力而增加跌倒的危险。

（二）外在危险因素

1. **环境因素**　室内危险因素主要是昏暗的灯光，湿滑、不平坦的地面，在步行途中的障碍物，不合适的家具高度和摆放位置，楼梯台阶，卫生间没有扶手、把手等，都可能增加跌倒的危险，不合适的鞋子和行走辅助工具也与跌倒有关。室外的危险因素包括台阶和人行道缺乏修缮，雨雪天气、拥挤等，这些都可能引起老年人跌倒。

2. 社会因素 老年人的教育和收入水平、卫生保健水平、享受社会服务和卫生服务的途径、室外环境的安全设计，以及老年人是否独居、与社会的交往和联系程度等都会影响其跌倒的发生率。

二、国内外跌倒风险评估工具

1. 国外使用的跌倒风险评估工具

（1）Morse 跌倒评估量表（Morse fall scale，MFS）：该量表由 Morse 等于 1989 年研制，条目简单，内容易于理解，测试所需时间较短，1～3 分钟即可完成，目前在美国、瑞典、澳大利亚等国家的医院均进行过测试且广泛应用于临床，同时也被陆续引入我国。2014 年形成的中文版 MFS，包含生理、心理、病理、生物力学、住院环境 5 个维度，12 个条目。采用 Likert 3 级评分法，总分值范围为 0～24 分，得分越高表示跌倒风险越高，结果分三个等级：低风险（≤ 5 分）、中度风险（6～9 分）、高风险（≥ 10 分）。修订后的 MFS 具有良好的信效度，适用于我国住院患者跌倒风险评估，并且能够划分出不同风险程度，使临床护理工作中跌倒的预防有据可依。

（2）Berg 平衡量表（Berg balance scale，BBS）：Berg 等 1989 年研制，在国外的医院和养老机构中已作为一种重要的跌倒风险评估工具广泛使用。测评方法为要求受试者做出由坐到站、无支撑站立、无支撑坐位、由站到坐、转移、闭目站立、并脚站立、手臂前伸、弯腰拾物、转头向后看、原地转圈、双脚交替踏凳、前后脚直线站立和单脚站立共 14 个动作，总分为 0～56 分。分数越低表示平衡功能越差，则跌倒的可能性越大。BBS 评估的内容更加全面，对患者跌倒干预有指导意义，但评估需要 15～25 分钟才可完成，较为费时。

（3）起立-行走计时测试（timed up and go test，TMGT）："起立-行走"计时测试由 Podisadle 等于 1991 年修订形成，用于快速评估受试者的功能性步行能力。该测试方法：受试者坐在有扶手的靠背椅上，身体靠在椅背上，双手放于扶手上，在距座椅 3m 远处做标记，当"开始"指令发出后，起立并向前走，过标记处后转身走回椅子前，坐下并靠到椅背上，记录受试者整个过程的耗时以及在过程中可能发生跌倒的危险性。该测评工具方法简便、易于实施，有研究发现应用 TMGT 进行二级筛查能提高预测跌倒高风险的能力。

（4）修订版跌倒功效量表（modified fall efficacy scale，MFES）：由 Hill 等于 1996 年修订而成，用于测评受试者不发生跌倒的信心。该量表包含日常室内活动、户外活动 2 个维度，14 个条目。各条目分值 0～10 分，得分越高表示对该条目越有信心。受试者完成整个量表需要 5~10 分钟。2006 年对 MFES 进行汉化，并在我国老年人群中使用。该量表基本可以真实、稳定地评价老年人的跌倒效能，尤其对平衡或移动功能低下的老年人具有参考价值。有助于及时识别跌倒效能低下的老年人，并尽早给予干预措施，降低由心理因素导致的跌倒发生率。

（5）托马斯跌倒风险评估工具（St Thomas's risk assessment tool，STRATIFY）：该量表由 Oliver 等于 1997 年研制，用于评估医院内老年人跌倒风险，在国外常用于急性护理。量表包含是否在院内发生跌倒、是否躁动不安、视觉不佳及对功能的影响、有无尿失禁或尿频、行走和躯体活动情况 5 个条目。总分为 5 分，评分 ≥ 2 分为跌倒高风险。该量表的缺点是在评估中仅考虑到跌倒的内在因素，而忽略了环境等外在因素。目前该量表尚未被翻译成中文版本。

（6）居家跌倒风险筛查量表（home falls and accidents screening tool，HOME FAST）：该量表由 Mackenzie 等 2000 年研制，用于社区老年人居家跌倒风险的评估。该量表包含家庭环境因素和老年人躯体功能因素 2 个维度 25 个条目。采用 Likert2 级评分法，总分范围 0~25 分，得分越低表示居家跌倒风险越大。中文版 HOME FAST 具有良好的信效度，适用于评估我国居家老年人的跌倒风险。老年人发生跌倒的主要场所是家中，家庭环境存在跌倒危险因素极易增加老年人跌倒的发生率。采用该量表对家庭环境中的跌倒危险因素进行评估，不但可减少居家环境中的危险因素，而且能增强老年人对跌倒危险因素的认识，为老年人跌倒风险评估及采取预防跌倒的干预措施提供有效的评估工具。

（7）Hendrich 跌倒风险评估量表（Hendrich Ⅱ fall risk assessment model，HFRM）：由 Hendrich 等 2003 年研制，2012 年对原始量表进行翻译，形成的中文版 HFRM 包含意识和行动障碍、排泄异常、精神状态欠佳等 3 个维度 8 个条目。该量表内容简明、涵盖面广，使用方法简单，专门针对老年住院患者设计。

（8）约翰霍普金斯跌倒风险评定量表（John Hopkins fall risk assessment tool，JHFRAT）：由 Poe 等于 2007 年研制，已在美国约翰霍普金斯医院及其他合作医院广泛应用。该量表由两部分组成，第一部分不计分，直接进行跌倒风险分类：患者昏迷或完全瘫痪为低风险；住院前 6 个月内至少有 2 次跌倒史、住院期间有跌倒史或者医院有制度规定为跌倒高风险等情况为高风险。若患者不符合第一部分，则对其进行第二部分的评估。第二部分包含患者的年龄、跌倒史、用药史、认知能力、医疗照护设备、大小便排泄情况和活动能力 7 个条目，总分范围 0 ~ 35 分。得分越高表示跌倒风险越大，结果分为低度风险（＜6 分）、中度风险（6 ~ 13 分）、高度风险（＞13 分）。2015 年对其进行汉化，形成中文版 JHFRAT。中文版 JHFRAT 信效度良好，适用于评估我国住院患者的跌倒风险。

（9）简明国际跌倒效能感量表（short falls efficacy scale international，简明 FES-I）：该量表由 Kempen 等于 2008 年研制而成，用于评价受试者的跌倒效能，包含 2 个低水平活动、2 个中等水平活动、2 个高等水平活动和 1 个户外活动项目，共 7 个条目。该量表采用 Likert4 级评分法，量表总分为 4 ~ 28 分，分数越高表示受试者跌倒风险越低。该量表经验证具有良好的信度、效度及敏感性。2015 年引进中文版简明 FES-I，简明 FES-I 条目与选项设置均简明易懂，耗时短，更适合临床筛查使用。

2. 国内使用的跌倒风险评估工具

（1）跌倒风险评估量表（fall risk questionnaire，FRQ）：该量表由郝燕萍于 2006 年研制，分为两部分，第一部分包含 15 个条目，是对受试者一般情况进行调查，第二部分包含生理、病理、心理、生物力学、环境 5 个维度，共 20 个条目。该量表接受性良好，可反映出老年人不同领域功能的实际情况，具有较好的可靠性和稳定性，完成整个量表需要 10 ~ 15 分钟。

（2）原卫生部《老年人跌倒干预技术指南》中的老年人预防跌倒风险评估量表：该量表包括运动、跌倒史、精神不稳定状态、自控能力、感觉障碍、睡眠状况、用药史、相关病史 8 个纬度，共 35 个项目，完成整个量表需 5 ~ 10 分钟。但在进行校验时，显示指南量表与国外修订版跌倒功效量表呈显著负相关，有待进一步研究确认。

（3）住院患者跌倒风险评估量表：2011 年研制，包括病理、生理、心理、生物力学 4 个维度，分下肢肌力、平衡协调、年龄、性别、营养、慢性病、下肢骨折、睡眠、视力、药物因素、助行器械、跌倒史、陪护 12 个条目。各条目按 Likert2 级或 3 级评分，总量表分数为 12 ~ 28 分，分值越小风险越高。结果分 5 个等级：无风险（25 ~ 28 分），轻度风险（23 ~ 24 分），中度风险（21 ~ 22 分），重度风险（18 ~ 20 分），极重度风险（≤17 分）。该量表可在 5 分钟之内完成。其特色为设计有患者或家属签字认可栏，使其明确风险的存在，共同参与防范，最终达到预防跌倒的目的。

（4）养老机构老年人跌倒预防知信行问卷：问卷包含知识、态度、行为 3 个维度，共 33 个条目。该问卷可行性好，条目清楚、易于理解。缺点为答题时间较长，需 15 ~ 20 分钟，部分老年人因视力原因，需调查者协助读出各条目，所需时间 20～30 分钟。

（5）老年住院患者参与跌倒预防知信行量表：于 2016 年编制，包含参与跌倒预防知识、参与跌倒预防态度、参与跌倒预防行为 3 个维度，共 33 个条目。该量表具有较好的信效度，老年人完成时间为 10～15 分钟，适合在我国老年住院患者中应用。

综上所述，国外学者结合各自国家的文化背景、社会现状及生活模式，有侧重地根据不同人群、从不同方面研发了较多的跌倒风险评估工具，部分量表在国外医院、社区已广泛应用。我国学者对跌倒风险评估量表也进行了一系列的研究，但大部分都是以国外量表为基础，直接翻译或稍做修订后使用，有关量表信效度的检验也较为局限。因此，今后的研究应致力于研制更适合我国老年人特点的跌倒风险评估工具，尤其是关于老年人的二次骨折预防方面的跌倒风险评估量表。制订出细化到不同文化背景、不同性别年龄、不同内科合并症、不同跌倒史、不同骨折部位的老年人在医院、急诊、社区等不同场景下，处于不同恢复期的个性化量表，并在更大范围内对其进行信效度的检验，使其发展为较完善的量表。以期广泛应用于老年群体，为老年人的跌倒预防与健康管理创造积极条件。

（高远　陈玉娥　郝德慧）

第四节　预防跌倒的措施

由于跌倒带来的伤害巨大，因此预防跌倒的意义非常明确。如何预防跌倒也成为国内外医疗、护理、康复领域关注的焦点。其内容目前主要包括治疗原发疾病、有效功能锻炼、健康教育、营造安全照护环境、合理药物干预、使用保护器具及实施综合预防措施等。

一、治疗原发疾病

老年跌倒主要原因为原发病带来的危害，对原发病进行治疗能显著降低跌倒风险。评估及矫正视力可使老人更好地评估周围环境。对老人采取综合的足部治疗措施，也可有效降低因足部疼痛造成的老年人跌倒。

二、有效进行功能锻炼

1. 运动形式　可通过个体或小组有效、规律的锻炼以及物理治疗训练达到预防跌倒的目的。对于社区居家老年人，指南建议进行团体活动和居家活动锻炼。规律的居家活动锻炼方便易行、可持续，可以将锻炼融入日常生活，提高老年人的生理功能，维持其骨矿物质密度，起到预防跌倒的作用。

2. 运动方法及内容　需要锻炼的内容与加强肌肉力量和平衡功能有关，包括步态、肌力、平衡功能训练，力量、柔韧性和耐力训练，增强平衡功能的有氧运动、散步、打太极拳和一般体力活动也可作为锻炼的推荐项目。静态和动态的平衡练习可用于改善社区居家老人的平衡功能。80 岁以上的老年人可进行结合肌力及平衡训练的个性化步态训练，如老年人步态不稳或需要辅助助步器具者应转诊给康复医师。对于日常活动有困难者推荐进行日常生活能力的训练。

3. 运动强度　老年人应每周进行 150 分钟中等强度的锻炼或者 75 分钟高等强度的有氧运动，同时每周进行 2 次肌力训练；对于高跌倒风险的老年人每周至少进行 3 天的平衡训练。

三、健康教育

老人一般缺乏自理能力，对于各种信息资源的可及性较低，故进行方便老人接受的健康教育，可以提高老人跌倒防范态度和认知，从老人对于跌倒风险的自身评价入手，使其掌握运用防范跌倒的相关知识，可在一定程度上预防跌倒。

四、营造安全的照护环境

大多数的跌倒发生在家中，所以对家庭环境进行评估至关重要。家庭环境评估涉及以下几方面：地板、照明、不稳定的家具、进入厕所和浴室的地面、绊倒的风险、烹饪设施的安全性以及家庭和花园其他可能导致跌倒的有关问题。改造家庭环境的计划包括一些简单的措施：如保持室内灯光明亮，地面如有台阶需要有醒目的色差，设置无障碍通道，移走绊倒人的危险物，提供简单的辅助设备，抬高马桶座垫高度及安装扶手等。开展居家环境跌倒危险评估、提供降低跌倒风险的信息、改善居家设施、提供技巧和平衡训练方法等干预措施，能够有效降低失能老人跌倒的风险。

五、合理进行药物干预

由于大多数老年人患有 2 种以上慢性病，常需服用多种药物，很多药物可以影响人的精神、视觉、步态和平衡等，尤其是精神类药物。因此医护人员必须组成多学科团队小组，对老年人的用药进行审慎的评估，尽量减少用药的种类，去除那些引起跌倒高危风险的药物，对于必须服用的药物一定做好安全指导。另外，老人补充维生素 D 和钙剂对缓解骨质疏松、预防跌倒的发生，尤其是对预防老年妇女跌倒的发生更加有效。

六、使用保护器具

老人使用保护器具可有效预防跌倒或减少跌倒后损伤（如：护膝、软垫、髋部保护具、防滑鞋、轮椅等），能够在一定程度上补偿老人因某方面功能缺失而造成的跌倒。

七、减少不必要的约束具

目前没有证据支持使用约束能减少疗养院或住院环境中跌倒的发生率。经过校正约束以外的可能影响跌倒风险的因素，发现受到身体约束的居住者中跌倒的风险轻度上升。其他研究也证实，与那些没有约束的患者相比，有身体约束的养老院或者医院居住者的跌倒风险会上升。

八、实施综合预防措施

大多数老人跌倒是多方面危险因素共同作用导致，单独控制一种影响因素往往不能达到很好地预防跌倒的效果，甚至会增加跌倒的风险，实施多方面干预措施后，对跌倒的预防可发挥良好的作用。

护理人员应积极掌握跌倒的正确预防措施，给予不同老年患者制订个性化的指导方案，通过各种手段提高老年人预防跌倒的知识和能力，从而使跌倒可防可控，有效减少二次骨折的发生。

（高远　陈雪梅　刘明丽）

第五节　二次骨折的预防模式

虽然前期已经有很多项研究提出了预防二次骨折的有效方法，但是实际实施的现况却不容乐观。例如，已知脆性骨折后的骨质疏松如未得到积极治疗将会引发更多的二次骨折，但一项涉及 10 个国家 6 万名受试者的前瞻性研究表明，初次骨折后接受有效抗骨质疏松治疗的比例还不足 20%。针对这一现况，国外同行探索了多种模式来进行改善，较为成熟的有老年骨科模式

（orthogeriatrics service，OGS）及骨折联络服务模式（fracture liaison service，FLS）。

一、老年骨科模式

OGS 模式是由 Devas 和他的同事们在 20 世纪 50 年代末首次提出，主要强调对髋部骨折患者进行快速明确的治疗，通过多学科评估及长期随访减少其二次骨折发生率。

1. OGS 模式的内容　OGS 模式侧重于加快及优化手术进程，通过实施由骨科和老年科室及其他相关学科人员制订的护理计划，确保急性期骨折患者获得最佳护理，并通过骨质疏松症管理和跌倒预防提供二次骨折预防服务。

2. OGS 模式实施过程

（1）确定一名工作人员为联络员，负责监测治疗的有效性。此联络员可来自老年医学、骨科、康复医学、护理学、整形外科及社会学科等。

（2）评估所有存在脆性骨折的患者，以确定他们需要进行抗骨质疏松治疗，除此之外，联络员仔细审查并记录患者病史、认知功能及社会支持情况。

（3）所有髋部骨折患者均应在就诊后 4 小时内接受急诊骨科病房的治疗。所有出现脆性骨折的患者均应在骨科病房进行管理，从入院时起即可常规获得急性 OGS 医疗支持。

（4）所有髋部骨折患者如果身体健康，应在入院 48 小时内和正常工作时间内进行手术。

（5）联络员根据恢复的预后对患者进行评估，与患者家人或护理人员联系，确保护理计划的可接受性。

（6）所有跌倒后出现脆性骨折的患者均应接受多学科评估和干预，以防止将来再次跌倒。

（7）一旦患者的功能足以在适当的非医院环境中提供支持，就应让其出院。协调员迅速与社区联系，将患者出院后需要的移动辅助设备安排好。

（8）几乎所有患者都需要一段时间的康复治疗，可以在家里，养老院或其他场所。联络员尽快确定患者随访时间，并与患者照料者保持联络。

3. OGS 模式效果评价　可通过住院时间、手术时间、骨折相关并发症的发生率、死亡率及骨质疏松后的二次骨折发生率评价效果。

4. OGS 模式实施过程中的问题

（1）对团队成员要求较高，需要专业骨科医生及老年医学团队作为整个团队的领导。

（2）老年人普遍缺乏维生素 D，因此系统治疗骨质疏松可能遇到挑战，对维生素 D 缺乏的患者进行餐后骨质疏松症药物治疗会增加治疗后低钙血症的风险。

（3）二次骨折的预防只是 OGS 的目标之一，它还负责管理髋部骨折住院患者易感的多种合并症和并发症。

（4）老年科医生的供应也是一个问题，不仅需要培训具有渊博学识的老年科医生，还需考虑日益增长的人口老龄化而导致髋部骨折患者的数量不断增加。因此，需要做出特殊的努力以确保将来有足够的老年科医生来满足越来越多的髋部骨折患者的需求。

二、骨折联络服务模式

爱丁堡骨科创伤服务调查了 1988—1999 年间发生的骨折患者 22 000 例，其中再次发生骨折患者 2 900 例（13.2%），同时发现予以骨质疏松症的诊断和治疗，可以明显减少骨折发生，提示对骨折后患者疾病管理的重要性，而 2003 年发表的苏格兰地区骨折后服务研究可谓是 FLS 雏形。2012 年国际骨质疏松基金会（International Osteoporosis Foundation，IOF）在全球范围内启动了"攻克骨折行动"，旨在推行骨折联络服务模式，其目的在于提高患者、医护人员、医疗机构、骨质疏松学术组织、政策制订者和政府等各方对骨质疏松的认识，并能分享他们的最佳实践经验，在全球范围内减少二次骨折的发生，降低骨折后的病死率及巨大的医疗费用。

1. **FLS 模式的内容及体系评价** FLS 模式是指对骨折后患者识别登记、评价和治疗的全面体系。该体系必须在多学科的环境中进行，所有团队成员都使用行为改变方法支持以患者为中心的护理，并以自我管理支持作为关键干预措施。服务可以基于初级或二级医疗机构，但必须依靠由国际上称为骨折联络协调员领导的系统。

骨折联络协调员，通常是高级护士或物理治疗师，由他们负责骨折后患者的全程医护计划，包括识别脆性骨折患者、登记和建立临床数据库、跟踪、评价、记录诊断治疗进展。协调员同时开展健康教育，评估跌倒风险，预约必要的实验室和骨密度检查，推荐或转诊患者，启动治疗和随访（图10-5-1）。

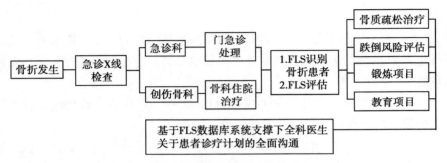

图 10-5-1　基于医院的骨折患者的联络服务流程图示例（英国）

2. FLS 模式实施过程中四个基本要素（图 10-5-2）

（1）脆性骨折患者再确认：在开展 FLS 模式的医院，从急诊科、骨科、放射科或出院登记的系统中，确定 50 岁以上的骨折患者，包括所有髋部骨折、椎体骨折的患者。

（2）提供个体化评级和处理：临床评价采用标准化的病例收集系统，包括病史、体检、实验室检查、骨折临床危险因素、继发性骨质疏松病因的筛查、药物治疗的禁忌证。预约骨密度检查，推荐全面的干预措施，如营养干预、减少危险因素、运动康复指导、预防跌倒等。告知患者今后治疗和随访的流程等。

（3）随访：要求患者按时完成随访，且每次应评价药物的耐受性、依从性、疗效、伴发事件。协调员分配患者随访的科室，了解其是否同社区建立联系等。保证患者从住院到门诊到社区无缝对接，全程管理。

（4）治疗和结局：建立和不断完善数据库，登记患者基本资料、病史、骨折史、其他临床危险因素、随访日期、治疗、依从性、结局、是否新发骨折等。不同国家和地区可以建立全国或者地区中心数据库，中心化登记和管理。必要时对数据进行分析和总结，促使 FLS 不断完善。

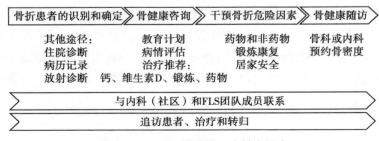

图 10-5-2　FLS 模式的四个基本要素

3. FLS 模式的效果评价 在全球范围内建立统一模式的 FLS 模式尚存困难，但是不同地区应该具有相似的评价系统，以促进 FLS 模式的实施和系统评价。国际骨质疏松基金会提出了标杆式服务模式和最佳实践框架（best practice framework，BPF），其主要内容和评价标准如表 10-5-1，根据其中所列的 13 项基本内容完成优劣，评判为金、银、铜牌。

表 10-5-1 最佳实践框架评价内容和标准

内容	铜牌	银牌	金牌
患者确认	确认，但未追踪	确认，而且追踪	确认，追踪并独立审核
患者评价	50% 评价	70% 评价	90% 评价
骨折后评价时效	13 ~ 16 周以内	9 ~ 12 周以内	8 周以内
椎体骨折(VF)判断标准	已知 VF 认定	常规 VF 认定	放射专家确定
判断标准	局部	区域	全国
继发性骨质疏松症原因	50% 患者筛查	70% 患者筛查	90% 患者筛查
跌倒预防服务	50% 患者评价	70% 患者评价	90% 患者评价
多种危险因素判定	50% 患者评价	70% 患者评价	90% 患者评价
开始药物干预	50% 患者开始	70% 患者开始	90% 患者开始
药物评价	50% 患者评价	70% 患者评价	90% 患者评价
联络方案	与医生联系	与医生联系达标 50%	与医生联系达标 70%
长期干预	随访 1 年	随访 1 年	随访 6 个月、1 年
数据库	局部	区域	全国

4. FLS 模式的实施效果 根据以上 BPF 标准，2015 年 IOF 公布了对 6 大洲 60 家医院的调查结果。这 60 家医院服务人口为 2 万至 1 500 万，涵盖公立医院及私立医院，其中脆性骨折人数达 55 160 例。其中 27 家医院达到金牌，23 家医院银牌，10 家医院铜牌。

FLS 项目的实施提高了脆性骨折患者骨质疏松的管理率、诊断率、抗骨质疏松药物的使用率和依从性。更重要的是 FLS 达到了降低二次骨折的发生率，提高患者生活质量的预期效果，更能证明 FLS 模式确实是一项性价比高、实用、宜于推广预防二次骨折再发的好项目。

5. FLS 模式实施过程中存在的问题　尽管有国际证据显示骨折联络服务这种二级预防的系统方法，可以减少再次骨折的发生，并显著节省成本，但仅有大约 20% 的人接受了二级预防治疗，这是骨质疏松临床照护最大的缺口，是因为全球范围内的医疗保健系统往往不能提供这种护理。其原因如下：①没有一个专业组织负责识别和治疗这个群体；②没有组织告知他们患骨质疏松症的可能性很高，所以被错误地报道为流行率很低；③即使发现脆性骨折，也缺乏可使用的国际规范；④卫生系统没有意识到要采取必要的行动，未能有效提供可降低再次骨折发生率的二级预防服务，改善脆性骨折患者的生活质量。

三、老年骨科模式及骨折联络服务模式的区别与联系

在过去的 10 年中，有关 OGS 模式和 FLS 模式的临床有效性和成本效益的证据基础已经有了很大的发展。尽管它们均是在髋部骨折患者的急性护理和所有脆性骨折患者的二级骨折预防实施中提供共识性指导的服务模型（表 10-5-2），但仍有必要进一步研究这些服务提供模型的有效性，从而进一步确定如何在不同的卫生系统中实现最佳实践。

表 10-5-2　OGS 模式和 FLS 模式内容对比

服务模式类别	OGS	FLS
有无协调员	无	有
患者识别设置环境	急诊、住院患者	急诊、住院患者、门诊
评估对象	住院患者	住院患者、门诊
干预启动管理节点	住院、康复、初级医疗保健护理	住院、门诊或医疗保健机构
年龄	70 岁以上	50 岁以上
跌倒评估	有	有
责任范围	围手术期管理及再次骨折预防	再次骨折预防

四、护士在我国未来骨折联络服务模式中的角色建议

OGS 模式和 FLS 模式在国外实施已相对成熟，但在国内实施会受到地区、文化背景、医疗体系、财力等各因素的影响，所以适合中国老年人骨折患者的预防工作服务模式急需进一步探讨。但无论建立何种模式，护士均会

在其中承担重要的角色，现将护士承担的工作内容建议罗列如下：

1. 联络者

（1）负责识别符合纳入条件的脆性骨折患者。

（2）成为联络各个科室之间的纽带。

（3）制订整个小组的服务发展计划并监督实施。

2. 评估者　负责患者各个时间节点的跌倒评估、多重用药评估、生活自理能力评估、心理评估等。

3. 健康教育者　负责患者的健康教育宣教并监督落实情况。

4. 干预者　负责抗骨质疏松治疗中的各种干预，如药物干预、运动干预等。

5. 随访者　确定随访时间，并进行每次随访，将随访内容上报给整理员，如需进一步干预上报给患者的主治医生。

6. 资料管理者　负责患者所有资料的收集和整理，并建立数据库进行管理。

7. 环境安全改造者　评估患者出院后居住的场所，进行环境安全分析并提出改造建议。

8. 效果评价者　对资料库里的数据进行整理及分析，针对评价指标进行效果评价。通过统计分析初发骨质疏松骨折患者 1 年内、5 年内的二次骨折发病率等指标，验证服务模式的效果。

（高远　孔丹　郝德慧）

第十一章
相关护理技术

....

第一节　床上翻身和变换体位法

一、使用物品

软枕、翻身枕（R型枕）、翻身巾、骨科床等。

二、护理评估

1. 操作前评估患者的体位和舒适度，决定患者体位变换方法。

2. 评估导致患者发生制动相关并发症的危险因素，如瘫痪、运动障碍、血液循环障碍、年龄、意识等；根据危险因素决定翻身或体位变换的频次。

3. 评估患者的活动能力，有助于了解患者的活动范围、力量大小和配合程度，决定需要帮助的程度，确保患者和护士安全。

4. 评估病情程度、导管、手术切口、应用的支具和辅助用具，决定是否适合进行操作及所需用具。

5. 评估患者疼痛部位和程度，有助于合理使用技巧，配备足够的操作人员，缓解操作过程中导致的疼痛；必要时在操作前使用镇痛剂。

6. 评估辅助用具的完好性，如翻身巾、平车和轮椅等，确保操作过程中的安全性。

三、方法

（一）髋部骨折翻身方法

1. 向患者解释过程，提升其配合度。

2. 护士洗手。

3. 两名护士分别站于床的两侧；站在患者肩和腰之间的位置，在患者身下垫翻身巾。

4. 协助患者取平卧位，利用翻身巾将患者平移至患侧床沿；患者双手放于胸前，双下肢之间放置软枕，准备向健侧翻身。

5. 站在患者健侧的护士拉起对侧翻身巾两角，协助患者向自己身体侧翻身，同时站在患侧的护士沿肢体长轴纵向牵引，患肢稍做牵引，保持患髋外展中立位，与身体呈同一轴线翻转。

6. 将R型枕放置于患者背部、臀部，患肢下垫薄枕使患侧呈一条直线。

7. 健侧足踝部以软枕支撑，以免发生压疮。

8. 评估患者体位的舒适度及各肢体是否处于功能位。必要时拉起双侧床档。

（二）脊柱疾病患者（轴线翻身法）

1. 向患者解释过程，提升其配合度。

2. 护士洗手。

3. 放下操作侧护栏，拉起对侧护栏。

4. 移除翻身枕、搁脚枕，患者取平卧位。

5. 所有护士站于患者同侧，将患者平移至护士同侧床旁。

6. 翻身方法

（1）颈椎损伤患者翻身法：第一名护士站在床头固定患者头部，双手固定头、颈、肩，手沿纵轴向上略加牵引，使头、颈随躯干一起缓慢移动，第二名护士将双手分别置于肩部、腰部，第三名护士将双手分别置于腰部、臀部，三人同时用力，保证头、颈、肩、腰、髋保持在同一水平线上，翻转至侧卧位。

（2）胸腰椎损伤患者翻身方法：两名护士均站于患者同侧，一名护士将双手置于肩部、腰部，另一名护士将双手置于腰部、臀部，将患者平移至护士同侧床旁，两人同时用力，使躯体成轴线翻转至侧卧位。

7. 将翻身枕放于患者背部支持身体，将软枕放于两膝之间并使双膝处于功能位，接触床面的腿下方和足踝部以软枕支撑，以免发生压疮；颈椎损伤患者颈下垫同等高度软枕，以防止头部因重力作用下垂。

8. 必要时拉起双侧床护栏。

9. 评估患者体位的舒适度。

四、注意事项

1. 防止各导管脱落、扭曲和受压。

2. 确保动作轻柔，翻身后患者卧位正确、舒适、安全。

3. 注意防护，防止坠床。

4. 操作过程中，发挥患者自身配合能力，同时护士应用节力原则，应注意自我保护，减少自身伤害。

（朱唯一　陈玉娥　欧阳芸　涂宗劼）

第二节　移乘法

一、使用物品

枕头，软垫，防滑鞋，转运带，过床易，轮椅，平车等。

二、护理评估

1. 明确患者的活动目标，根据患者自身情况，制订活动计划。

2. 评估患者病情，了解患者的体力、活动状态、理解能力和领悟力，决定需要应用的物品和人员。

3. 评估患者活动前环境的安全性，包括去除各种障碍物，地面干燥、清洁，活动人员少，当患者的活动耐力低于预期或出现眩晕时需立即休息，给予对症处理。

4. 评估患者穿着是否合适，注意保护患者隐私，注意保暖，注意安全。

5. 准备行走前，帮助患者坐在床边，休息 1~2 分钟。患者在床边站起后保持静止站立位 1~2 分钟，避免因长期卧床，产生直立性低血压。活动时患者如果出现步态不稳或头晕应该重新回到床上或者坐在椅子上。

6. 评估辅助用具的完好性，如床、椅子、平车和轮椅等，确保操作过程中的安全性。

7. 患者具体评估内容包括肌力、关节活动、是否存在感觉异常或局部麻痹、有无直立性低血压、活动耐受情况、意识、舒适度、依从性、疼痛程度。

三、从床上坐起或床上移动

为保证患者坐起或移动时保持身体平衡性，可通过与患者握手等简单动作，来检测患者肌力及配合程度，判断患者是否需要协助，从而保证患者安全。

（一）患者自行床上坐起（根据患者情况，选择初始转身方向）

1. 向患者解释过程，提升其配合度。

2. 护士洗手。

3. 患者左腿屈膝。

4. 患者左腿用力蹬床，身体同时向右侧扭转，至侧卧。

5. 患者双腿弯曲呈"V"形，右肘于头侧撑于床面，左手撑床，双上肢同时用力，支撑起上半身。

6. 双上肢逐渐伸直，为进一步支撑起身体，两手缓慢靠近身体，使身体坐直，弯曲的双腿慢慢伸直。

7. 上半身坐起，完成坐起动作。

（二）协助患者床上坐起

1. 向患者解释过程，提升其配合度。

2. 护士洗手。

3. 帮助患者取平卧位。

4. 移除软枕、垫子等。

5. 脊柱术后患者，协助患者戴好颈托或腰围。

6. 摇高床头至 45°～90°，具体根据患者舒适度决定。

7. 协助患者在床上坐起。

（三）协助患者床边坐起

1. 向患者解释过程，提升其配合度。

2. 护士洗手。

3. 患者取平卧位，抬高床头 30°。

4. 移除软枕、垫子等。

5. 脊柱术后患者佩戴好颈托或腰围；髋部骨折患者保持患肢外展中立位。

6. 护士站于健侧，两脚前后分开，手扶患者双下肢。

7. 患者双手一手撑床，一手握住吊环，将身体向护士方向旋转，同时护士协助双下肢旋转。

8. 若患者上肢力量薄弱，需护士协助。

9. 护士移动患者的下肢垂于床边，扶起患者上半身坐直，坐稳。

10. 护士站在患者旁边，保证患者安全。

四、从病床移至平车

（一）患者自行挪动

适用于病情许可，有能力配合的患者。

1. 向患者解释过程，提升其配合度。

2. 护士洗手。

3. 移开床旁桌、椅，平车紧靠床旁，锁住刹车。

4. 调整床的高度与平车一致。

5. 护士在旁抵住平车，协助患者移向平车，按上身、臀部、下肢的顺序请患者逐步向平车挪动，保证患者卧于舒适体位；回病床时，按下肢、臀部、上肢的顺序。

（二）一人搬运法（适用于体重较轻的患者）

1. 将平车推至床尾，使平车头端与床尾呈钝角，固定平车。

2. 患者移至床边。

3. 协助患者屈膝，一臂自患者腋下伸至肩部外侧，一臂伸入患者大腿下；将患者双臂交叉于搬运者颈后，托起患者移步转身，将患者轻放于平车上。

4. 拉起平车床档，防止患者坠床。盖好被子，保持患者舒适。

（三）两人搬运法（适用于不能自行活动或体重较重者）

1. 将平车推至床尾，使平车头端与床尾成钝角，固定平车。

2. 二人站于床同侧，将患者移至床边。

3. 一名护士一手托住患者颈肩部，另一手托住患者腰部，另一名护士一手托住患者臀部，另一手托住患者下肢，使患者身体稍向护士倾斜，两名护士同时合力抬起患者，移步转向平车，将患者轻放于平车上。

4. 拉起平车床档，防止患者坠床。盖好被子，保持患者舒适。

（四）三人搬运法（适用于不能自行活动或体重较重者）

1. 将平车推至床尾，使平车头端与床尾呈钝角，固定平车。

2. 三人站于床同侧，将患者移至床边。

3. 一名护士托住患者头、肩胛部，另一名护士托住患者背部、臀部，第三名护士托住患者腘窝、小腿部，三人同时抬起，使患者身体稍向护士倾斜，同时移步转向平车，将患者轻放于平车上。

4. 拉起平车床档，防止患者坠床。盖好被子，保持患者舒适。

（五）四人搬运法（适用于病情危重或颈腰椎骨折患者）

1. 移开床旁桌、椅，推平车与床平行并紧靠床边。

2. 在患者腰、臀下铺中单。

3. 一名护士站于床头，托住患者头及颈肩部，第二名护士站于床尾，托住患者两腿，第三名护士和第四名护士分别站于床及平车两侧，紧握中单四角，四人合力同时抬起患者，轻放于平车上。

4. 拉起平车床档，防止患者坠床。盖好被子，保持患者舒适。

五、坐位与站位变换

（一）从坐位变换至站立位（有扶手椅子为佳）

1. 向患者解释过程，提升其配合度。

2. 患者坐于椅子上，双下肢回收，脚掌着地，脚向后收，脚比膝盖靠后，身体呈前倾姿势，容易站起；髋关节置换术后患者患肢保持伸直位，避免屈髋超过 90°。

3. 患者双手扶椅子把手用力，撑起上身，同时前倾，重心向脚转移。

4. 患者双下肢用力，膝关节逐渐伸直，重心完全转移到脚上，患者逐渐站稳。

5. 评估患者站立位的稳定性，保证患者站位安全。

（二）从站立位变换至坐位（有扶手椅子为佳）

1. 向患者解释过程，提升其配合度。

2. 患者站到椅子前方，背向椅子。

3. 患者脚前后分开，微屈膝，双手扶住椅子扶手；患者臀部缓慢向下坐于椅子上；髋关节置换术后患者患肢保持伸直位，当健侧肢体屈曲时，患肢伸直向椅子前方滑行，避免屈髋超过 90°。

4. 评估患者坐位的舒适度，保证患者坐位安全。

六、乘坐轮椅

适用于不能行走的患者。

（一）协助患者坐轮椅

1. 向患者解释过程，提升其配合度。

2. 护士洗手。

3. 将轮椅推至床旁，椅背和床尾平齐，面向床头；尽可能缩短轮椅与病床的距离，便于使用。

4. 拉起车闸，固定轮椅；无车闸，需护士协助固定轮椅。

5. 协助患者坐在床边，穿好防滑鞋。

6. 患者健侧下肢向前伸，患侧下肢向后伸。

7. 护士两脚分开，屈髋屈膝，膝关节对准患者的膝关节，使患者站立时能够保持稳定。

8. 护士双侧手臂穿过患者腋下，手掌放在患者肩胛骨位置，防止腋神经受压，保持患者稳定。

9. 与患者同时数"1、2、3"后，同时用力伸直髋关节站起，保持膝关节微屈，如果条件允许，可以指导患者站起时双手撑在床垫上用力。

10. 护士与患者脚步同时挪动，转动身体，患者背向轮椅。

11. 嘱患者扶着患者双手扶稳轮椅扶手，健侧小腿触碰轮椅边缘，臀部缓慢坐下，调整身体，坐满轮椅，身体靠向椅背。

12. 翻转脚踏板，供患者踏脚。

13. 在推轮椅行进的过程中要注意安全，保持舒适坐位，必要时使用约束具；推车下坡时调转方向，倒退减慢下行，过门槛时翘起前轮，使患者的头、背后倾，并嘱抓住扶手，以防发生意外。

14. 评估患者体位的舒适度，保证使用轮椅过程中患者安全。

（二）协助患者下轮椅法

将轮椅推至床边，固定轮椅，翻起脚踏板，同上方法扶患者下轮椅，并坐于床边。

（朱唯一　陈玉娥　欧阳芸　涂宗勃）

第三节　辅具应用

一、助行器

1. **概念**　在医学上把辅助人体支撑体重、保持平衡和行走的工具称为助行器。

2. **评估**

（1）评估患者的一般情况：身高、体重、年龄、生命体征、各种导管及伤口渗出等情况。

（2）评估患者的肢体活动度及行走能力。

（3）评估患者的认知和配合能力。

（4）评估环境：活动范围足够宽敞，路面平整，减少人员走动。

3. 使用方法

（1）护理人员着装整洁，洗手、戴口罩。

（2）检查助行器装置是否完好，检查路面是否平整、宽敞，减少人员走动。

（3）携带助行器至患者床旁，向患者及家属解释操作的目的及意义。

（4）协助患者坐起，患侧屈髋外移，将患侧腿外移至床边，屈膝。患侧肘支撑身体同时向患侧侧身并将健侧腿移至床边，上身坐起。

（5）扶床沿静坐 5～10 分钟，无头晕症状后做穿鞋起身准备。用健侧手握助行器，另一侧手撑床，健侧腿着地。

（6）患侧手再握助行器离床，扶助行器站立。

（7）调整助行器高度，走到助行器里，将手放在把手上，肘关节弯曲角度大约30°，两手臂放松。

（8）行走：如果患者有一只腿受伤，首先需要将助行器向前推一步，同时必须保持身体挺直。

（9）健侧肢体迈进助行器，保持助行器不动。

（10）患侧脚迈进助行器里，助行器保持不动，双脚持平。

（11）不断移动助行器向前，重复以上过程。

4. 注意事项

（1）双臂自然下垂，双肘屈曲 15°～20°时，助行器扶手与手腕高度一致，基本平齐患者股骨大转子的高度。

（2）站立行走时，患者站立于助行器之间，形成前、左、右包围，家属可立于侧后方形成后方保护；行走时，先向前移动助行器 25～30cm，患肢移动，健肢移动跟上或超越患肢一小步。

（3）定期检查并更换磨损的助行器脚套。若出现松脱、裂纹或腐蚀，给予及时更换。

（4）助行器上不应挂太多杂物，以免影响患者的行走。

二、手杖与拐杖

（一）手杖

1. **定义** 手杖是木质或金属材质的可移动的助行工具。

2. **分类** 手杖有两种类型，一种是直腿型，另一种是四点式。

3. **操作方法**

（1）手杖应放在健肢侧（力量强大的肢体侧）。

（2）行走过程中，患者先将手杖向前移动15～20cm，此时体重分布于两侧下肢；之后虚弱的下肢向前迈进一步，体重分布于手杖和健肢；最后健肢迈出，超出手杖，体重分布于患肢（力量较弱的下肢）和手杖。行走时，重复这三个步骤。

4. **注意事项**

（1）必须教会患者始终保持二点支持，比如双脚着地，或手杖和一侧下肢着地。

（2）四点式手杖提供更多的支撑，适用于部分或完全下肢瘫痪或偏瘫的患者。步骤和直腿型手杖一致。

（二）拐杖

1. **定义** 由木头或者金属制成，顶部覆盖软垫以保护腋下组织。手掌的位置有横杠作为把手。

2. **操作方法** 患者使用拐杖时，需要通过评估患者的生理、功能活动、疾病和损伤情况，以决定使用拐杖的步态。基本使用拐杖的姿势是三点站立法。

（1）四点步态法：四点法能够保持稳定步态，但双下肢均要负重。站立位时，顺序为右侧拐杖—左脚—左侧拐杖—右脚，保证始终有三点同时着地。

（2）三点步态法：要求患者一侧下肢承受所有体重，体重需要靠健肢和双拐承担。患肢最初不接触地面，行走到后期，可以逐步开始负重。站立位时，两侧拐杖同时跨出一小步，患肢跟进与拐齐平，健肢前进跟上。

（3）两点步态法：两点法至少要求每一侧肢体都可以部分负重，站立位时，右侧拐杖与左脚同时迈出，左侧拐杖与右脚向前；熟练后可以两侧拐杖与患肢同时前进，再将健肢跟进并超越一小步。

（4）上楼梯：上楼梯时，患者使用类似三点法的步态。患者站在台阶下方，双足离第一级台阶5cm远，将体重转移到双拐，健肢迈上台阶；患者将体重转移到健肢，双拐和患肢跟着迈上台阶。重复以上动作，直到楼梯顶端。

（5）下楼梯：下楼梯时，患者仍使用类似三点法的步态。患者将体重转移到健肢，将双拐放到下一节台阶；患者将体重转移到双拐，患肢迈到下一节台阶；指导患者将健肢迈到下一台阶。重复以上步骤下楼梯。

3. 注意事项

（1）拐杖的高度要合适。

（2）拐杖末端在患者足跟外侧 15cm 位置，拐杖顶端距离腋下 3 ~ 4 横指。

（3）告知患者警惕腋窝下受压，不可靠在拐杖上支撑体重，或者使用未合理调节的拐杖。

（4）指导患者定期检查拐杖末端，确保脚套完整；如有损坏需要及时更换；橡皮脚套可以增加摩擦力，起到防滑作用。

（5）拐杖结构的完整性需要定期检查；否则会增加骨骼肌肉系统损伤的危险。

三、翻身巾

1. 材质　翻身巾是 1m 宽的正方形棉质白布。

2. 作用原理　翻身巾与身体接触面积大，承力均匀，可减少患者身体与床单位直接接触摩擦，保护皮肤；协助患者轴向翻身，保持脊柱呈一直线，避免扭曲，造成二次损伤；减轻患者疼痛，增加舒适感；有助于护士节力、节时。

3. 操作方法

（1）翻身巾上缘和下缘分别在患者的肩部和臀部。

（2）翻身时两名护士分别站在患者（床）两侧，站在患者肩与腰之间的部位。

（3）需要变换体位时，分别抓住同侧翻身巾的两角，抬起患者身体。

四、过床易

1. 材质　由特殊材料做成的一种搬运患者时使用的辅助用具。

2. 作用原理　是将患者从手术台、推车、平车、病床等上面，安全、平稳移位的一种工具，避免在搬运过程中造成不必要的损伤。

3. 评估要点

（1）评估患者意识，确保可以配合操作。

（2）评估患者背部皮肤情况，确保无开放性伤口。

（3）评估患者患肢情况，确保有保护措施。

（4）评估医用过床易是否坚固耐用。

（5）评估床是否已安全锁定。

4. 操作方法

（1）床调至与平车同高或略高于平车 1~2cm，并排靠紧并将其刹车固定好。

（2）将各导管松开并夹闭好，引流容器暂放于患者身上。

（3）护士 1~2 人站在病床另一侧，一手扶肩部、一手扶髋部，患者双手放于胸前。

（4）将患者靠近平车一侧的身体略翻起后，将过床易轻轻插入患者身下约一半宽度，将患者轻轻放平。

（5）护士一手扶肩部一手扶髋部，双脚前后分开，同时用力将患者平推至平车上；护士再绕到平车另一侧，将患者靠近床一侧身体翻起；可以结合翻身巾使用。

（6）将过床易撤出，将引流管打开并安置好，整理好衣裤，并盖上被子。

（朱唯一　陈玉娥　欧阳芸　涂宗劢）

参考文献

....

[1] 陈杰，缪长虹.老年麻醉与围术期处理 [M].北京：人民卫生出版社，2016.

[2] 高小雁，秦柳花，高远.骨科护士应知应会 [M].北京：北京大学医学出版社.2018.

[3] 郭曲练，姚尚龙.临床麻醉学 [M].北京：人民卫生出版社，2016.

[4] 李乐之，路潜.外科护理学 [M].北京：人民卫生出版社，2018.

[5] 梁雨田，唐佩福.老年髋部骨折 [M].北京：人民军医出版社，2009.

[6] 彭贵凌，彭伶丽主译.脆性骨折护理 [M].北京：北京科学技术出版社.2019.

[7] 王临虹.骨质疏松症防治 [M].北京：人民卫生出版社，2017.

[8] 中华人民共和国卫生部，中国人民解放军总后勤部卫生部.临床护理实践指南（2011版）[M].北京：人民军医出版社.

[9] 陈云芳.综合护理干预在老年髋、膝关节置换术后预防下肢深静脉血栓中的应用 [J].中外医学研究,2018,16(27)：85-86.

[10] 成磊，胡雁.住院患者跌倒预防措施效果的系统评价 [J].护理研究,2010,24(11A)：2899-2904.

[11] 崔立敏，樊星，崔文香，等.骨折患者出院前对居家护理需求预测量表的信效度检验 [J].中国实用护理杂志, 2017, 33(13)：1152.

[12] 丁俊琴，闫晓丽，崔怡，等.疾病严重程度评价量表的建立与应用研究 [J].中华护理杂志,2015,50(01)：53-56.

[13] 付梦雪，张先庚.老年人衰弱综合征的研究进展 [J].护理研究, 2019, 33（17）：2973-2976.

[14] 顾航宇，杨明辉.老年髋部骨折静脉血栓栓塞症的防治 [J].中国骨与关节杂志，2018, 7（3）：194-199.

[15] 侯苹，刘永兵.老年衰弱综合征干预措施及效果的研究进展 [J].中国老年学杂志，2018, 38（14）：3578-3581.

[16] 蒋琪霞.压疮预防护理中存在的问题分析及对策研究进展 [J].中华现代护理杂志，2010,16(7)：855-857.

[17] 李瑶，喻姣花，李素云，等.病房环境危险因素评估在降低住院患者跌倒中的应用 [J].中国护理管理,2018,18(08)：1089-1092.

[18] 柳伊娜.老年髋部骨折患者术后日常生活能力与社会支持的相关性分析 [J].中华现代护理杂志, 2016, 22(32)：4656.

[19] 邱贵兴，裴福兴，唐佩福，等.骨科常见疼痛管理临床实践指南（2018版）[J].中华骨与关节外科杂志.2019,12(3)：161-167.

[20] 施鸿飞，林华，熊进."骨折联络服务"的模式和管理[J].中华健康管理杂志，2017，11（4）：379-383.

[21] 苏洋，李欣，邓程霖，等.老年综合评估工具的研究进展[J].中国老年学杂志,2019,39(05)：1270-1273.

[22] 孙娜雅，赵婧璇，要子慧，等.肌少症对老年人健康状况的影响及干预研究进展[J].护理研究，2019，33（16）：2806-2809.

[23] 中国健康促进基金会骨病专项基金.骨质疏松性椎体压缩骨折规范化诊治白皮书编写组.骨质疏松性椎体压缩性骨折患者抗骨质疏松规范治疗专家共识(2018)[J].中华医学杂志,2018.98(11)：803-807.

[24] 中国老年保健医学研究会老龄健康服务与标准化分会,《中国老年保健医学》杂志编辑委员会.居家老年人运动功能评估与干预专家共识[J].中国老年保健医学,2018,16(3)：52-56.

[25] 中华医学会骨科学分会.中国骨科大手术静脉血栓栓塞症预防指南[J].中华骨科杂志,2016,36(2)：65-71.

[26] 中华医学会麻醉学分会老年人麻醉学组.中国老年髋部骨折患者麻醉及围手术期管理指导意见[J].中华医学杂志，2017，97（12）：897-905.

[27] AYTEKIN N, MILEVA K N, CUNLIFFE A D. Selected B vitamins and their possible link to the aetiology of age-related sarcopenia： relevance of UK dietary recommendations[J]. Nutrition Research Reviews,2018,31(2)：204-224.

[28] BOULOS C, SALAMEH P, BARBERGERGATEAU P. The AMEL study, a cross sectional population-based survey on aging and malnutrition in 1200 elderly Lebanese living in rural settings： protocol and sample characteristics[J]. BMC Public Health, 2013, 13(1)：573.

[29] MOULIS F,MOULIS G,BALARDY L,et al.Exposure to atropinic drugs and frailty status[J].J Am Med Dir Assoc,2015;16(3)：253-257.

[30] VLIETSTRA L, HENDRICKX W, WATERS D L. Exercise interventions in healthy older adults with sarcopenia：a systematic review and meta‐analysis[J].Australasian Journal on Ageing,2018, 37(3)：169-183.

[31] WANG L.GAO P, ZHANG M，et al. Prevalence and ethnic pattern of diabetes and prediabetes in China in 2013[J]. JAMA，2017，317(24)：2515-2523.

[32] Wound, Ostomy and Continence Nurses Society-Wound Guidelines Task Force. WOCN

2016 Guideline for Prevention and Management of Pressure Injuries (Ulcers)：An Executive Summary[J]. Journal of Wound Ostomy & Continence Nursing Official Publication of the Wound Ostomy & Continence Nurses Society, 2017, 44(3)：241-246.

[33] YOO S,NO M,HEOJ W,et al.Role of exercise in age-related sarcopenia[J].Journal of Exercise Rehabilitation,2018,14(4)：551-558.